自然治癒力をひきだす「野草と野菜」のクスリ箱

東城百合子
Yuriko Tojo

三笠書房

はじめに

クスリにかわる「野草と野菜」で体と心が芯から元気になる

◎食卓に「植物の力」を……台所は〝いのち〟の薬局

医学の進歩にもかかわらず、体調不良や心の弱った人、また完治しない病気に苦しむ人、ガンになる人は増えていくばかりです。

今は、注意していても、公害や薬害、食品添加物の毒が避けられない時代ですが、野草や薬草を日頃の生活に生かすと、それら毒素を体の中から無理なく除去できるとともに、自然の力で育てられた〝いのち〟をたっぷりいただけます。

冬の厳しい寒さにも耐えて、いきいきと生き抜く強靭《きょうじん》な野草たち。

そのたくましい生命力の助けをいただくことによって、私たちの細

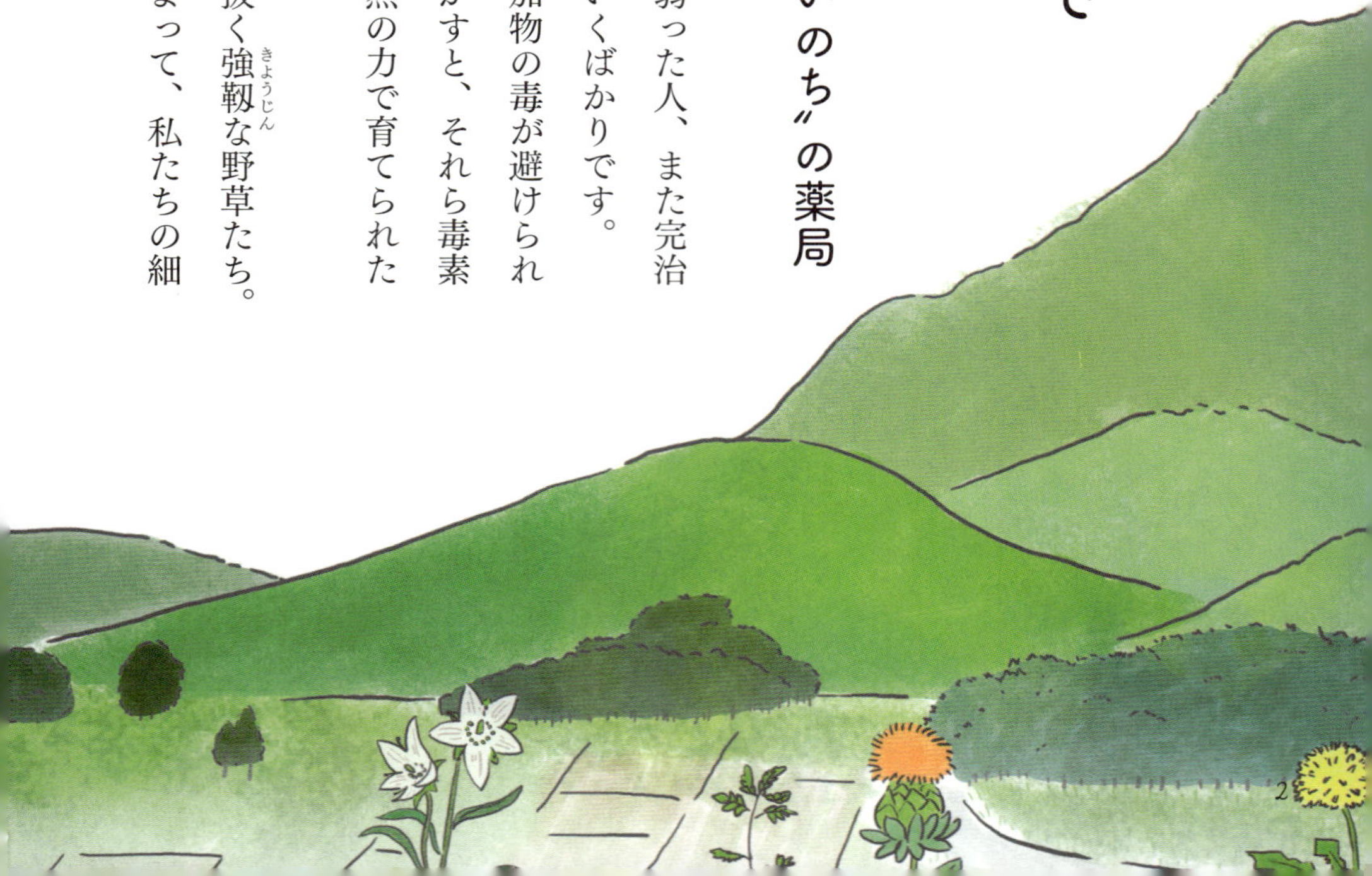

胞の働きは猛烈に活気づき、本当に驚くようないい状態の体と心を得られます。

野草たちは、どんな化学薬品にもまさる薬効をもっているのです。

◎毒出しで体がよみがえる

「あらゆる病気の原因は瘀血《おけつ》と水毒」だと東洋医学ではいっています。

瘀血とは、血液の濁り（汚れ）であり、水毒とは汗や尿になって排泄されるべき不要な水分が外に出されず、毒素となって体内に残ってしまうことです。

私は十代の頃、肺結核で生死の境をさまよい、死にかけました。これも血液の汚れが病気のモトとなっていたのです。

当時、西洋の栄養学を勉強していましたから、栄養のあるものを取って体力をつけなければと無理してバターや卵を食べていました。

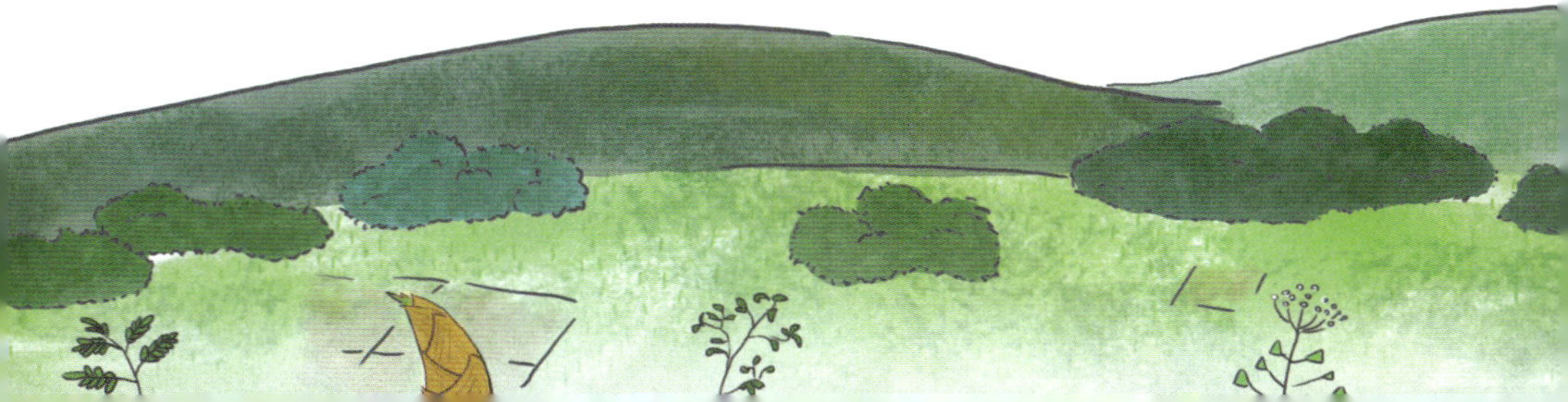

病気は悪化するばかり。熱と咳、便秘、下痢が続き、どうしようもなかった。

そんな時、

「結核菌は酸性の血液の中では喜んで育つが、アルカリ性の浄化された血液の中では死んでしまう。栄養が必要だなどといって、消化もできない弱った体で、血液を汚す動物性のものばかり食べていたら、血液は汚れ、結核菌は喜んで巣喰う。頭を切りかえて自然を見ろ。母なる大地に還るのだ。大地が養う生命力ある食物に還れ」

と医者である兄の友人に叱咤激励されました。

このままだと死を待つばかりだった私は、この医師のいうとおりに、大地が育てる玄米・菜食と野草、薬草、自然の手当て法へ、思いきって大転換しました。

そして、「自然の力」をいただいたことで、体質が根本から変わり、おかげで死の病から立ち上がることができたのです。

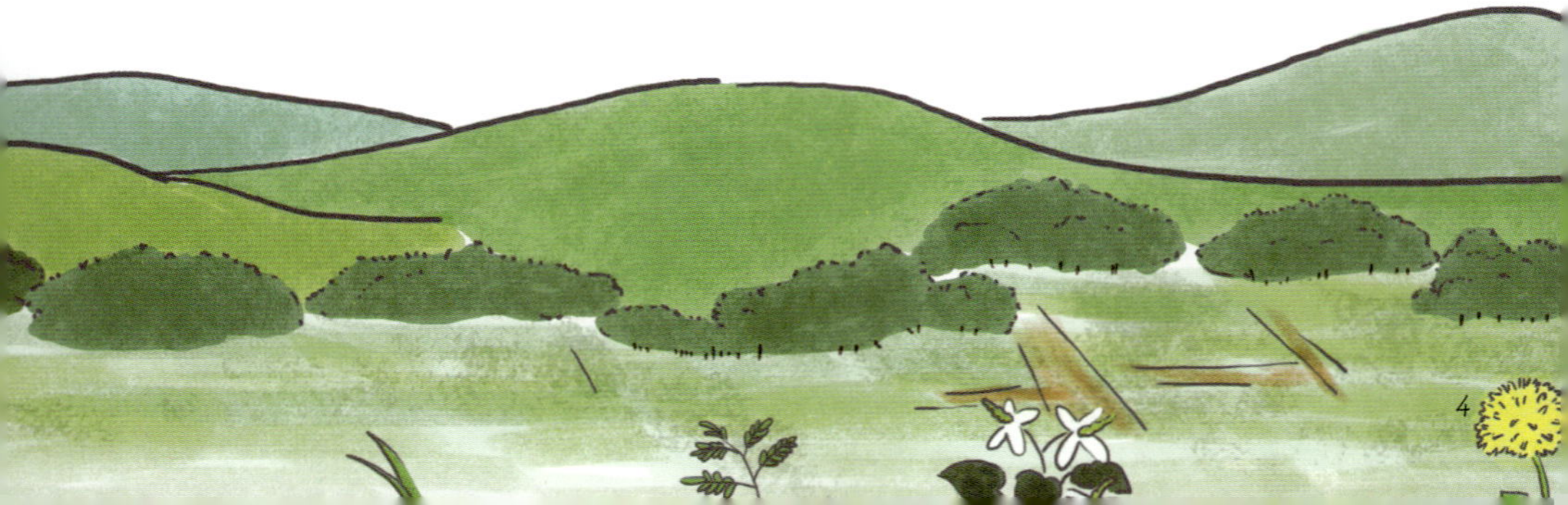

◎自然治癒力は「自然」からの贈り物

こうして私は自分の体を通して「自然の力」を実感することができました。

それから60年以上が経ちますが、93歳になる今も元気で、「自然」を師に学びながら、この素晴らしい「自然の力」を皆さんにお伝えする活動を続けているのです。

自然療法は現代医学とは全く違うといっていい。

現代医学では、注射や薬品で、痛みや苦しみをとる。例えばガンでは、手術、化学療法……などで、出てきた病気の現象を片づけるという理論です。これも必要ですが、体質を変えることまではしない。

自然療法は、出てきた現象を追うのでなく、普段の食生活を正して、体の毒出しをし、体質を変えることが目的です。

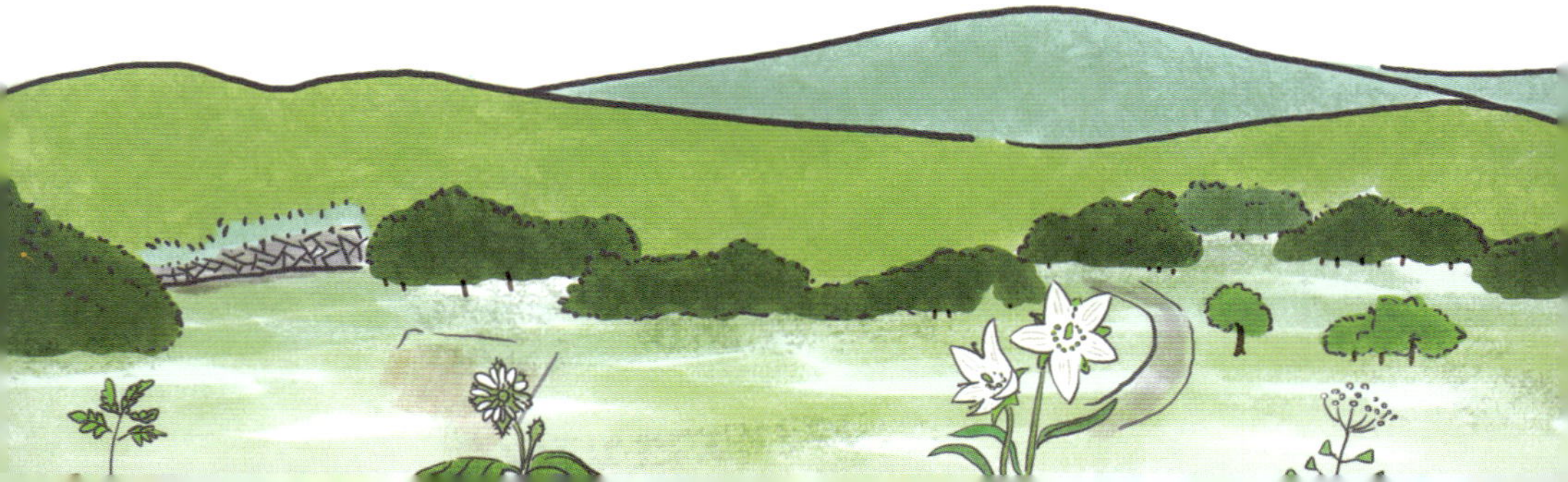

「自然の力」は目に見えません。この見えない力を「自然治癒力」といいます。病気は「自然の力」が治してくれるものなのです。

ですから、病気になっても、「自分が治す」と肩ひじを張る必要はありません。「自然の力」が私たちに大きな味方をしてくれます。

◎「健康な人」「病気になる人」の差はすべて〝食生活〟

その生命力を体に取り入れる一番の近道は「食べる」ことです。

「食べ物で治せぬ病は、医者にも治せぬ」とは、医学の祖であるヒポクラテスの言葉ですが、洋の東西を問わず、かつては食べ物で病気を治していたのです。しかし近世になってから医療の主役は食べ物から化学薬剤に代わってしまいました。

だが、食べ物に頼っていた昔の人たちより、私たちは健康なのか。

病弱な人や病気にかかる人が増加の一途をたどる今の時代、化学薬剤の頼りなさに気づいてきた人が増えているのを実感します。

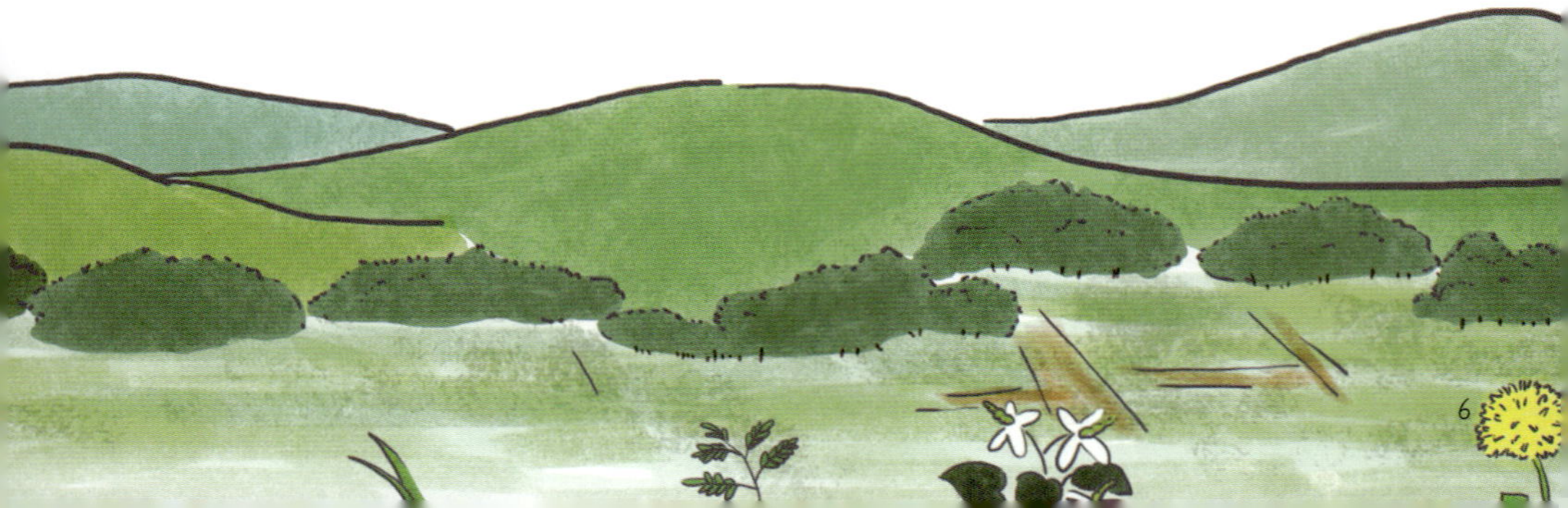

私たちの体は、日々取る食べ物を素材に、刻々と作り替えられています。

ですから食べ物のよしあしによって、健康にもなれば病気にもなる。昨今の病人の増加は、摂取する食べ物の悪化の証明といってよいでしょう。

病気を治すということは、細胞を元気づけることが主力です。自然の食べ物しか細胞を元気づけできません。胃腸にもやさしく、美味しく、弱った細胞に活気を入れてくれるのは、自然のいい素材を取ることです。

◎植物の中に「偉大ないのち」あり

いい素材とは、薬効のすぐれた、特に植物です。

野菜は、葉と茎をバランスよく。できれば無農薬栽培のものを。

促成栽培のものより、できるだけ旬のものを食べるように心がけて

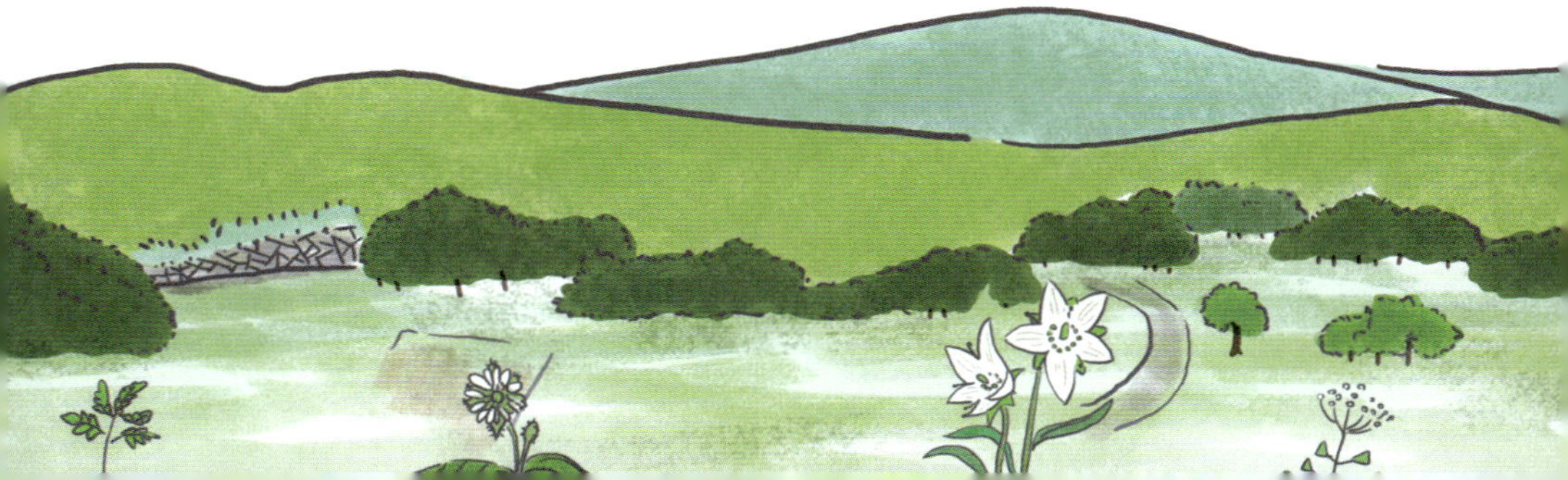

ください。

また野や山には薬効のすぐれた植物がたくさんあります。春になると野草が芽を出します。例えば、ハコベなど、ある所には密集しています。柔らかい葉はおひたし、汁の実にもよく、大きくなって食用にはできないぐらいになったらハコベエキスにする。成長したところを刈り取って、煎じ出し、この汁をこしてさらにゆっくりと土鍋で煮て、水分を蒸発させてつくります。

自然の中に自生するものほど生命力は旺盛で、弱った体をやさしく暖かく包み込んでくれます。

私も病に倒れた時、春になれば、フキノトウでなめみそや、天ぷら、佃煮、ノビルと昆布の醤油漬け、ナズナのゴマ和え、セリ、ミツバのおひたし、タンポポの根のきんぴらや葉の佃煮、ヨモギの玄米草餅……と、元気よく春を呼ぶ野草や野菜たちに励まされ、あれこれと料理を工夫しました。ドクダミの季節の6月頃には乾燥させてお茶に。そして、煮出してエキスをつくる――。

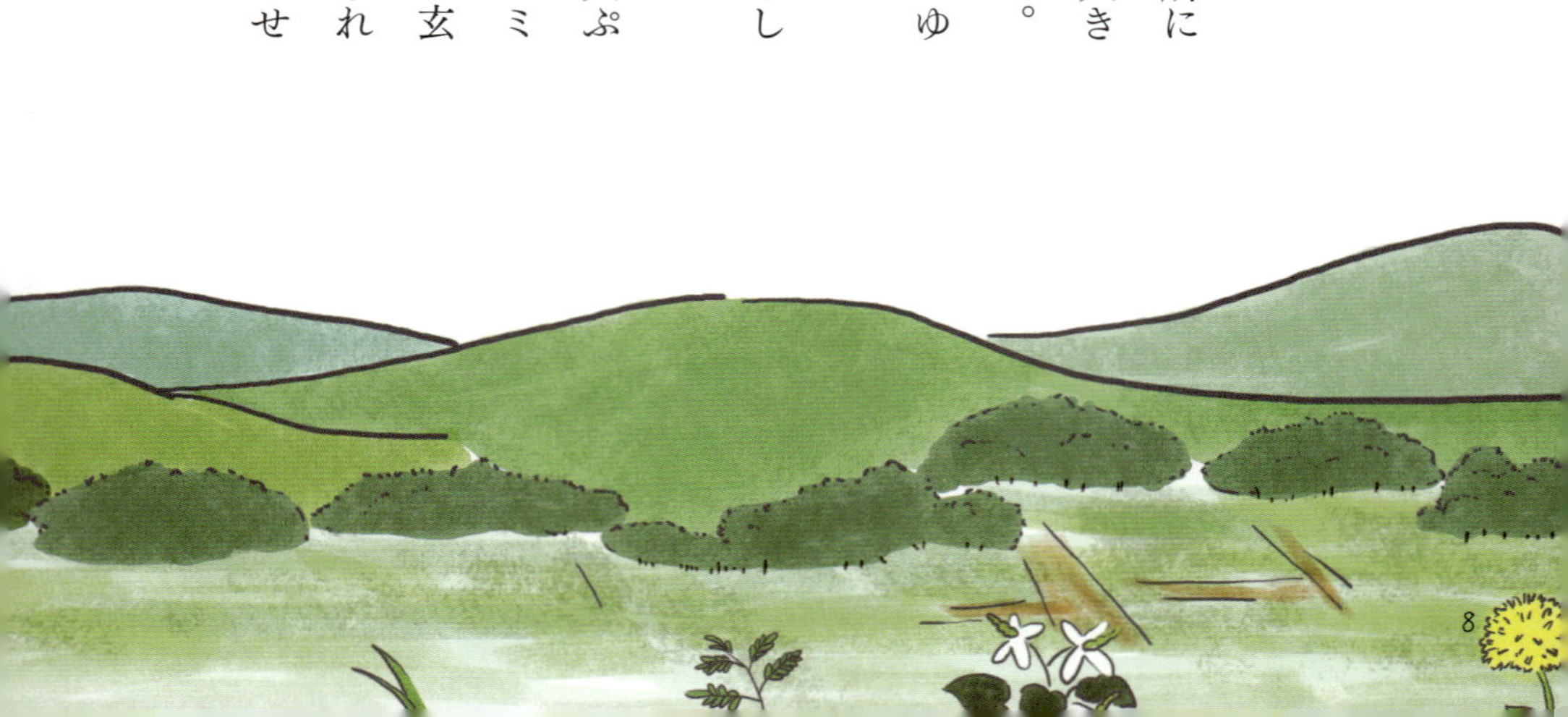

びっくりするほどたくましい自然の恵みをいただくことになり、日に日に元気づいていきました。

いのちを観ること、いのちをいただくことを、野草から教えられること多々だった。病気をしなかったら、こんな生き方はしなかっただろうと、今でも感謝しています。

◎食べられる野草は身近なところにもたくさんある

野草は、気をつけて見ていると、意外に身近にあります。野山に限らず都会でも、公園や道端、ちょっとした野原、家の周りの路地裏、庭の片すみなどに自生しています。これまで雑草と思って見過ごしていた草も、食用に飲料にお手当てにと、活用できるものはたくさんあります。

野草の種類を覚えて、探しながら散歩するのも楽しいものです。ただし同じような形状で毒をもつものもあるので注意してください。

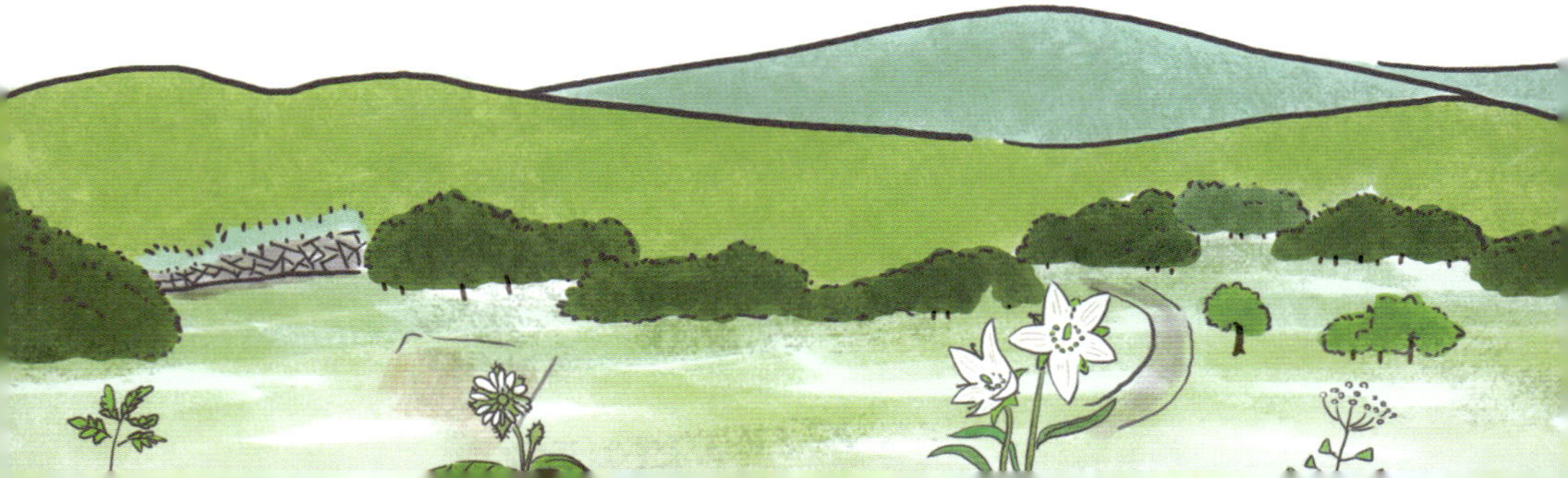

野や山への野草摘《つ》みへは、身支度をしっかりして出かけましょう。どんな季節でも、長袖シャツと長ズボンの動きやすい服装、靴は運動靴。帽子も忘れないように。筆記用具、シャベル、ハサミ、ポリ袋、野草や薬草の写真が載っている本などを携帯すると便利です。日当たりのよい所のものより、少し日陰にある野草のほうが、柔らかくアクも少なく美味しいものです。

〝尊い、いのち〟である野草。必要な量だけを採取するようにしましょう。

また、家のプランターで育ててみるのもいいでしょう。

◎野草・薬草の煎じ方

採取した野草を煎じる時に、金物を使うと化学変化をおこして成分が変わったりするので、土瓶か土鍋、ホーロー製の鍋やケトルを使用するようにしてください。

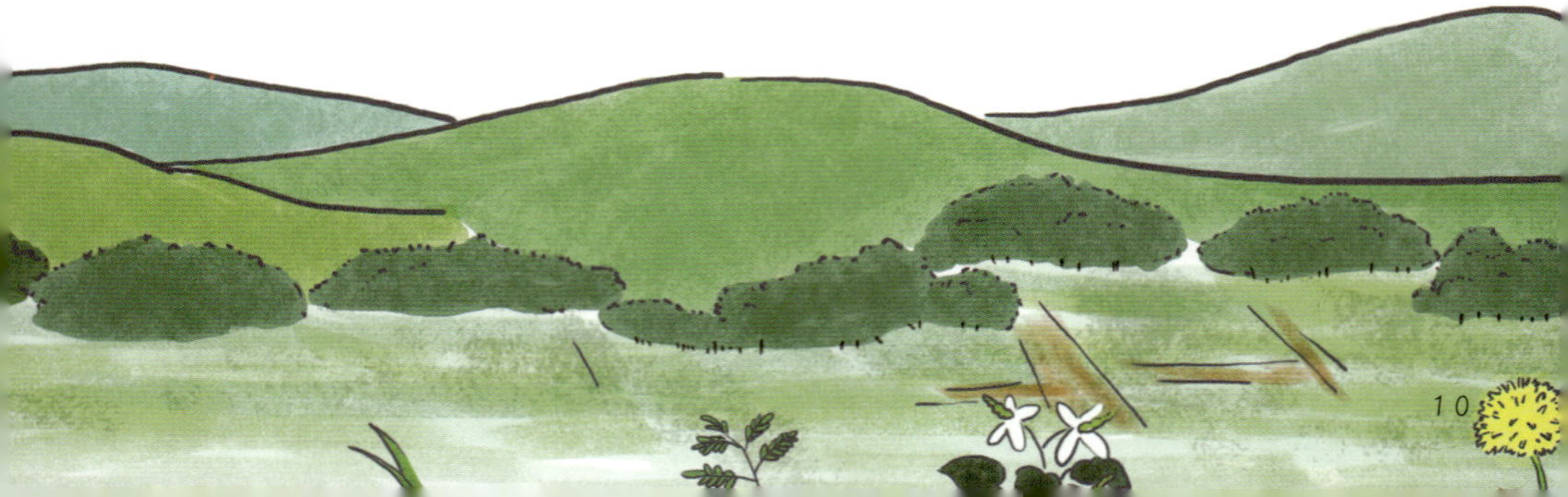

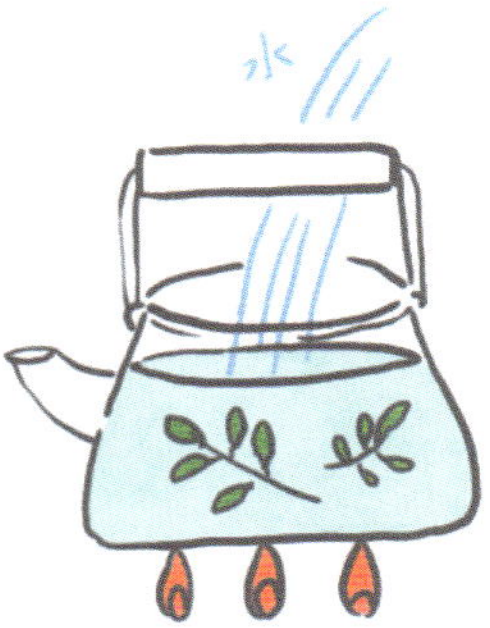

①水から入れて
中火にかける。

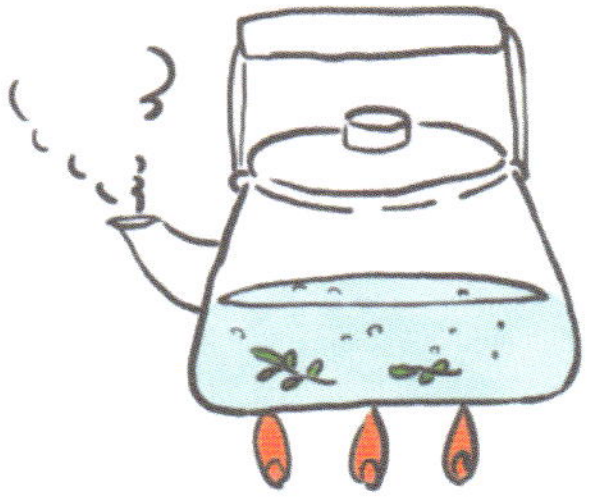

②薬草茶にする場合は、
10 ～ 15分ほど煮出
して好みの味に。
クスリとして飲むな
ら半量になるまで煎
じる。

煎じたものは、そのままにしておくと、せっかく煮出された成分が薬草の中に入ってしまうので、すぐに野草を取り出すようにしてください。

また、同じ野草だけでなく、別のものを混ぜて変化をつけると、味に深みが出て美味しいし、別の成分も入って、さらに活力をつけることになります。

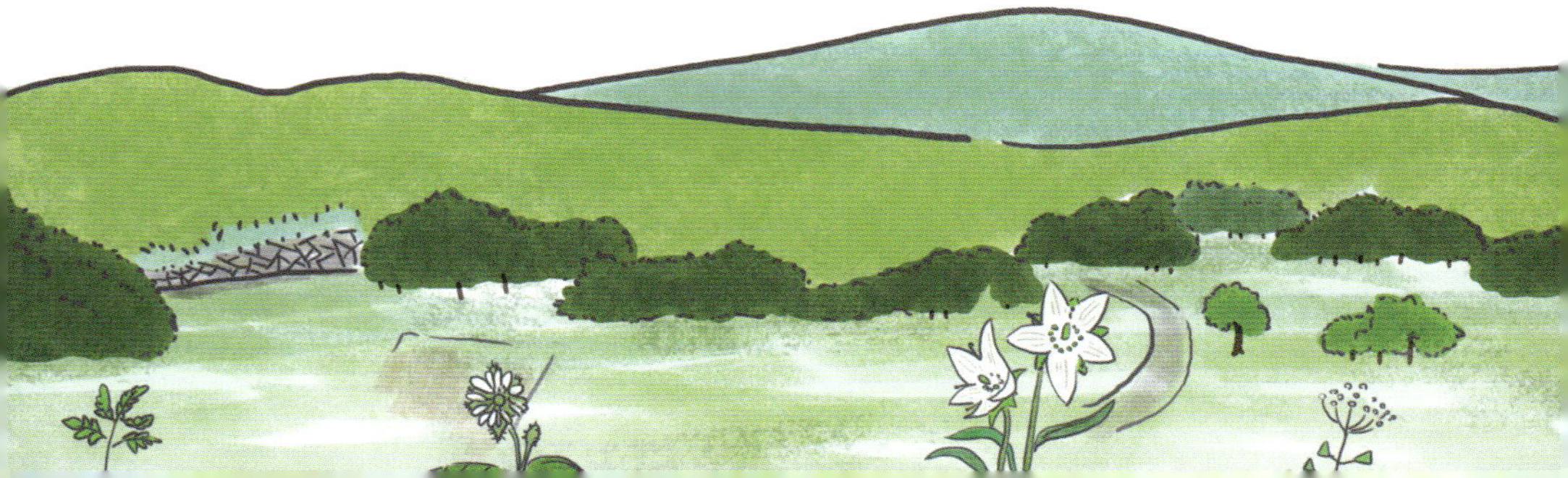

＊この本は、野草編、野菜・その他編、病気・症状別編、そして、手当て編の４つのカテゴリーで構成されています。それぞれアイウエオ順に並んでいます（手当て編をのぞく）。

病気別編では、症状別に薬草、野菜をあげていますが、本来、その病気や症状に合わせて個別に処方するというより、体や心全体の健康に活用するというのが、自然療法の「植物の力」の利用の仕方です。そういう感覚をもって、野草そして野菜の自然の恵みをいただいてください。

自然の大地から生み出され、強いバイタリティをもったこれらの「植物の力」が、あなたが病気の時も、また健康な時もいつもやさしく寄り添ってくれるでしょう。

この本を楽しく上手に活用していただければ幸いです。

東城百合子

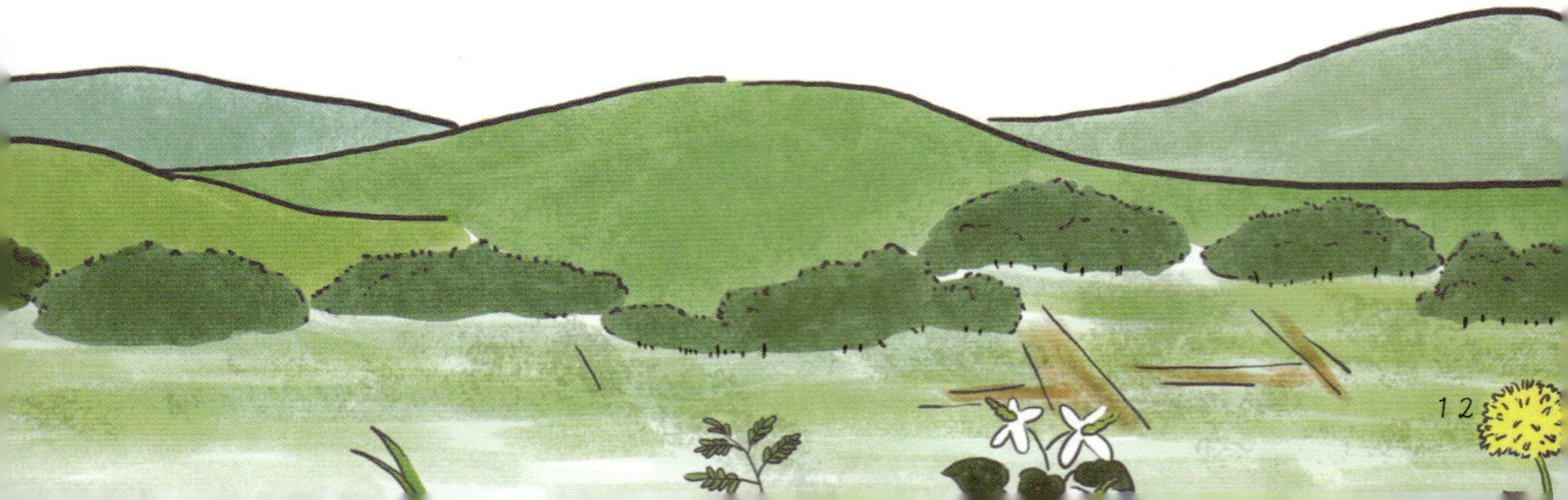

もくじ

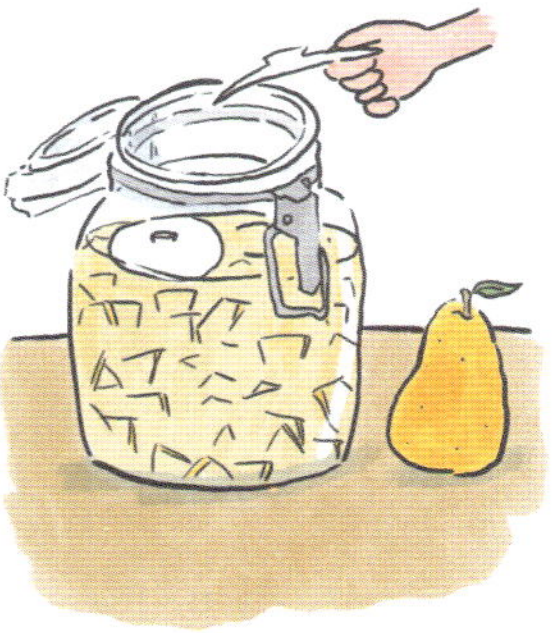

第1章　〔野草〕のクスリ箱

第2章 〈野菜・その他〉のクスリ箱

第3章　〔病気・症状別〕のクスリ箱

第4章 〔手当て〕のクスリ箱

効果・効能には個人差があります。
無理せず、ご自分の体調と相談しながら行ってください。
また、やり過ぎは逆効果となります。
痛みや不快な症状などが強いときは中止してください。

編集協力　◎入江佳代子
本文イラスト（カラー）◎髙安恭ノ介
（モノクロ）◎高橋由為子
写真提供　◎フォトライブラリー

第1章

〔野草〕のクスリ箱

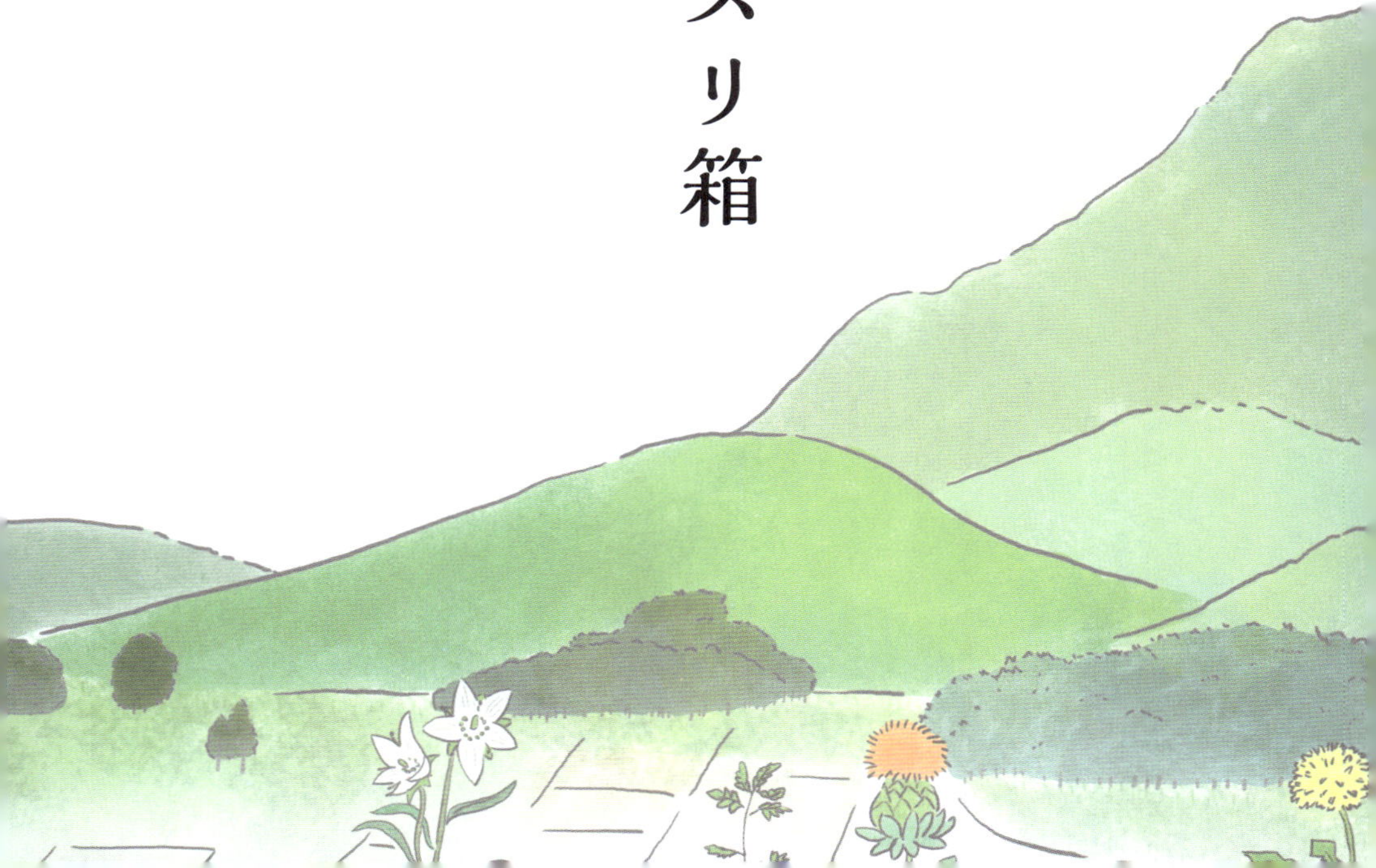

たくましい生命力と特有の香りをもつセリ科の野草

アシタバ

明日葉・八丈草・明日草

効き目

高血圧の予防、肝炎・腎炎・発ガン予防など

アシタバは、今日若葉を摘んでも明日にはもう新しい葉が伸びている、というので「明日葉」と名づけられました。それだけたくましい、したたかな生命力をもっている野草です。セリ科の大型の多年草で、八丈島などの関東以南の温暖な海辺の浜地に自生しますが、陽の当たらない木の下などにも育ちます。葉は、ウドに似て光沢があり、茎と葉には淡黄色の汁液を含んでいます。

昔から強壮効果が大きいといわれ愛用されてきました。健康食ブームに乗ってスーパーなどにも出回るようになりましたが、庭に植えておくと役に立ちます。鉢植えでもよく育ちます。

アシタバは、ビタミンが豊富。ビタミンA、B_1、B_2、C、K、カルシウム、葉酸、鉄などが多く、血液の浄化を助け、老廃物を流し、酸毒化した血液を早く健康な弱アルカリ性に回復してくれます。

特に胆汁の流れをよくするので、肝臓にとっては大きな助けです。また、抗酸化作用にもすぐれ、アシタバ茶は花粉症に効果があるといわれています。

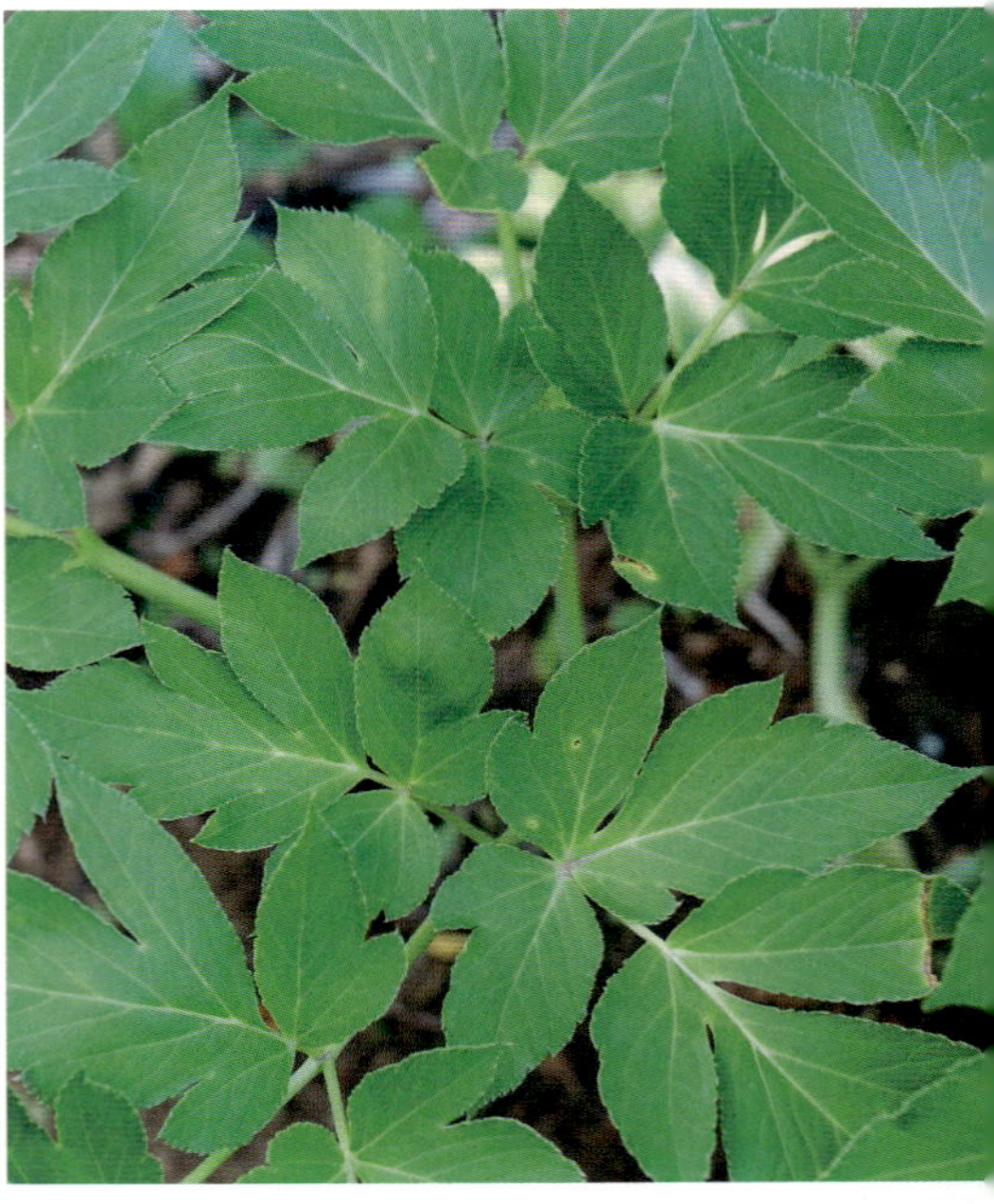

クスリになる使い方

アシタバ茶

【心臓病や高血圧の予防・花粉症】乾燥した葉20～30gを煎じて一日分として飲みます。

アシタバ料理

【肝炎・腎炎・ガンの予防】胆汁の分泌が正常でないと、黄疸になったり、炎症の予防ができなくなったりします。したがって、いろいろな病気になりやすい。肝臓や腎臓の働きが弱ると血液を浄化できないので、慢性化する病気のモトをつくり、ガンなどを誘発する。アシタバ、セリ類は、その危険を防止してくれます。

美味しくいただくには

アシタバの若葉を摘むと、セリに似た特有の芳香を放ちます。開ききらないうちに、太い柔らかい茎まで一緒に摘みます。2～5月が食べ頃です。天ぷらにすると歯ごたえがあって美味しい。

若い茎はさっとゆがいて一夜漬けにする。ひと晩、みそ漬けにしても美味です。何といってもおひたしは最高で、特有の香りが楽しめます。魚料理とよく合い、吸い物に使っても、油で炒めて佃煮風にしても美味しいものです。

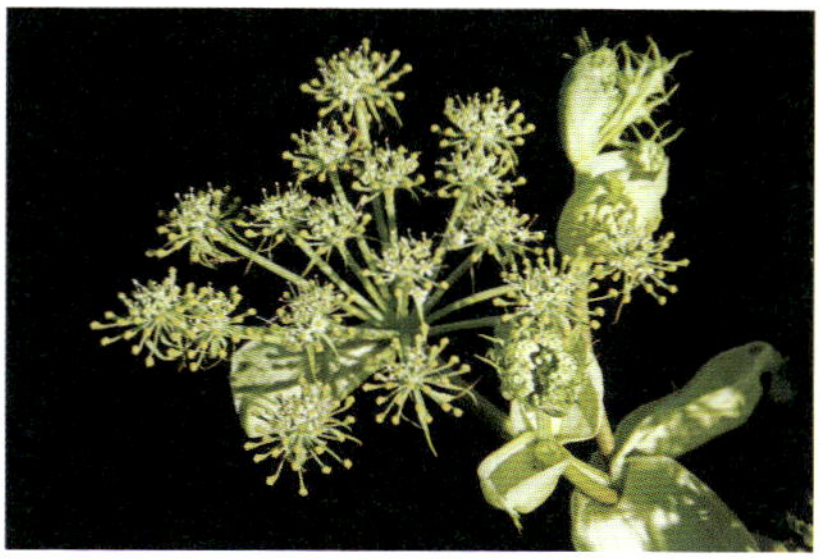

秋に淡い緑色の小花が密生して咲く。

漢方では全草を車前草《しゃぜんそう》・種子を車前子《しゃぜんし》という

オオバコ

大葉子・車前草・車前子

効き目

咳止め、胃潰瘍・十二指腸潰瘍・胃ガンの予防、むくみ・歯痛の解消など

オオバコは最近では、胃潰瘍や十二指腸潰瘍、胃ガンの予防にも有効と分かり、ますます評価が高くなりました。抗脂肝作用もあるとのことで、肝臓病対策にも重要視されています。

オオバコは、全国どこにでも道端や空地などで多く見られ、採取も容易。夏に花穂のできた頃に全草を採集して水洗いし、日干しして乾燥させて使います。漢方では「車前草《しゃぜんそう》」といいます。秋になると一本の茎にたくさんの実をつけます。実の中に詰まっている黒い種子を乾燥したものが「車前子《しゃぜんし》」です。これは咳止めのクスリとして古くから有名です。

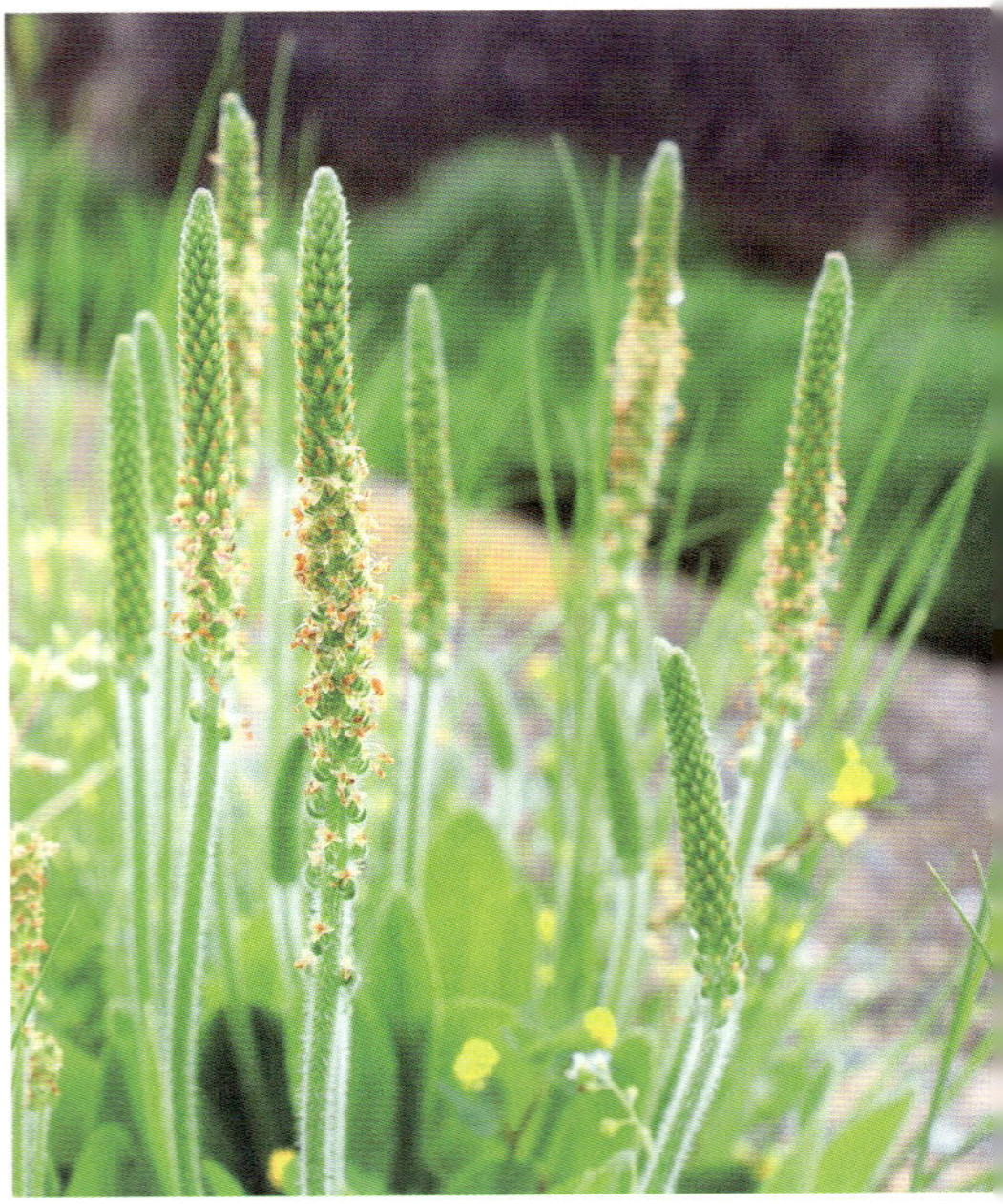

クスリになる使い方

オオバコの種

【咳止め】乾燥した種5～10gを水200cc（1カップ）に入れて半分になるまで煎じ、一日量として食後3回に分けて飲む。小児は半量。または種を粉にして

2gを飲む。

【視力増進・痰】種子15gを煎じて飲む。

オオバコの全草・煎じ汁

【健胃】オオバコ全草15gを煎じて飲む。

【胃腸病・婦人病・頭痛・鼻炎・脚気・関節痛・利尿・解熱】全草10gを煎じて飲む。

【喘息】全草とヨモギを2対1の割合にしてカンゾウ（甘草）を適宜加えて煎じ、お茶代わりに飲む。

【便秘】全草10gとドクダミ10gを煎じて飲む。

【蓄膿症】全草15gとヨモギ5gを600cc（3カップ）の水に入れ、半量になるまで煎じて飲む。

【むくみ】全草5〜10g、水300ccを加え、半量になるまで煎じて、食後3回に分けて飲む。

オオバコの生葉・しぼり汁

【心臓病】生葉をすりつぶしてしぼった汁を盃に2杯ずつ朝晩飲む。

【声枯れ】生葉をすりつぶししぼった汁を水で薄め飲む。

【歯痛】生葉を揉んで歯で噛む。

オオバコの湿布

【腫れもの】生葉を水洗いしてから、火にあぶって柔らかくなったものを患部に貼って、上からガーゼで軽く押さえる。

美味しくいただくには

オオバコはホウレンソウに似た味がします。日当たりのよい道端のものは硬いので、日陰に生えている、大きく柔らかい葉を利用しましょう。

若葉を茹でて、ゴマ和え、からし和え、天ぷらにすると、春の香りで美味しくいただけます。

「こんな雑草が」と人に邪魔にされ、踏みつけられる野草の中に、これだけの滋養とうま味が揃っている。自然の力と愛に感謝していただきましょう。

垣根をも通す「生命力」が虚弱体質を助ける

カキドオシ

垣通し・疳取草《かんとりそう》・連銭草《れんせんそう》

効き目

腎臓病・糖尿病・胆石の改善など

4〜5月頃、淡い紫色の愛らしい花をつけるカキドオシは、一般になじみ深い薬草です。茎が伸びて垣根を通り抜けるほど元気なので、「垣通し」と呼ばれるようになりました。漢方では「連銭草《れんせんそう》」と名づけられて大切にされています。日本でも古くから子どもの疳《かん》の虫を治す民間薬として使われ「疳取草《かんとりそう》」ともいわれています。

陽性なこの野草は、陰性体質、虚弱体質の体質改善にも適用できます。生命力の強いこの野草の力をありがたくいただきましょう。

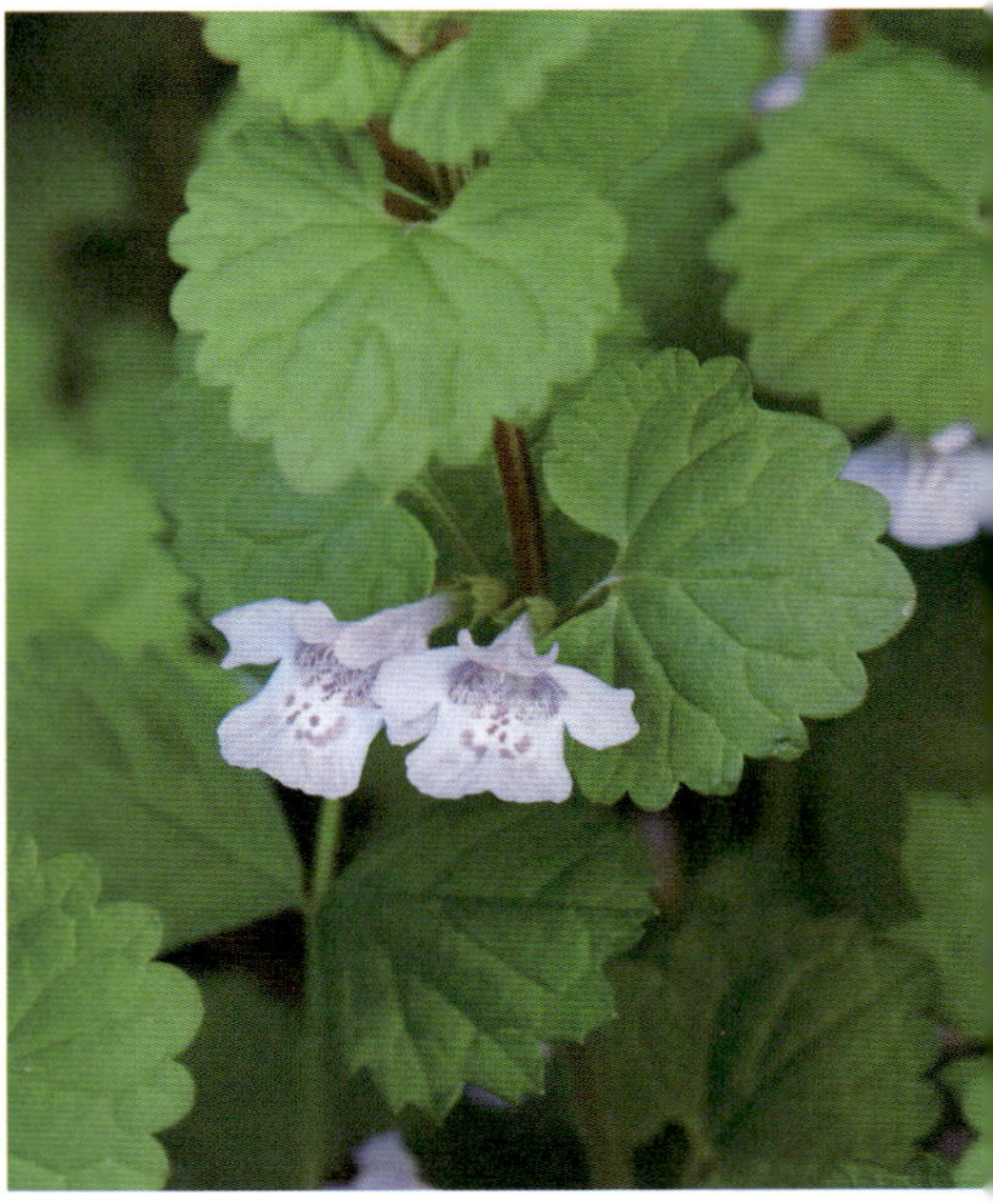

また、胆石、腎臓病、結石、糖尿病、神経痛、気管支炎、肺炎、風邪の人に効果があり、特に血糖降下作用が強いことが科学的にも認められています。

カキドオシは、香りや形に特徴があるのですぐに覚えられます。日本全土に生息し、道端や藪《やぶ》などで見つかります。夏の間に全草を採集して、天日でよく乾燥させ、3㎝くらいに切っておきましょう。一年中使えます。湿気が入ると効力が減るので、密閉できる缶などに保存しておくと安心です。

カキドオシを煎じて、お茶代わりに毎日飲むといいでしょう。前述の病気のガンコな症状でも、長期間服用しているとよくなっていきます。

クスリになる使い方

カキドオシの煎じ汁

【子どもの疳の虫・風邪・神経質の虚弱体質】一日量として葉と茎10～20gを270ccの水に入れ、とろ火で約半量になるまで煎じて、食前または食間の空腹時に飲む。

【腎臓病・糖尿病】一日量として葉と茎15gを540ccの水に入れて、とろ火で約半量になるまで煎じて、食前か食間に分けて飲む。

【胆石】カキドオシ5gとクマヤナギ（熊柳）10g、またはスギナ（31頁）10gを540ccの水に入れて半量になるまで煎じ、熱い所を食前または食間に飲みます。粉にしてゴマと合わせてご飯にかけて一緒に食べたらなお効果的。骨折などケガをした時でも痛みをとる。連用していると結石もとれて再発の恐れがない。

美味しくいただくには

天ぷらにするには、花の咲く前や若い茎の時がよい。成長したものは大きな葉を選んで洗い、水気を拭き取ってから、葉の裏面にだけ衣をつけて揚げます。花のあるものは、さっと衣をくぐらせ、花を見せるように美しく揚げる。ニンジン、ゴボウと一緒にかき揚げにするのもいい。

ゴマ和えも、花の咲く前の若いものを根元から取り、塩をひとつまみ入れた熱湯でよく茹で、水にさらしてから細かく切り、ゴマペーストを醤油で溶いたもので和えます。好みでみりんを加えてもいい。カツオ節で和えたり、からし和えにしても美味しい。

風邪の妙薬「葛根湯《かっこんとう》」の主原料

クズ

葛

効き目

胃腸浄化、解熱、下痢・腹痛・食中毒の改善など

クズは、山野に自生する多年草木で、つるを伸ばして生える大型の植物です。葉は大きく、裏面は白っぽい。保温性が強く、細胞に力をつけるので、体が温まり、消化吸収を助け、血行を促します。病弱者には非常に大切な食べ物です。

この葉の葉緑素は健胃、造血、便通を助けるので、若葉を茹でたり、天ぷらにして食べるとよい。「ヘリクロゲン」という葉緑素が市販されていますが、これは野生のクズの葉を粉末にしたものです。

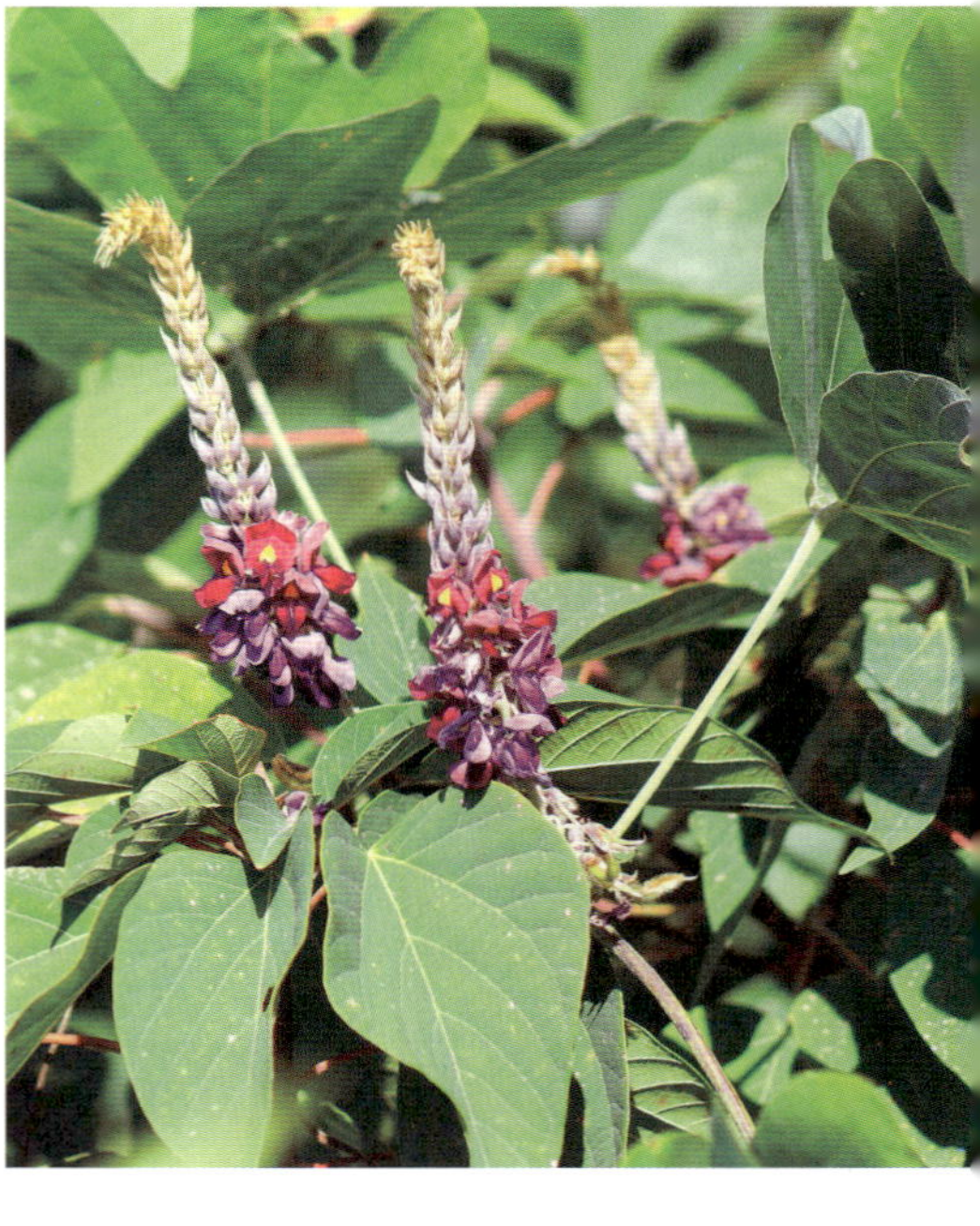

根は漢方で有名な「葛根湯《かっこんとう》」の主材料で、発汗、解熱剤に使用されています。純粋の葛粉《くずこ》は、クズの根をつぶしてデンプンを抽出したもので、胃腸の浄化、毒下し、風邪の熱とり、下痢止め、腹痛緩和の妙薬です。冷え性、貧血、低血圧、内臓下垂、生理不順といった体質の人は、なるべく葛粉を使った料理を食べるようにします。

ただし、ジャガイモやサツマイモのデンプンが入ったものではなく、クズ100％に限ります。本葛粉でないと、この効果はありません。本物の葛粉を葛餅・葛切り

にすると、芋デンプンと違って粘りが強く、切れにくい。芋デンプンは切れやすいのですぐわかります。病弱者は本物のクズを使う工夫をするといいですね。

　西洋医学のようにクスリによって痛み苦しみを止めるのでなく、悪いよけいなものをまず体から出す。これが「自然療法」の根本で、そうすることによって体が芯から浄化されるのです。この見えないが、たしかにある「自然の力」を実感した時、人は希望を与えられ、立ち上がることになる。

クスリになる使い方

葛粉・葛湯

【風邪・熱・下痢・腹痛】葛粉大さじ1を水少々で溶いておき、水200cc（1カップ）でよくかき混ぜながら透明になるまで煮る。薄い塩味または黒砂糖で甘味をつけ、熱い所を飲む。

【じんましん・中耳炎・肩こり・神経痛・リウマチ・扁桃腺炎・蓄膿症】クズの根8・5g、マオウ（麻黄）、ショウガ、ナツメ（棗）各6・5g、ケイヒ（桂皮）、カンゾウ（甘草）5gを、水400cc（2カップ）で半量に煎じ、3回に分けて飲む。

クズの根のしぼり汁

【食中毒】生の根のしぼり汁を飲むか、干した根の煎じ汁を飲む。

美味しくいただくには

　風邪かな?と思ったら、本葛湯を飲んで体を温めます。葛湯を天日干ししたウメボシで味つけして飲むと、よく温まり早く治ります。ショウガのしぼり汁少々とハチミツで味つけしたり、醤油だけの味つけもよい。熱い所を飲んで温かくして寝ると治ってしまう。

　アズキも毒下しで細胞を活気づけるので、アズキ餡をクズでまいた葛饅頭も、毒下し、浄血に役立ちます。

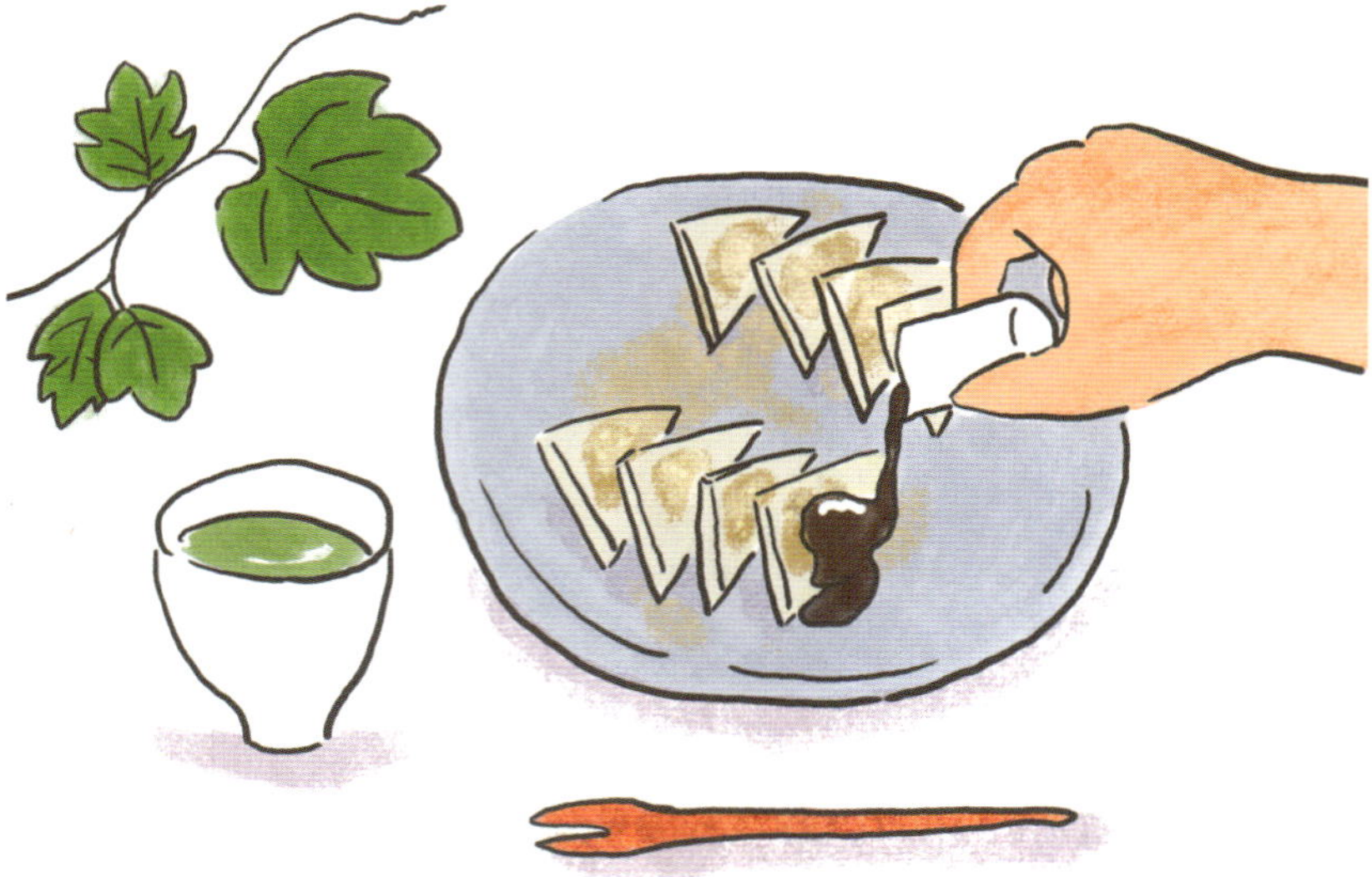

◆葛餅

葛餅も簡単に手作りできます。

本葛粉に3倍の水を入れてよく溶かします。これを中火にかけてかき回しながら、沸騰するまで煮ます。沸騰したら今まで白かったのが透き通ってきますから、なおよく練ります。そして水をくぐらせた流し缶など器に流し入れ氷水に浸して冷やし固めます。冷蔵庫に入れると固くなりすぎます。

これを三角か四角か、食べよい形に切り、黒砂糖の蜜（黒砂糖を溶かしてドロリとしたもの）をかけ、その上にきな粉に塩少々を入れたものをかけて食べます。

これは胃腸の弱い病人や、慢性病で甘いものをほしい人の食後のデザートによい。

ただし、間食は成長期の子どもや幼児には必要ですが、病人は避ける。食後に時々少し食べるくらいにします。

自然の着色料は色もきれいで健康にもよい

クチナシ

梔子・巵子・山梔子《さんしし》

効き目
打ち身・ねんざ・腫れもの・肝炎・吐血・腰痛の改善など

クチナシは、純白で清楚な花が咲き、芳香を放ち、晩秋の頃、黄赤色の実をつけます。この実がクスリになります。見てよし、香りよし、クスリでよし、です。果実が熟しても、口を開かないから「口無し」と名前がついたとする説もあります。

実は赤く熟したものを取り、日光で十分乾燥させます。これは漢方では「山梔子《さんしし》」と呼ばれるものです。乾燥が不完全だとカビが生えたり、薬効が落ちたりするので注意。

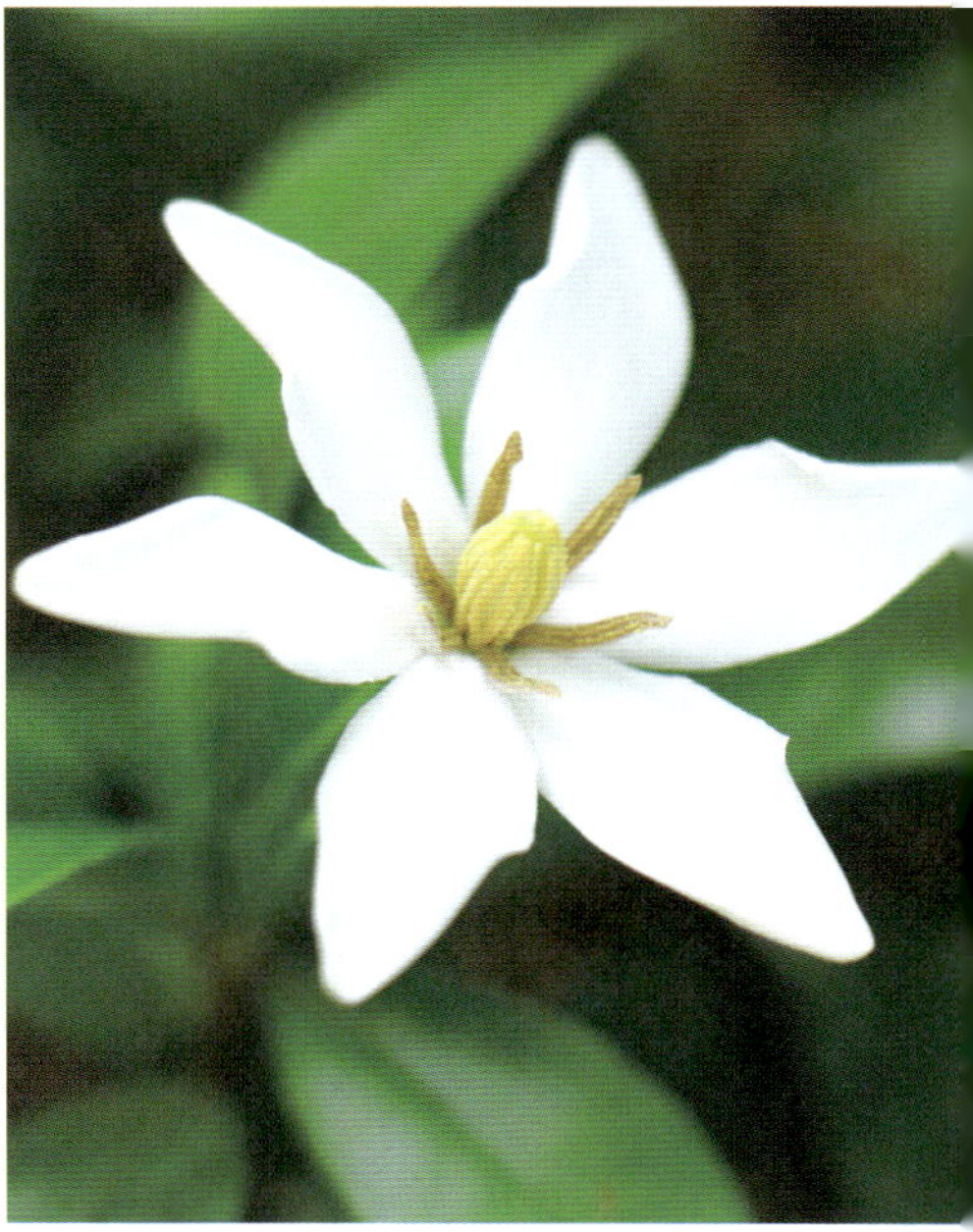

クチナシの実は古い飛鳥時代から、布地の染料に使われました。食品の色づけにも無害な黄色の着色料として利用されてきました。お正月には栗きんとんの色づけをして、己に勝つといってかち栗（干したクリ）のきんとんをいただきました。人体に害のある化学着色料と違い、クチナシの実の自然の色と香りを生かした着色料は、健康上もよいものです。

クチナシには炎症をとる効果があるので、腫れものの外用、内服薬に使われます。

観賞用に庭木としても植えますが、八重の花は美しいが果実はつきません。八重でない一重の花のつく木を植えると、薬効にもなり助けられるので、1本植えておかれると便利です。

クスリになる使い方

クチナシ湿布

【打ち身・ねんざ】クチナシの粉（漢方薬店にもある）大さじ2、小麦粉大さじ2に対し、卵白小1個を混ぜてよく練る。これを布または紙に伸ばし、上にガーゼをのせて患部に貼る。熱をもって赤くなった腫れもの一切によい。

【腫れもの】果実の黒焼きをゴマ油で練って患部に貼る。

クチナシの実の煎じ汁

【黄疸・肝炎】果実5gを煎じて飲む。またカワラヨモギ（河原蓬）4gを加えたら卓効があります。

【吐血・喀血・子宮出血・血尿・鼻血・キノコ中毒】果実8gを煎じて飲む。

【腰痛・不眠症】果実5gを煎じて飲む。

【喉の痛み・口内炎】果実5gを煎じて、その汁でうがいをする。

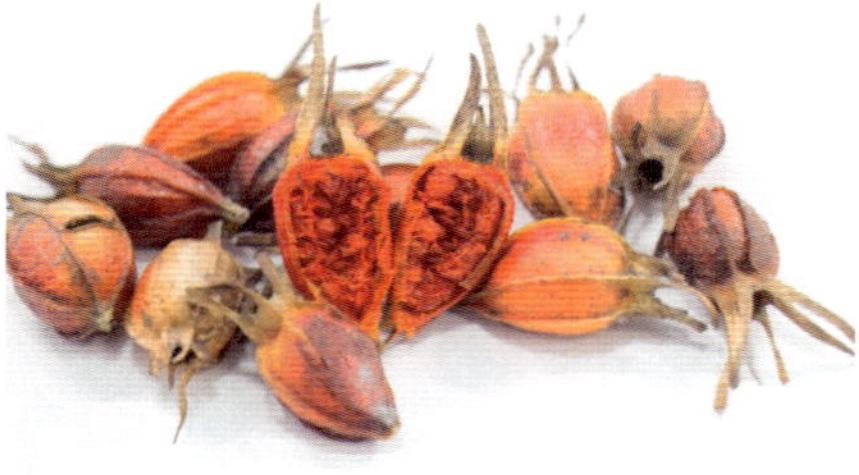

クチナシの実をお日様の力で充分に乾燥させたもの。漢方の「山梔子《さんしし》」。

下痢止めの特効薬
ドクダミとともに薬草の代表格

ゲンノショウコ

現の証拠・験の証拠・神《み》輿草《こしぐさ》・牛扁《ぎゅうへん》

効き目
下痢止め、便秘解消、腫れもの・あせもの改善など

ドクダミ（49頁）、ゲンノショウコは、どんな病気にも役に立ちます。

下痢がたちどころに治ったため「現（験）の証拠」と名づけられたほど、下痢止めの妙薬として使われてきましたが、それだけでなく、血行促進、浄血を助け、幅広く効用があります。

煎じ汁を多く飲んでも副作用がないので、どんどん使うとよいでしょう。婦人科の病気を防ぎ、肌をなめらかにして美容にもよい。

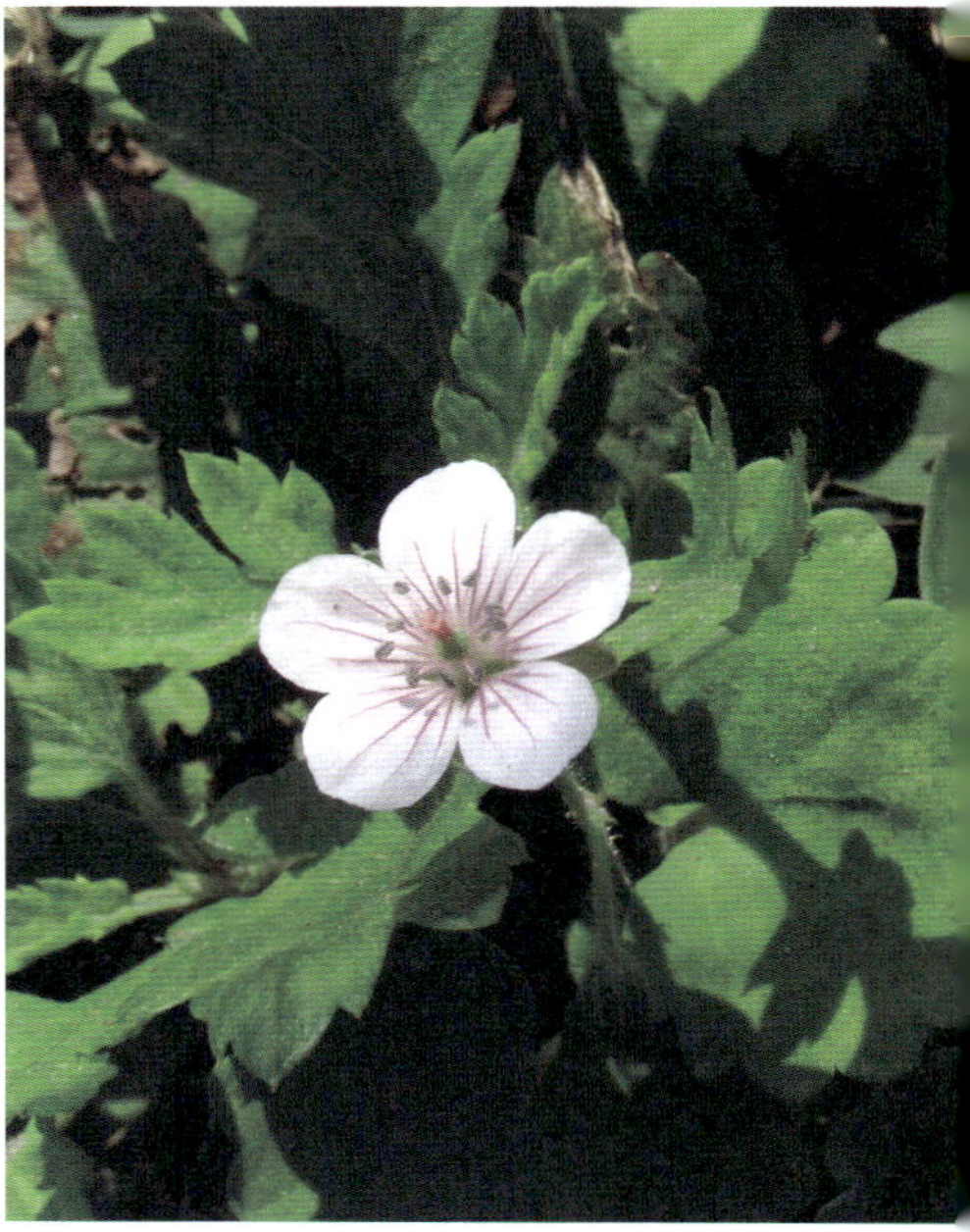

8月の土用の丑の日頃に、一年を通して使うだけ収穫して、しっかり干す。干し方は、しんなりするまでは陰干しで、その後に直射日光でカラカラに干しあげ、湿気が入らない缶などに入れて一年中使います。

昔から先人は、8月の土用は一番太陽に近いので薬効も大きいことや、薬草の効用もよく知っていた。下痢止めに効果のあるタンニンが最も多く含まれる時期であり、採取後の乾燥も容易な時期だからです。

お腹をこわしても、風邪を引いても、疲れても、ドク

ダミとゲンノショウコがあれば必ず助けられると、経験を通して体が知っていました。

昔は感染症が多く、腸チフス、疫痢、赤痢にかかることが多かった。そんな時は土瓶いっぱいにドクダミを入れ、その上に2割くらいのゲンノショウコを押し込み、水を入れて真っ黒になるまで濃く煎じたものを飲むと、細菌も死んで治ると生活の知恵で知っていました。

これを代々伝え、ドクダミ、ゲンノショウコがあれば大丈夫だよと、親から子、そして孫へと実践とともに効用が伝わったのです。頭でなく、体で感じ取ったものが知恵になります。この知恵が、思いやりや愛を育て、自然に対する畏敬の念を育ててきました。

採取で注意するべきは、毒草のトリカブトの葉とよく似ていること。ゲンノショウコの茎や葉には毛がありますが、トリカブトの葉は全体になめらかで毛がないのが特徴ですから、決して間違わないようにしてください。

クスリになる使い方

ゲンノショウコの煎じ汁

【下痢・便秘】20gを煎じ、熱い所を飲む。便秘の場合は、煎じて煮立ったら火からすぐおろしてカスをこし、食後30分以内に飲む。

【腫れもの】濃い煎じ汁で洗う。

【あせも・ただれ】全草の薬湯に入浴する。

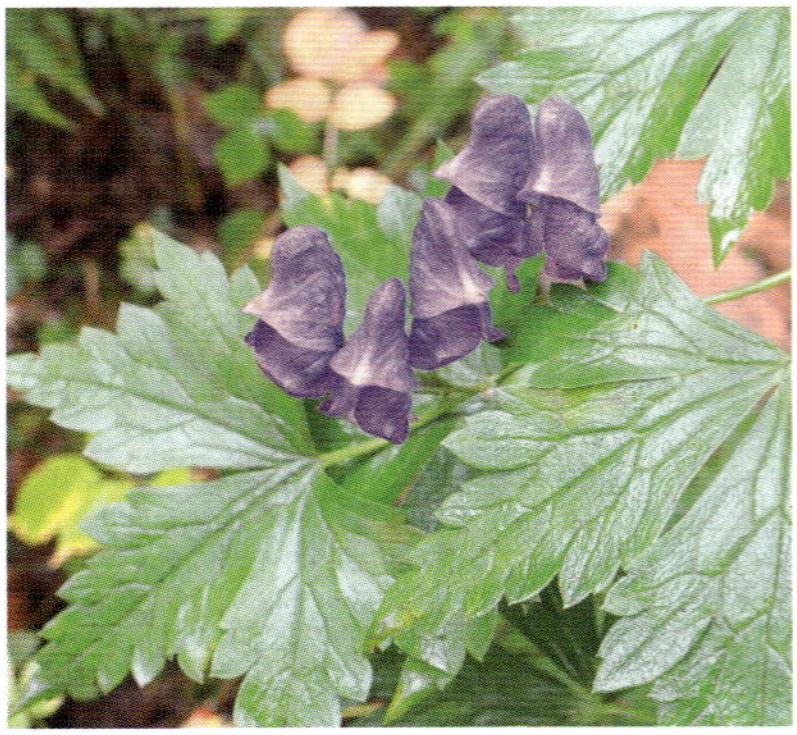

よく似ている毒草のトリカブトに注意！トリカブトの葉は、全体になめらかで毛がなく大きい。

毒素を流す強い力　弱った体がよみがえる

スギナ

杉菜・接松《つぎまつ》・問荊《もんけい》

効き目

結石・胆石の除去、腎臓病・肝臓病・心臓病の改善、美肌など

スギナは、早春、土の中からひょっこり顔を出す、ツクシの後から出てくる「ツクシの親」です。増えすぎて困るツクシの親ですが、この繁殖力が、弱った体にエネルギーを与えてくれるのです。

珪酸《けいさん》やビタミン、カルシウムなどのミネラルも豊富に含まれます。珪酸は3～16％も含んでいて、これらとともに他に含まれる未知成分が多くの難病を治す力になっています。

森や林の中で自生しているものは特に効果が大きい。

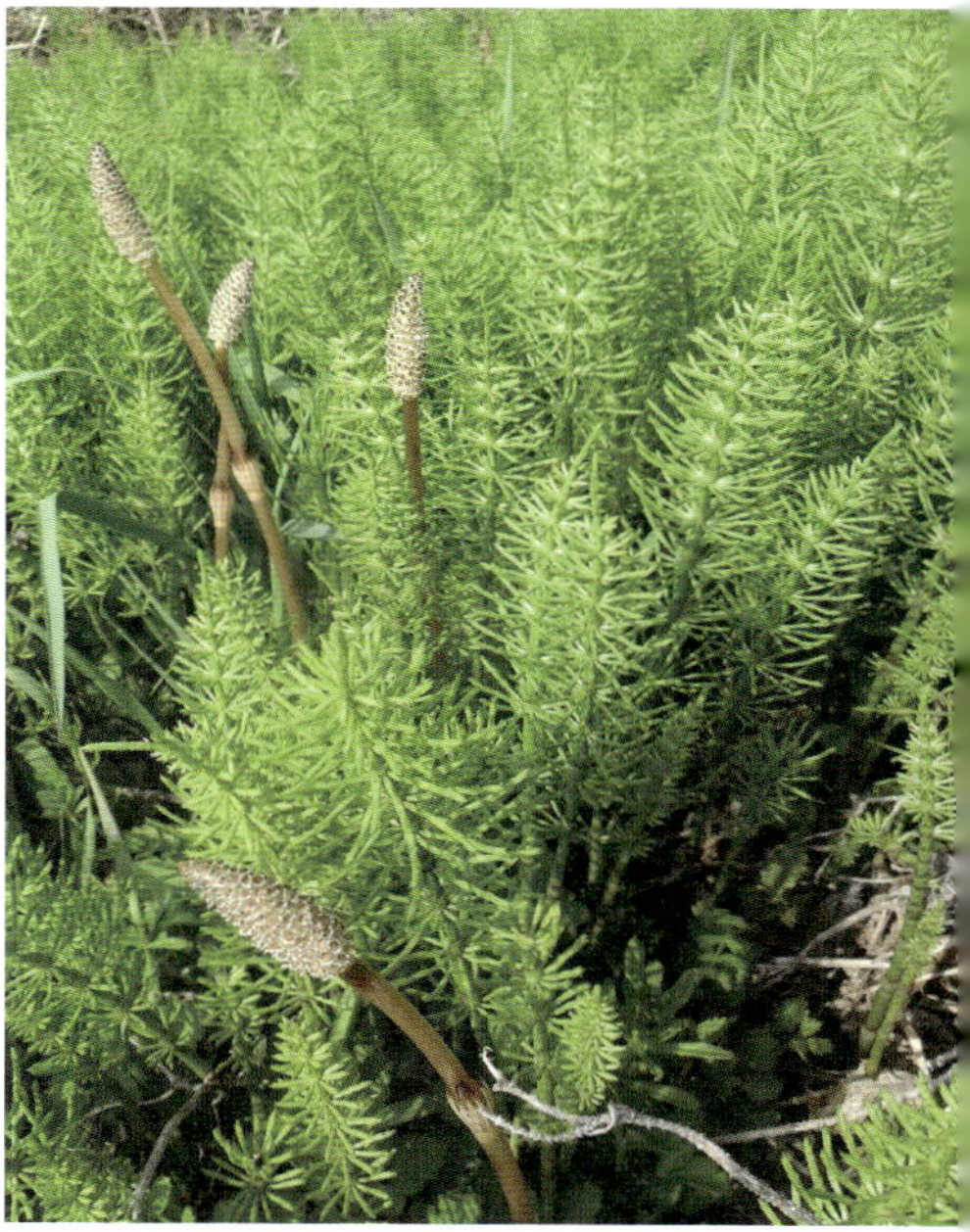

珪酸がカルシウムの吸収を助けるので、細胞を活気づけ、血行をうながし、尿便通に効きます。腎臓の弱い人などをはじめ、慢性化した病気にも大きな助けです。

採取するには、化学肥料の撒《ま》かれた土地のものは避けましょう。

スギナの効力は大変高く、海藻のふのりのみそ汁（多めに入れて）とともに、スギナをお茶にして飲んで腎臓結石が溶けて流れ出した、胆石も自然に流れ出て治ってしまったという例も多いのです。

また神経痛、リウマチなどは治りにくい病気といわれますが、玄米・菜食（144頁）とともにスギナの温湿布をして治った人も多い。このスギナの温湿布の、痛みや疲れをとる力は大きく、その効果にはいつも驚かされます。

採集して乾燥させておくと、一年中使えます。薬草は風通しのいい所で陰干しが基本ですが、スギナは天気のいい日に直射日光で短時間で乾かすとよい。

スギナは毒素を流す力がある薬草です。ガンにもよい。しかし、利尿作用があるので、熱中症の予防には逆効果になり、水分不足をおこして命もあぶないことになりかねない。薬草が体にいいからといって、その性質も役割も考えずに実践努力しても、人生は開けず逆になることも知っておきましょう。

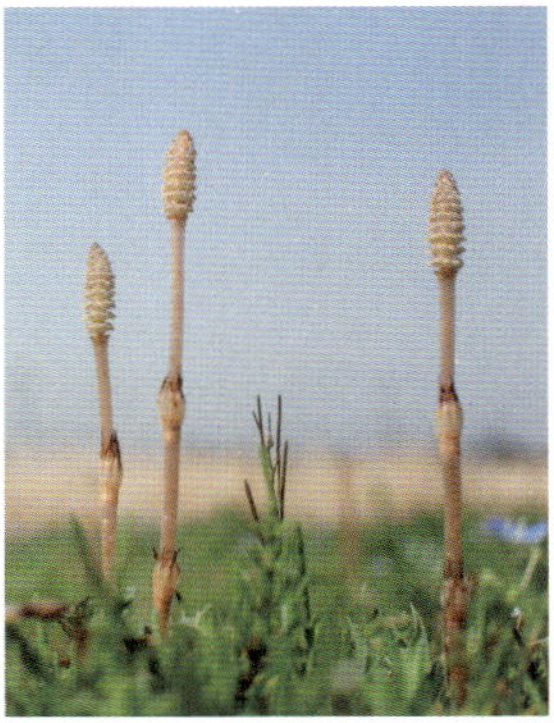

ツクシ、誰の子、スギナの子〜♪

クスリになる使い方

スギナエキス

【痛み・傷・ねんざ】スギナを広口瓶に入れて、葉がひたひたになるくらいに玄米焼酎、またはホワイトリカー（アルコール度数は35度以上）を入れておくと、1カ月ほどで成分が出てきます。これを患部に湿布します。

飲む場合は焼酎でつくるのが健康的ですが、手当てや化粧水などの外用にはホワイトリカーでもよい。

【美肌・シミとり】化粧水の代わりにこのスギナエキスにグリセリンを適宜混ぜて使うと、肌がつるつるしてきめ細やかになり、シミもとれてしっとりする。

スギナの煎じ汁（スギナ茶）

【腎臓病・肝臓病・心臓病】生葉でも干した葉でも、葉をひとつかみ急須に入れて熱湯を注ぎ、5～6分おいて飲む（布袋に入れたものをポットに入れてもよい）。

土瓶で煎じる場合は、沸騰してからスギナを入れて、2～3分で火を止める。長く煎じると珪酸の効力が半減する。

病気があると小水が血のような濃い色になって出てくる。浄化されていくと、だんだん澄んでくる。疲れもとれる。

【利尿効果・むくみ・疲労回復】水分代謝の悪い時、むくみや尿の出にくい時など利尿効果があるので、体調に合わせてちびちび飲むとよい。

【腎臓結石・膀胱結石】スギナの煎じ汁で腰湯をし、スギナの煎じ汁を少しずつ飲み、膀胱がいっぱいになるまで尿を我慢して一気に排出すると、たいていの場合出てしまう。

【肺結核・慢性気管支炎】煎じ汁を飲むとよい。ただし、煎じ汁も飲み過ぎると便秘したりして細胞が縮み、体調を崩すので、体と相談してあせらないこと。

スギナパスター

【ガンや炎症の痛み・傷・アトピー】スギナをよく洗い、すり鉢ですりつぶし、ドロドロになったものに小麦粉をつなぎにして適量入れ、ガーゼに伸ばして包み、患部に当てる。

スギナの腰湯

【疲労回復・血行促進・腎臓を強くする・産後の肥立ち・難産予防】スギナをひとつかみ布袋に入れてお風呂のお湯の中につける。温度は高めにして汗が出るくらい入ると、疲れをとり血行を助け、体も軽くなって活気づける。

難病になった時に視力の低下がありますが、これは腎臓の血流が悪いために起きます。こんな時もスギナの腰湯は大変効果があります。

お産の時もスギナの腰湯をすると産後の肥立ちがいい。産前にも腰湯をすると難産しないといわれている。

スギナの温湿布

【神経痛・リウマチ・結石・胆石】

①生のスギナをひとつかみ布袋に入れる（乾いたスギナは水分を含ませる）。

②蒸し器に水を入れ、コンニャク1枚を入れる。上にスギナを置き10分くらい蒸す。

③蒸し上がったスギナをタオルに包み熱さの調節をし、患部に当てる。

④一緒に茹でたコンニャクもタオルに包み、スギナの上に置く。三角巾でしばる。冷めるまで温湿布する（2〜3時間）。

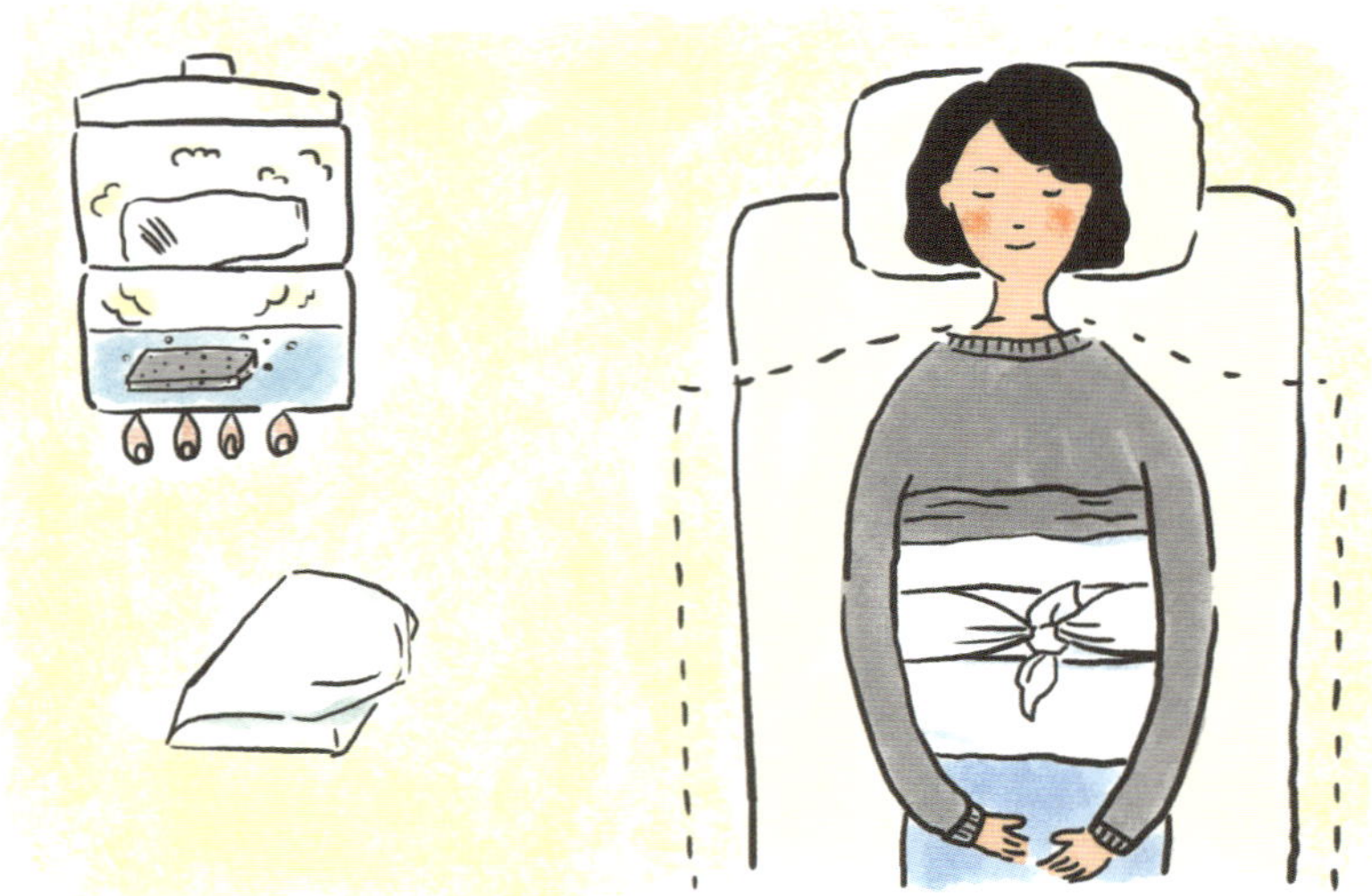

公害・薬害の毒が出て、体に活気が出る

セイタカアワダチソウ

背高泡立草

効き目

公害・薬害の毒下し、アトピー・炎症・湿疹の改善など

「セイタカアワダチソウは喘息の原因になる毒草だから枯らせ」といって、除草剤を撒いた時代もありました。

しかし枯れずに勇ましく増え広がりました。戦後、外国から入ってきた野草ですが、この大地にしっかり根づくたくましさをもちます。喘息になるからと嫌われたのは、ブタクサと間違えられていたからです。逆に喘息を治すのです。食養と手当てとこのセイタカアワダチソウのお風呂で、不要物が出て治っていきます。お風呂に入れて熱くし、水をさすとブクブクと泡が出ます。この泡が酵素で、公害・薬害の毒を出します。

リウマチ、膠原病などは、難病治療でステロイド系の副腎皮質ホルモン剤を使い、その薬害の後遺症で苦しむことになるのですが、この入浴剤で治った例も多い。

河原や空地などに群生し、高さは1～3mにもなります。収穫期は9月末から10月初旬に黄色い花の穂が出てきた頃です。毒素を引き出してくれるのは酵素の働きですが、花が咲くと花にエネルギーをとられて酵素の効果が減ります。穂の開花前が一番酵素が多いので、この頃

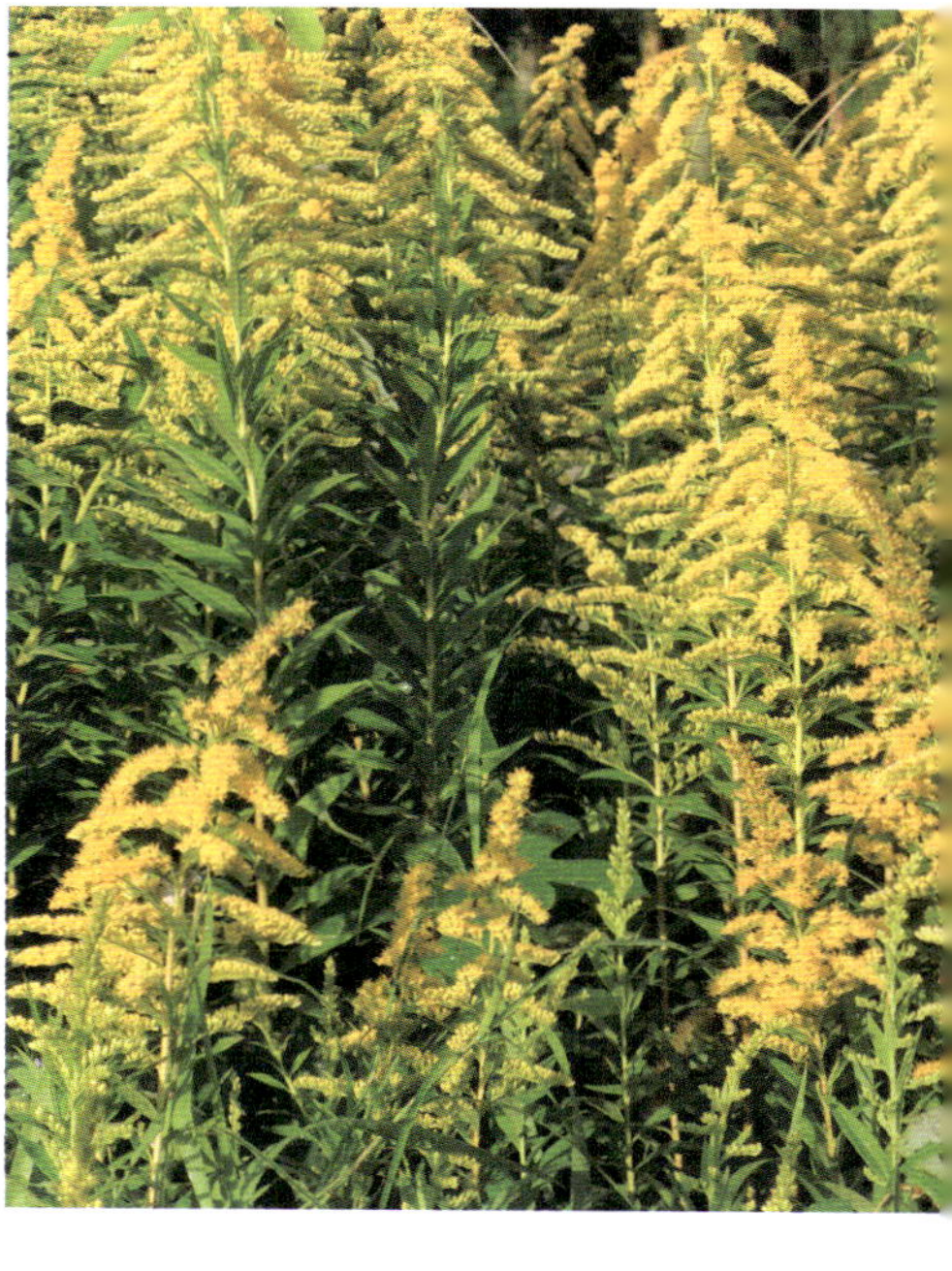

に、蕾も茎も葉も一緒に頭から30㎝位を刈り取りましょう。少し遅れて、開花していたとしても、茎や葉にも酵素があるので、入浴剤に十分使えます。

　採取して日に干して乾燥させ、布袋に入れ、水から入れて茶色の成分を出したお湯で入浴します。酵素は熱に弱く、沸騰させたら効力を失うので、ゆっくり沸かすか、給湯式の風呂なら煮出した汁を入れてもよい。沸かし返して2～3日は入れます。サメ肌もきれいになるし、この湯で髪を洗うとツヤが出てしっとりする。慢性の病気やアレルギーなどにも大きな助けになる。大切にこの自然の恵みをいただきましょう。

クスリになる使い方

セイタカアワダチソウのお風呂

【アトピーのかゆみ・炎症・湿疹】蕾、茎、葉を乾燥させ、袋に入れて入浴剤に。

美味しくいただくには

　お茶にして飲むと香ばしくて美味しい。ただし煮すぎると苦みが多くなります。緑色のきれいな色の時にすぐこしてポットに入れ、お茶代わりに体調に合わせて飲むと、全身がらくになり、体に活気が出てくる。

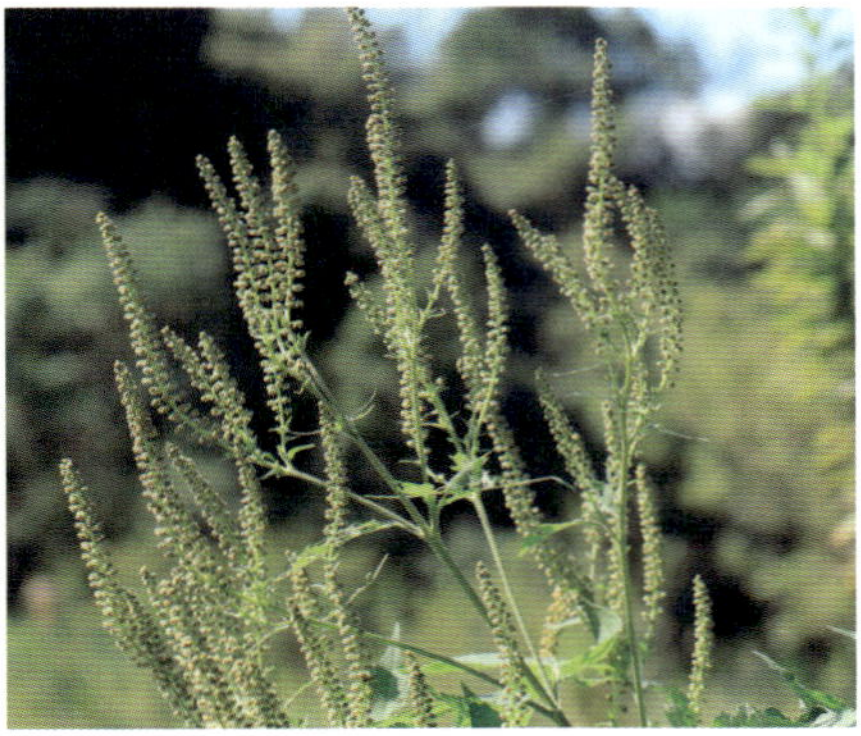

よく間違われるブタクサは秋の花粉症の原因のひとつ。葉がヨモギのようにギザギザなのが特徴。セイタカアワダチソウの葉は流線形。

ビタミン・ミネラルが豊富　春の七草のひとつ

セリ

芹・芹子・水芹

効き目
血液浄化、貧血・高血圧・更年期障害・神経痛の改善など

春の七草の最初にあげられるセリ。冬の間にじっくり仕込まれた自然の生命力が、春とともに勢いよく芽をふいてきます。「冬に失われた栄養を取り戻して健康に生きなさい」と太陽は光を投げかけてくれるのです。

湿地や水田に生え、四季を通じて葉は青く、夏には白い花をつけます。

葉はビタミン、ミネラルが豊富で、香りのよい若葉は、昔から食用とされてきました。

葉緑素、葉酸、鉄分が多いので、貧血を治し、血液を浄化します。常食していると、高血圧、更年期障害、リウマチ、神経痛に効果があります。

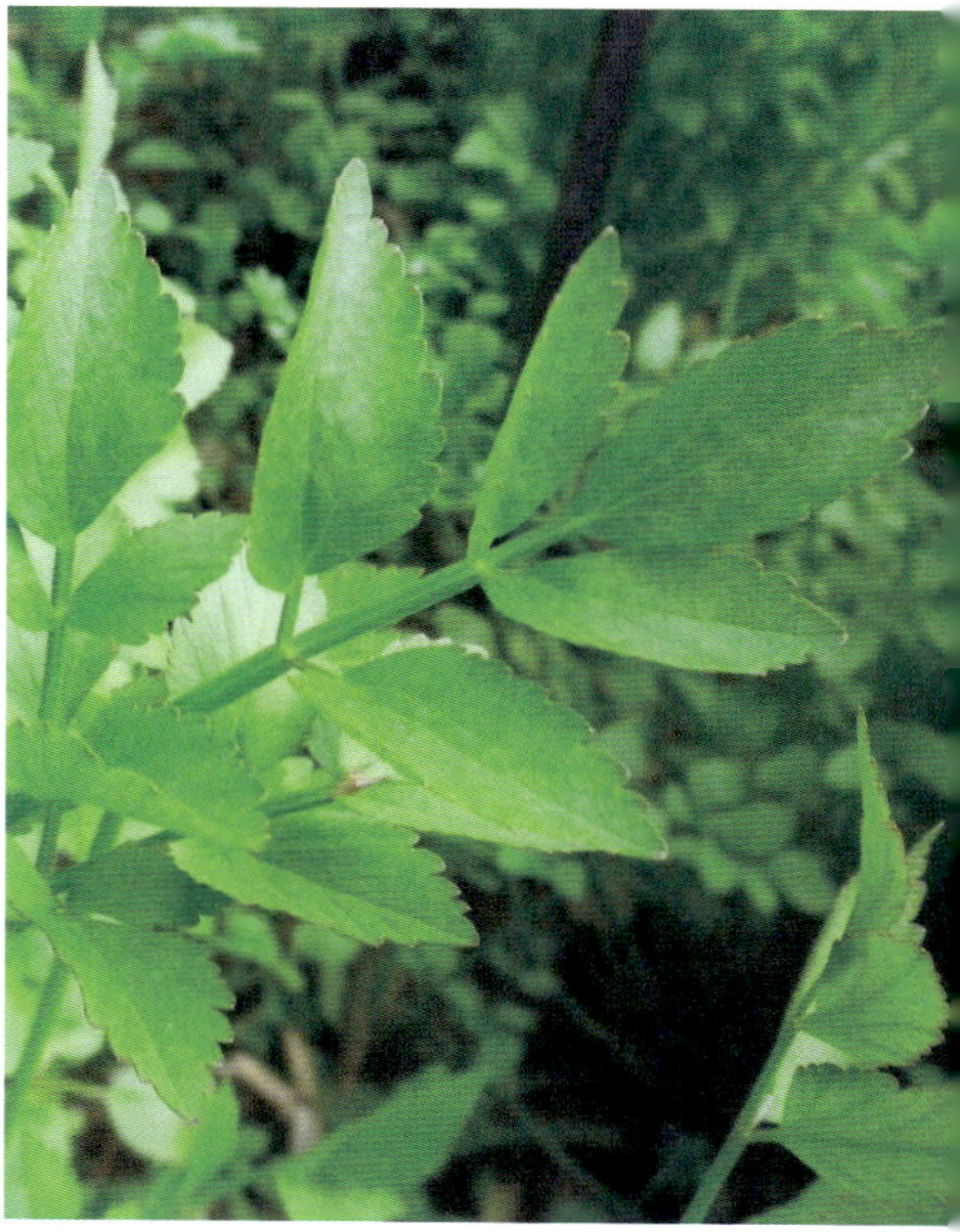

私の子どもたちが小さかった頃は、田舎に住んでいたので、よく散歩に出かけました。

そして野原や林に生えるヨモギや、ミツバ、セリ、ツクシなどを一緒に摘んで、「これはねえ、純ちゃん、研ちゃんが元気に大きくなってねって生えているのよ」といいながら、美味しい草餅の話や、ツクシンボウとお月様など、子ども向きの話などをしながら、楽しく摘んで

帰ります。そして、草餅やツクシの佃煮、ヨモギの天ぷらになって食卓をにぎわし、また楽しいお話がはずみます。

幼い時に生活を通して教えられたものは生涯、心に深く染みついたものになります。そして幼い時の食物は、生涯を通して好きなものになります。

しかし、幼い時から工場でつくるファーストフードでは、「手ぬきは心ぬき」で、自然から遠くなってしまうのはどうしようもありません。

自然に近くありたいと願いながら私は手作りで育てました。二人共丈夫に育ってくれました。

この子育てを通して、「自然の心には具体性がある、本当のものには思いやりがある、そして希望がある」と学びました。

それは、実践し行動することで自然が教えてくれますが、努力は必要です。そして、二人の子どもも同じように、自然に近く生きようと自然に学びながら、自分たちの子育てに奮闘してくれました。

クスリになる使い方

セリのしぼり汁

【しもやけ】葉を揉んでしぼった汁をマッサージしながら患部にすりこむ。セリの生汁には血行をよくする働きがある。

セリ茶

【はしか・肺炎・インフルエンザ・二日酔いなど】新鮮なセリをすり鉢でよくすりつぶし、水を加えて裏ごししたものを火にかけて、ひと煮立ちさせたものを飲む。

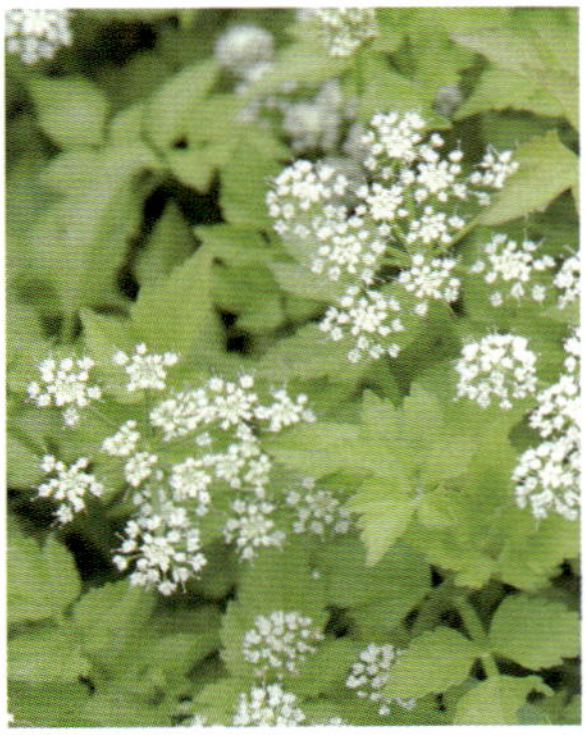

夏になると花茎の先に、清楚な白い小花がたくさん咲く。

美味しくいただくには

さっと茹でておひたしにしたり、みそ汁の具にしたり、からし和えやゴマ和えにして、さわやかな歯ざわりと香りを楽しみましょう。

◆セリとツクシのゴマ和え

セリ200g、ツクシひと握り、黒ゴマ大さじ3、醤油大さじ1・5、ハチミツ小さじ1を用意します。

ツクシは袴を取って水洗いし、塩を入れた熱湯でさっと茹でる。セリは茹ですぎると香りが抜けるので、さっと熱湯にくぐらせるくらいにしておきます。黒ゴマ（白ゴマでもいい）を香ばしく炒って、すり鉢でよくすりつぶして醤油とハチミツで味を調えて和えます。これに、春のミツバと麩とワカメのみそ汁、そして玄米ご飯でいただくと、風味も豊かで楽しく元気をいただける一食分になります。

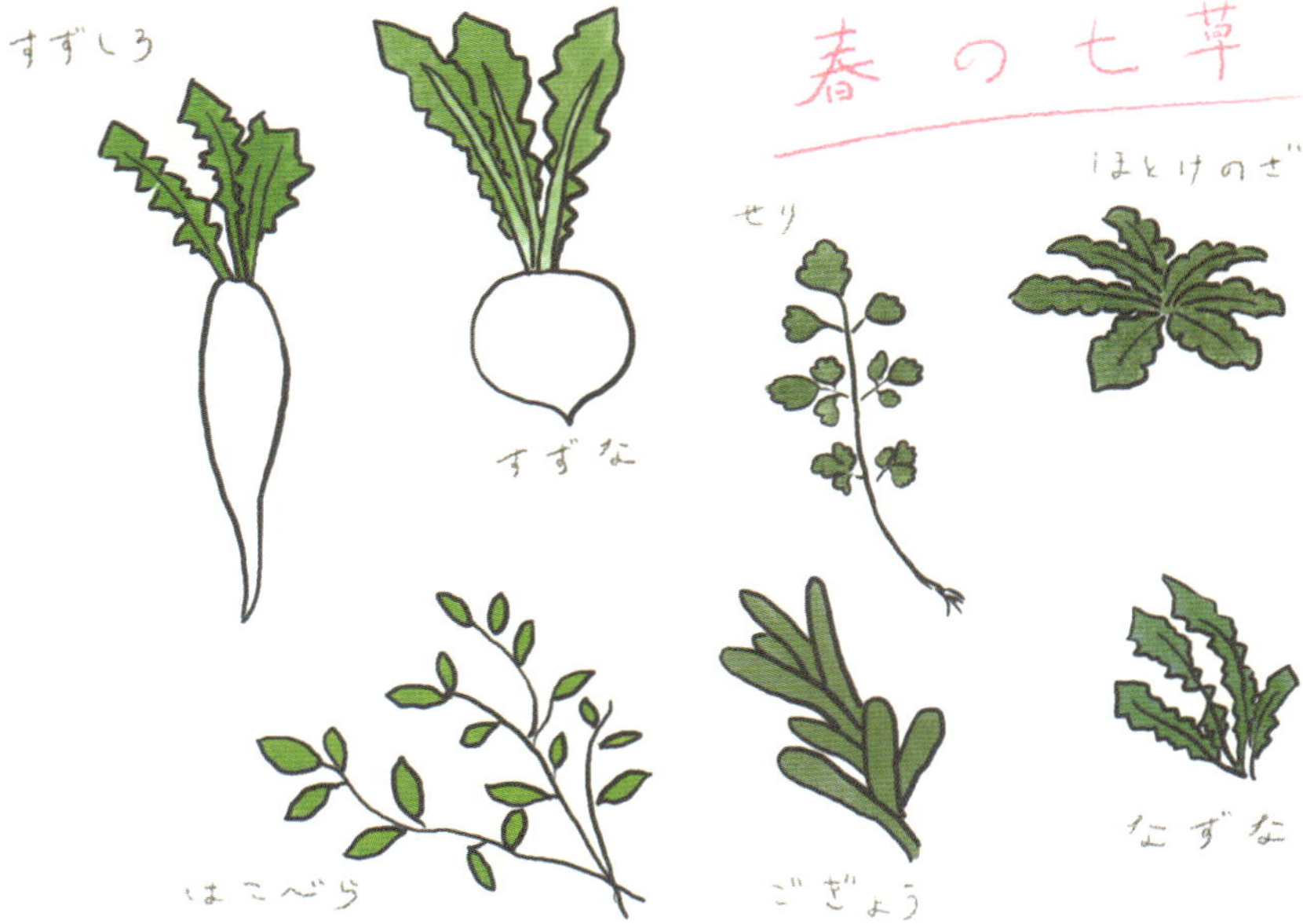

苦い生薬　胃腸病の特効薬

センブリ

千振・当薬《とうやく》

効き目
腹痛・食あたり・胃炎・下痢・二日酔い・目の炎症の改善など

センブリは、「千回振り出しても、なお苦い」から「千振《せんぶ》り」という。苦みの成分は、スウェルチアマリンという物質で、これは50万倍に薄めてもまだ苦いといわれるほどです。

腹痛、食あたり、健胃によい。ゲンノショウコ（29頁）とともに昔から民間の胃腸薬として大切にされ、代々伝えられてきた歴史の重みを感じさせる薬草です。

センブリを乾燥させたものを漢方では「当薬《とうやく》」といい、これは病気によく効くから（＝当たる）ということです。

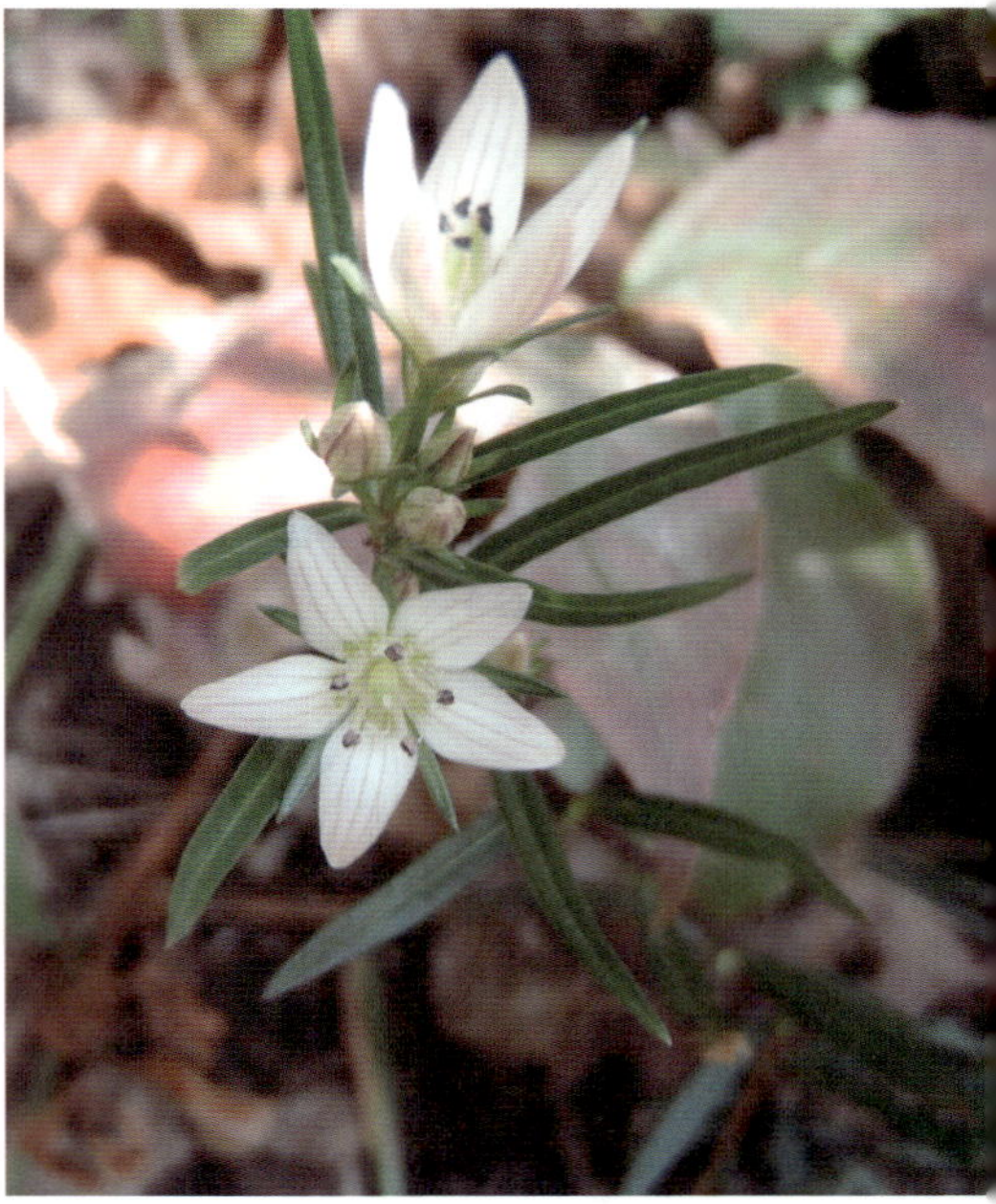

日あたりのいい丘や日の差しこむ松林などに自生します。秋の開花期に、根ごと採取して土を払い、水洗いせずにつり下げて乾燥させます。

なお、苦みの少ないムラサキセンブリ、少し大きめの白い花を咲かせるイヌセンブリには薬効がありません。

この頃はサプリメント（栄養補助食品）ブームで、手っ取り早くビタミン剤や栄養剤で補うのが大流行。栄養学者でも「この頃は土も力を失い、ハウス栽培が多くなったから栄養は失われている。だからビタミンその他の栄養剤で補助する必要がある」などと、サプリメントをすすめる人もいる。

　たしかに大地は力を失い、化学肥料で疲弊しています。植物もそれだけ栄養が少なくなっているでしょう。だからといって化学製剤でつくったビタミン剤では補えない。

　今も力あるものは、農薬も化学肥料の害もない大地の中で、たくましく生きる野草、薬草です。これをお茶にして常飲する。また煎じ汁を煮つめてエキスをつくる。これが、公害の世に生きる現代人に、一番の大きな力となるのです。「公害も薬害も」流す力です。

クスリになる使い方

センブリ茶

【胃弱・消化不良・食欲不振】全草1本を適当に折って急須に入れ、熱湯200cc（1カップ）を注ぎ、蓋をして数分おいたものを食後に飲めば、腹痛・食あたり・胃炎・下痢・盲腸炎・胃けいれん・風邪・心臓病・腎臓病に効きます。ただし、衰弱の激しい人、ひどい冷え性の人には向きません。

センブリの粉末

【二日酔い】胃に残っている悪いものを早く出すために、全草の粉末1〜2gを白湯で飲む。

センブリの煎じ汁

【疲れ目・目の炎症】煎じ汁で目を洗うと効がある。

【薄毛】煎じ汁をゴマ油と一緒に頭皮にすりこむ。

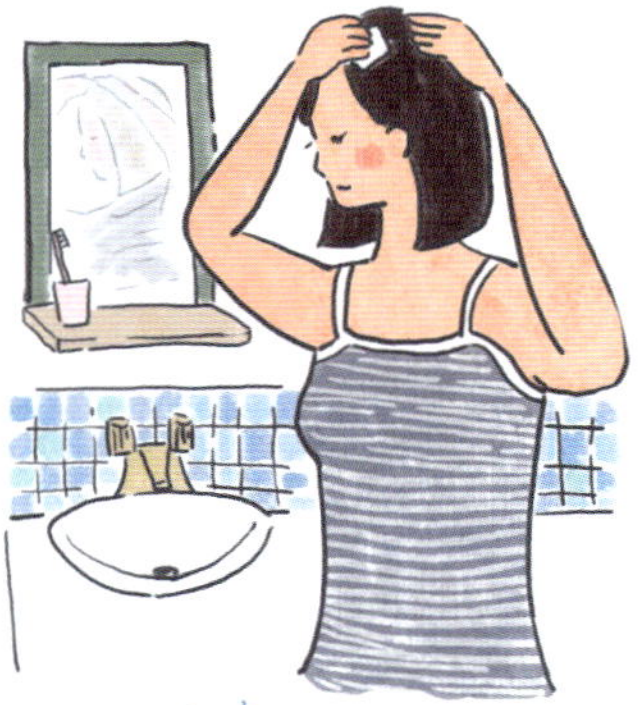

強靭な生命力！　根はきんぴらにするのが一番

タンポポ

蒲公英・鼓草《つづみぐさ》

効き目
胃腸病・神経痛・リウマチ・不眠症の改善など

可憐な花で知られるタンポポですが、5年以上経過した根は、ゴボウのように長く太くなり、強靭な生命力を思わせます。

野草には栽培野菜にはない成分が多く含まれているのですが、その中でも、ゲルマニウムはガンや難病治療への効果が期待できるといわれ、注目されています。このゲルマニウムも、タンポポの根に多く含まれています。

根だけでなく、タンポポの葉もミネラル・ビタミンの宝庫です。内臓が弱い人には特におすすめします。葉は天ぷら、佃煮、和え物に。根はきんぴらにするとよい。

タンポポには「日本タンポポ」と「西洋タンポポ」があるが、日本タンポポのほうが、苦味が少なく美味しい。今は西洋タンポポの方が多くなりました。

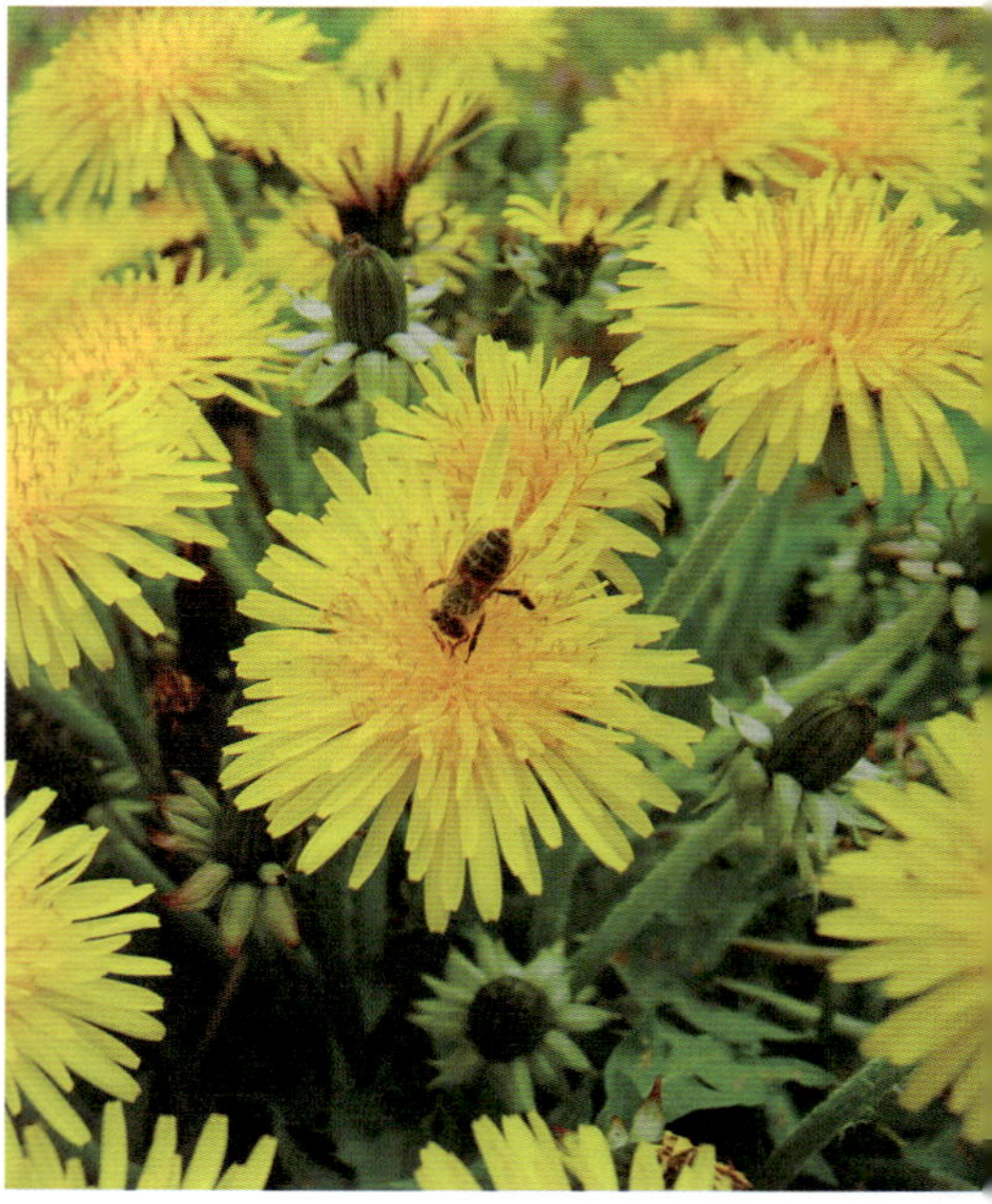

クスリになる使い方

タンポポの根のきんぴら

【神経痛・リウマチ・小児まひ・不眠症】根は、洗って細い千切りにしてゴマ油で炒め、醤油で調味します。苦味が多い場合は、隠し味に黒砂糖少々を使ってもよいでしょう。重病者は甘味がないほうが細胞は活気づきます。みそで味つけしてもよく、仕上がりに炒った白ゴマをふると香ばしく、一層美味しくなります。

たくさんある時は、味を濃くして佃煮のようにして保存しておき、少しずついただきます。

タンポポの根の煎じ汁

【下痢・胃腸病全般・不眠症】花の咲く前の根を乾燥させて、煎じて飲む。消化不良解消、健胃には、根15g、葉30gを煎服。ドクダミ（49頁）と一緒に薬草茶にすると、胃腸も不眠症の人も助かります。子どもなどには黒砂糖を入れて飲ませてもいい。

タンポポの葉の佃煮

【神経痛・内臓疾患】タンポポの葉は、一度さっとゆがいてアク出しをしてから、細かく刻んでゴマ油で炒め、醤油を入れて水分がなくなるまでゆっくりと煮ると佃煮になります。苦味が強いなら、少々の黒砂糖を入れるとよいでしょう。

タンポポ茶・タンポポコーヒー

【胃が重苦しい時】全草を干して20g、または根を10g煎じて飲む。また、乾燥させた根をから煎りしてミキサーで粉にし、スプーン1杯に熱湯を注ぐと、健康的なタンポポコーヒーになります。黒砂糖を入れてもよい。粉も残さず全部飲みます。

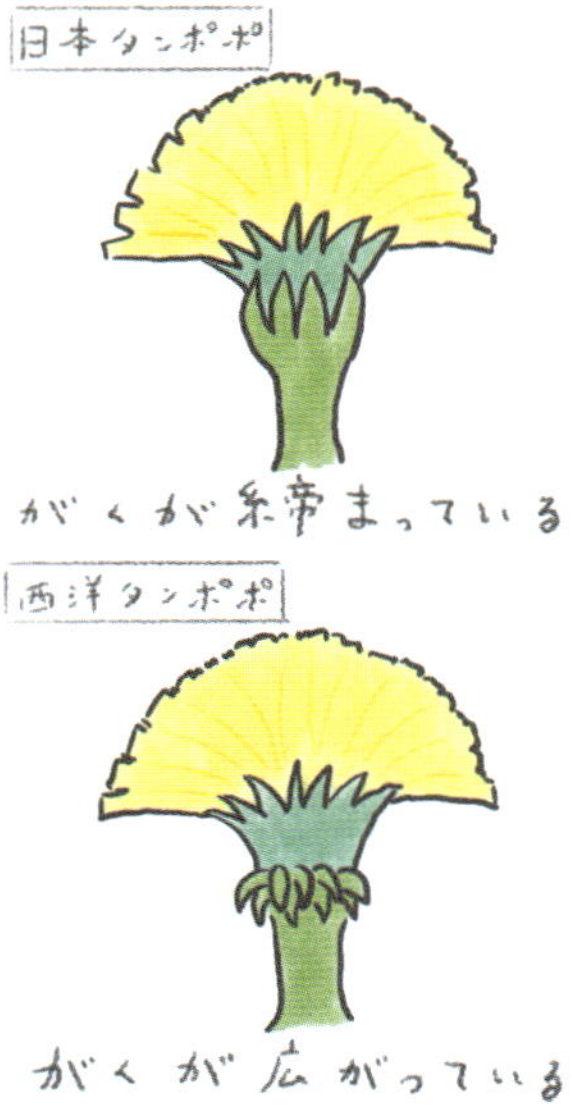

薬用・食用・観賞用にも育てやすい

ツワブキ

石蕗・艶蕗・槖吾《つわ》・款冬《かんとう》

効き目

腫れもの・吹き出もの・火傷・湿疹の改善、虫刺され・魚の中毒の毒消しなど

「フキ」に似た葉で、緑が濃くツヤがあり、厚ぼったい。葉の裏には綿毛がありますが、成長すると見られなくなります。

北海道、北東北にはありませんが、暖地や海岸、山などに自生して、秋にはキクのような花が咲きます。

ツヤがある葉も花も美しいので、庭に植えて観賞用としてもよい。そして庭に植えておくと、思いがけないほど人助けをしてくれる薬草です。

殖やし方は株分けが一番よいですが、種を撒いて放っておいても丈夫で簡単に育ちます。

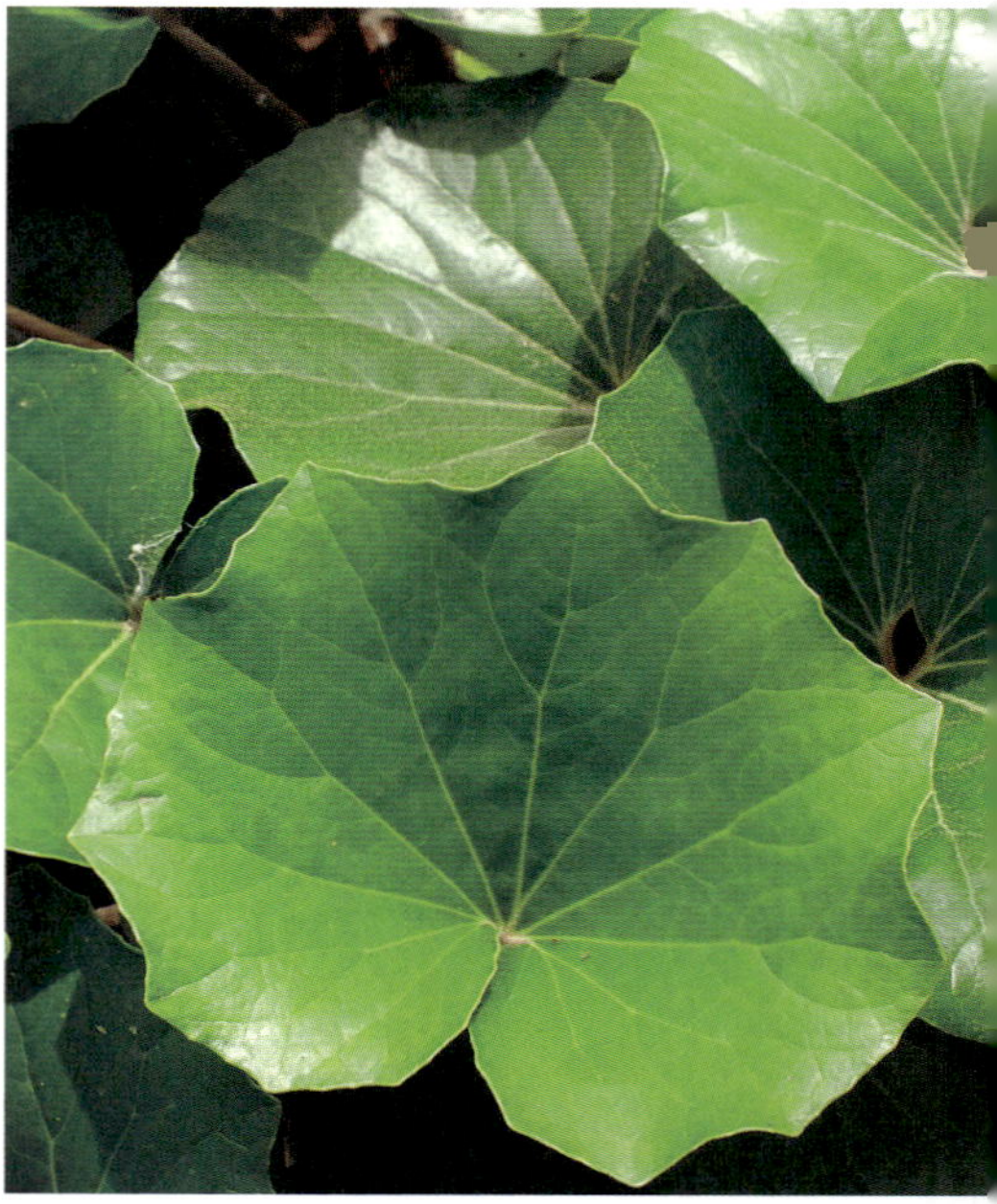

食用にしても胃腸によく、便通を整え、毒素を流してくれて大変貴重な植物です。

ツワブキの葉を火であぶって柔らかくして、冷えてから患部に貼ると、腫れもの、火傷、湿疹、肩こり、乳の腫れ、ひょうそ（化膿による炎症）、打ち身などに大効があります。

打ち身の腫れ、軽い腫れものなど一夜で腫れが引く。おできなど赤く腫れたものやガサガサになったものは、

口が開き膿を吸い出すこと妙で、びっくりします。
また、若葉をみそ汁にして食べても、体内から浄化し、妙効があります。

クスリになる使い方

ツワブキの湿布

【腫れもの・火傷・湿疹・アトピー・乳房炎・打ち身・外傷・できもの】生葉をあぶって揉んで柔らかくして、薄皮をはいで患部に貼り、包帯でとめる。一日2～3回貼り替える。

ツワブキの煎じ汁

【いぼ痔・凍傷】生葉の煎じ汁で患部を数回洗う。生葉をつけてもいい。

ツワブキのしぼり汁

【歯痛・虫さされ】生葉の揉み汁をつける。

【解熱・魚の毒消し】生葉と茎をしぼってその汁を盃1～2杯飲む。

ツワブキパック

【吹き出もの】葉をつぶすか、すりおろして小麦粉を混ぜ、顔にパックすると肌がきれいになる。また、顔に吹き出ものが出る人は、若葉をみそ汁にして食べるといい。

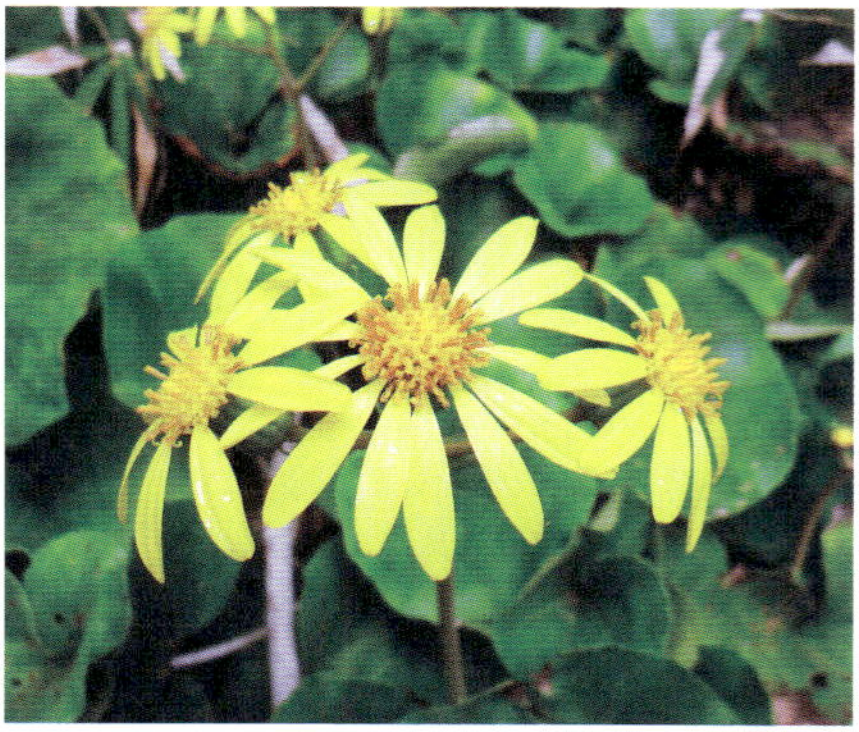

10月頃から冬にかけて、キクに似た黄色い花が咲く。「ツワブキの花」は、初冬の季語。

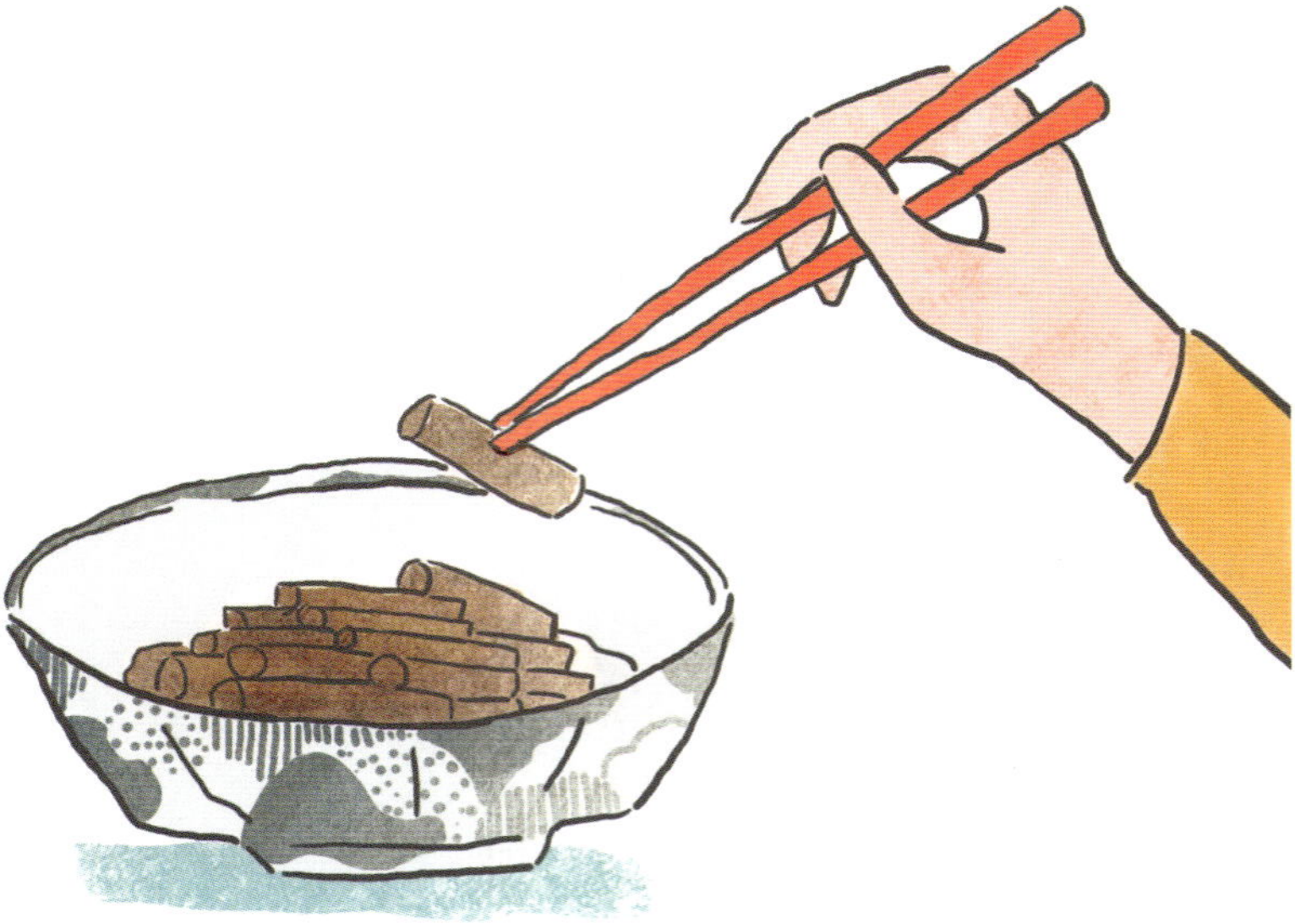

美味しくいただくには

◆ツワブキのキャラブキ

葉と茎は、4～6月が食べ頃です。美味しいのは若い葉や茎で、大きくなったものは渋みが出てくるので、アク抜きをして使います。

キャラブキは、昔から保存食として親しまれている佃煮風の煮物で、普通はフキでつくりますが、若いツワブキを材料にすると、茎が太く穴もなくコクがあって美味しいものができます。

フキ同様に塩をひとつまみ入れて茹で、皮をむいて水にさらしてアク抜きをし、たっぷりのだし汁と醤油で煮含める。

若い葉はみそ汁の具に。大きくなった葉は、一度塩茹でしてアクを取り、ゴマ油でさっと炒めて、醤油で煮詰めて佃煮にします。

肉食の多い人は取り入れたい
胃ガン・胃潰瘍の妙薬

ツルナ

蔓菜・蕃杏・浜萵苣《はまぢしゃ》

効き目
胃ガン・胃潰瘍・胃酸過多の改善など

ツルナは、海岸の砂地または石浜の石の間に群がって生える多年生の草です。蔓《つる》性の菜ということで「蔓菜《つるな》」と呼ばれています。

つる状の茎は、地上を這って伸びる。全体に多肉質で葉は菱形に近い卵形、若い葉には銀色の粉がついていて、ざらつく感じです。

ハマヂシャ（浜萵苣）という別名もありますが、それは、浜辺に生えているチシャ（萵苣・レタス類の総称名）のように食べられる野草だからです。

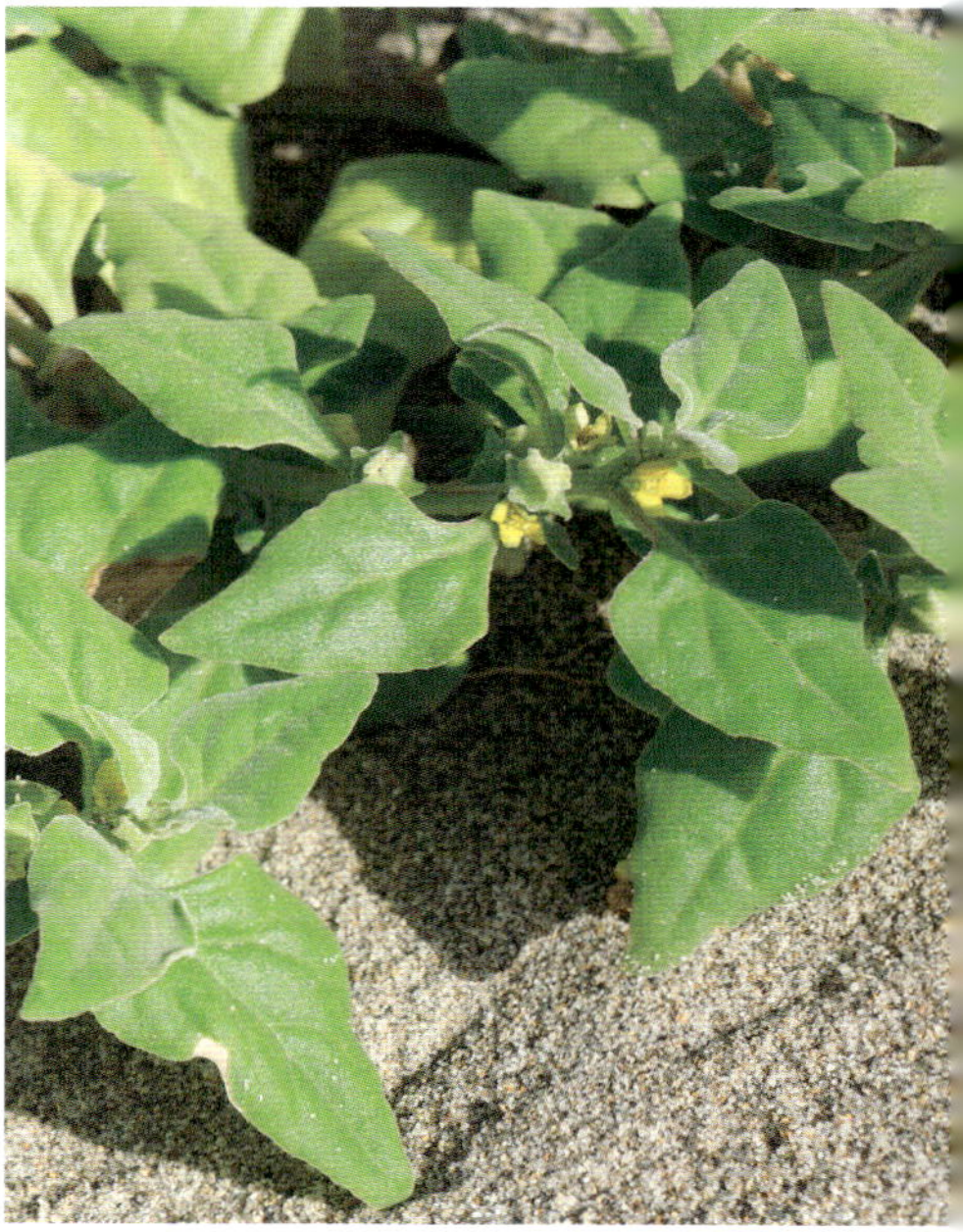

葉は特にビタミンAが多く、B_1、B_2、Cも富んでいる。粘液質だから、胃壁を保護する役目もします。

古くから、ツルナを食べると腹部や胸部の病を治し、ことに胃ガンに特効があるといわれてきました。他にも胃潰瘍、胃酸過多に効くとされています。

葉や茎を乾燥させ、煎じて飲んでもよいが、生のツルナの青汁を一日に盃2杯ほど飲むのも効果あり、といわれています。特に肉食過多による病気には妙薬です。気長に続けることが大切です。

ツルナは気候や土壌などはほとんど選ばず、どんな場所でもよく繁茂し、その栽培は容易です。湿気の多い所は嫌い砂地を好みますが、日当たりのよい場所ならどこでも元気に育ちます。

5月頃から秋まで、いつも若葉が出て次々に採集できます。また、自然に落ちた種がまた翌年生えるので、重宝します。日当たりのいい庭の隅や、また鉢にでも2、3株植えておくのもよいでしょう。

クスリになる使い方

ツルナの煎じ汁

【胃ガン・胃潰瘍・胃酸過多】初夏から夏の間に採取して、よく洗って陰干しにしておく。これを細かく切って20gを水約400cc（2カップ）で半量に煎じる。それを食前に一日3回に分けて飲み続ける。

美味しくいただくには

ツルナの葉は、おひたし、油炒め、和え物などに、淡白な味で年中使えるので惣菜向きです。

伸びた新芽を摘み、さっと茹でて30分くらい水に浸けてアク抜きをします。汁の実などにして食べても美味しい。前述したように、若い葉には、銀色の粉がついていて、細かい突起がありますので、食べると少しざらつきます。

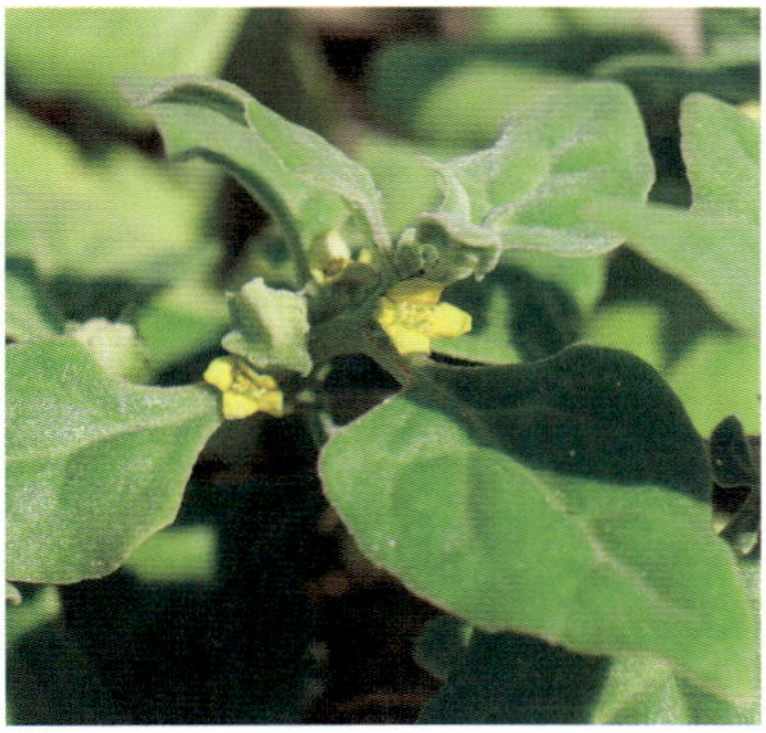

4月～11月にかけて、小型で黄色い花が咲くツルナ。花弁はない。

毒消しの特効薬　万病にも効く

ドクダミ

蕺草・十薬《じゅうやく》・之布岐《しぶき》

効き目

糖尿病・心臓病・腎臓病・肝臓病・皮膚炎の改善、動脈硬化・高血圧の予防など

ドクダミ（毒を矯《た》める）は名のごとく毒を止める働きがあり、めざましい解毒作用がある。２０００年以上前から民間薬として使われてきたドクダミの歴史は古く、十種の薬効があるので「十薬《じゅうやく》」とも呼ばれます。この薬効は素晴らしく、毛細血管を丈夫にして、動脈硬化や高血圧の予防に役立つ。

　脳卒中の後遺症、心臓病、皮膚疾患、便秘、アトピー性皮膚炎などで苦しむ人、食べ過ぎで糖尿病に悩む人も多いが、毒消し、毒下しをするドクダミは、これらの特効薬。すぐれた利尿作用もあり、むくみ、膀胱炎、腎臓病にも効き、内臓全体の働きを助けます。

　葉緑素も多く、ビタミンAになるカロチンも多いので肝臓にもよい。とにかく解毒、浄血にすぐれているということは、内臓全体の働きを正すということで、病気も自然と快方に向かうことになります。

　皮膚が化膿した時は、生葉を火であぶり、揉んで患部に貼ります。揉んだ汁を患部につけてもよく、膿を吸い出し、腫れも引きます。

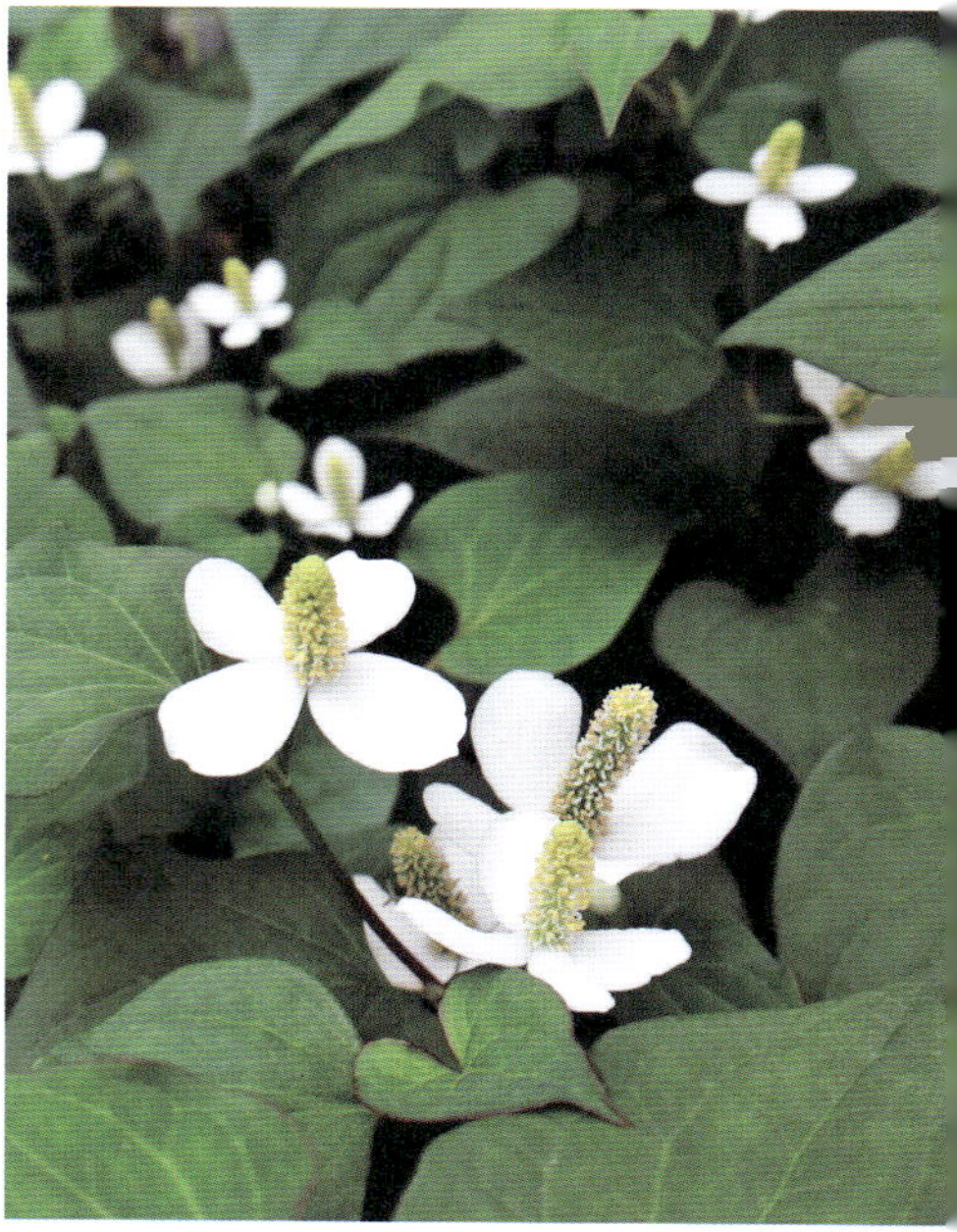

強い臭気を嫌う人も多いが、乾燥させたり高温加熱すると臭気は消えます。この臭気を出すデカノイルアセトアルデヒドは抗菌性で酵素も多く、薬草の中でも効能はトップクラスです。

ゲンノショウコの項（29頁）で記したように、土瓶いっぱいにドクダミを入れ、その上に2割くらいのゲンノショウコを押し込み、水を入れて真っ黒になるまで濃く煎じたのを飲むと、細菌も死んで感染症も治ることがあるほどの効果があります。

ドクダミの生命力は非常に旺盛で、どこにでも、日陰の湿った場所でも好んで生える、陽性の活力ある草です。薬局で買うと割と高価ですが、鉢植えやプランターでも元気に育つので、自分で育てると大いに役立ちます。

雪が降る頃まで生葉はありますが、8月の土用の丑の日頃に、一年を通して使うだけ収穫して、しっかり干すとよい。干し方は、しんなりするまでは陰干しで、その後に直射日光でからからに干し上げ、湿気が入らない缶などに入れて保存して一年中使います。

クスリになる使い方

ドクダミの煎じ汁

【狭心症の発作】干したもの30gを約550ccの水で、およそ三分の一になるまで煎じ、これを一日温服する。古いものは効かないので、1年以内のものを使う。

ドクダミの生葉のしぼり汁

【かぶれ・靴擦れ・湿疹・あせも】生葉をしぼって、しぼり汁を患部に当てる。

ドクダミ湿布

【腫れもの・化膿】生葉を火であぶり、揉んで患部に貼る。揉んだ汁を患部につけてもよい。

ドクダミ風呂

【婦人の冷え性・生理不順・おりもの・陰部のただれ・外陰炎】全草で薬湯を立てて入浴する。

ドクダミエキス

【アトピー】乾燥したドクダミを水に入れて葉がトロトロになるまで煎じ、こした汁を土鍋で煮詰める。臭気はなく苦味がある。肌に合わせて薄めて使う。

美味しくいただくには

干したものを煎じて飲むのはよく知られているが、食べると体質改善に大いに役立つことはあまり知られていません。

天ぷらにすると独自の軟らかい口当たりがあって美味しいものです。

妊娠中の方など、ドクダミ茶を毎日飲むとアトピーの予防になり、肌のきれいな子が生まれます。

ご飯、みそ汁、手づくりの漬物をしっかり食べて、ドクダミを煎じて飲む。肌も血液もきれいになる確実な健康法です。

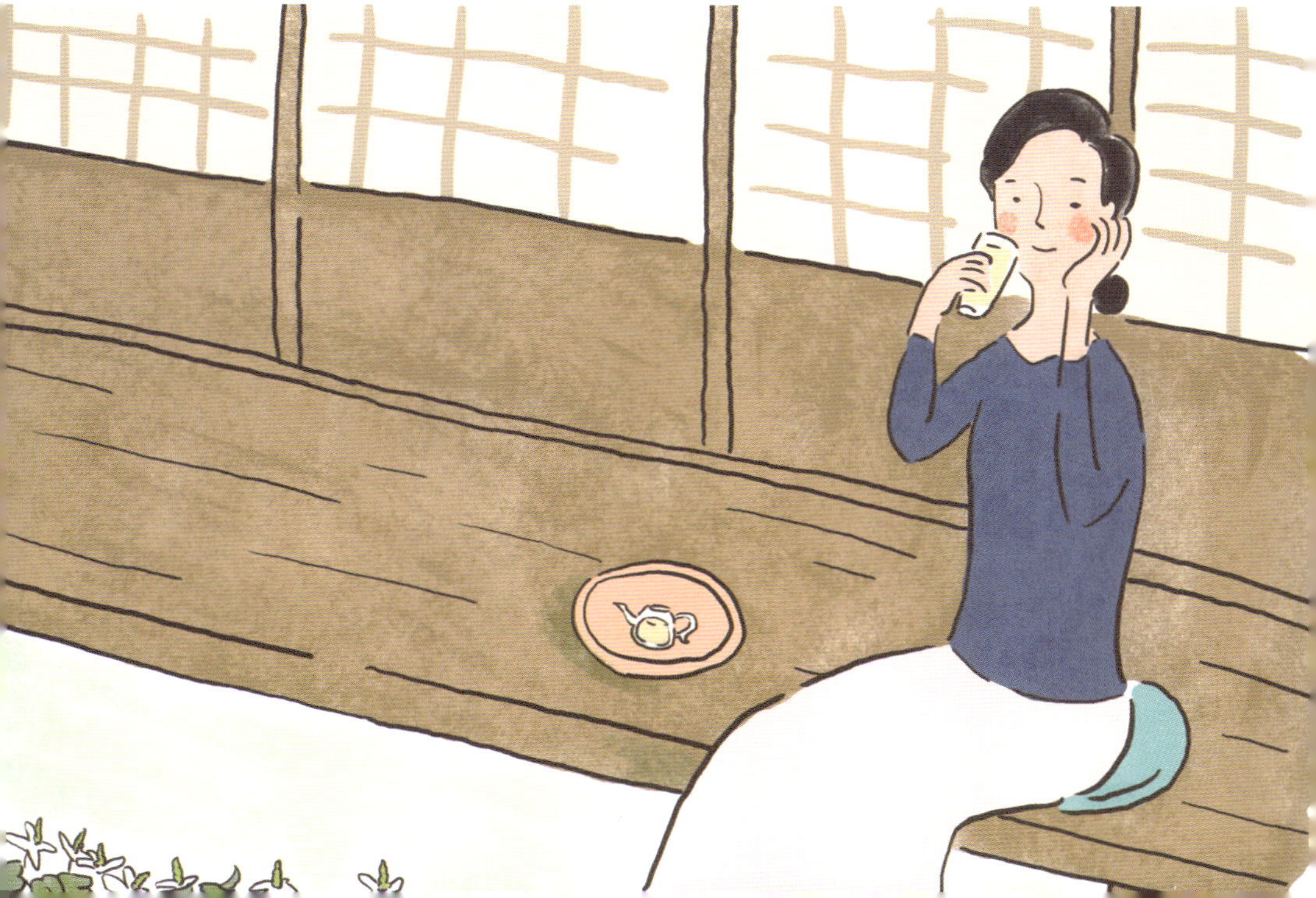

ペンペン草としてなじみ深い「止血の妙薬」

ナズナ

薺・ペンペン草・三味線草

効き目

出血性の病気・高血圧の改善、脳卒中の後遺症の回復など

春の七草のひとつ。花の下についている小さな実が三味線のバチに似ているので、バチを鳴らす擬音語からペンペン草ともいいます。畑や道端にごく普通に自生しています。幼い頃この実の部分を少し引っ張り、でんでん太鼓のようにして鳴らすのを楽しんだ方も多いでしょう。

ナズナをはじめ野草は、栽培野菜に見られぬ大いなる「自然の力」を宿しています。私は結核で死にかけた時、こうした野草の力に助けられ、命の重みを知らされました。ですから、今でもこうした野草を、感動をもってありがたくいただいています。

ナズナはビタミンA、B、C、E、K、特にB_2が多い。白米をよく食べる人にはB_2が不足がちなので貴重です。鉄、カルシウム、亜鉛、マンガン、銅などのミネラル分も多い。肺や腸、子宮などの出血性の病気で困っている時、全草を取ってきて青汁にして飲むと効き目がありま す。乾燥させて10～15gを一日量として煎じて飲むのもいいでしょう。これはカルシウムやビタミンKが多いためです。血友病にも有効です。ドイツにある止血の薬、

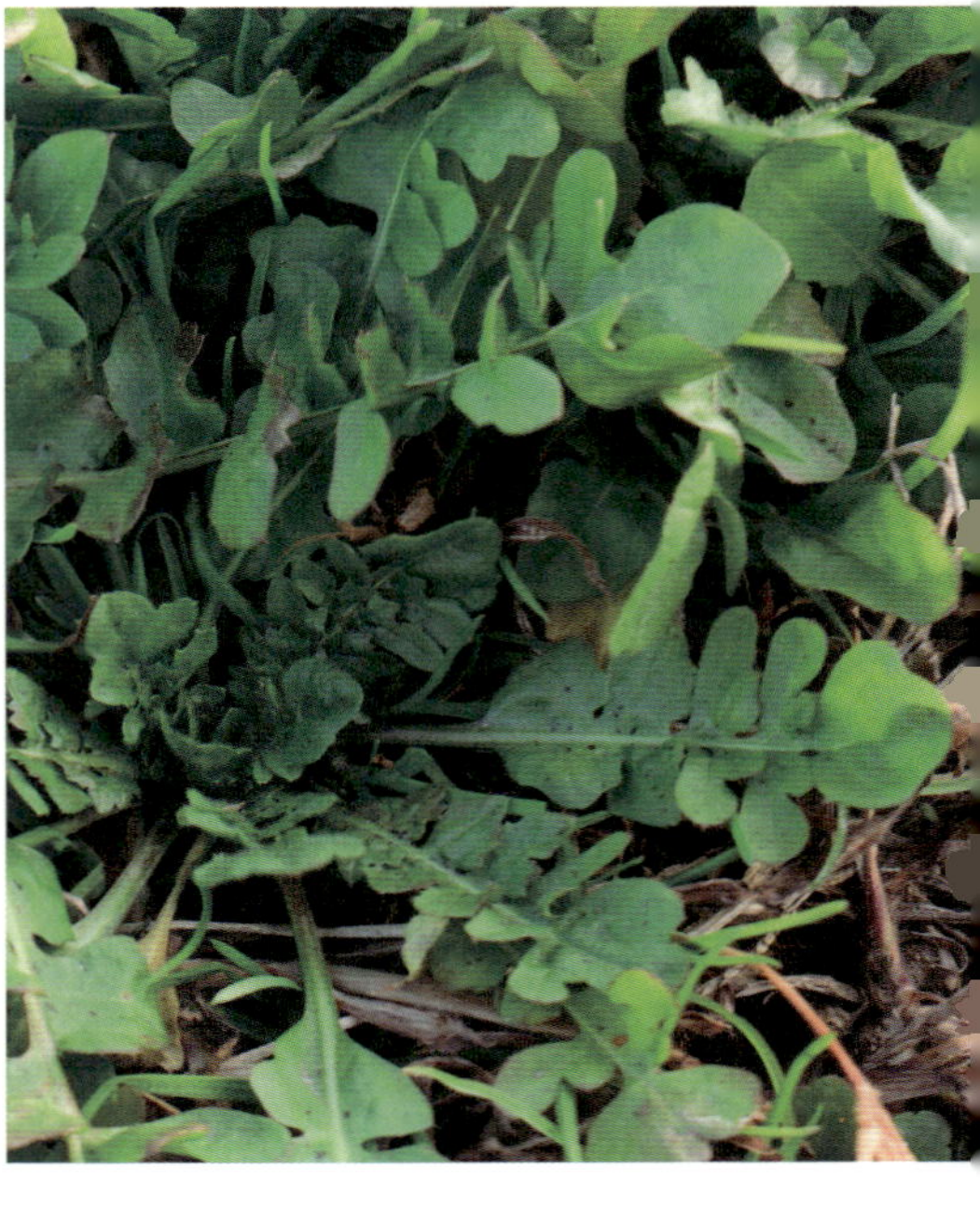

これは日本のナズナとヤドリギが原料だといいます。

また、ナズナにはコリンやアセチルコリンなどが含まれ、自律神経を刺激する働きがあり、内臓の働きを支えます。胃腸、婦人科系、気管支、高血圧、前立腺などにもよく、細胞を活気づけ、全身を支え助ける健康食品です。中国では古くから肝臓にも効くといわれ、肝臓のクスリに使われてきました。

脳出血や脳卒中で倒れた後の運動機能回復にもよく、後遺症に悩む人も、おひたし、和え物にして食べるとよく、干して煎じて飲むもよい。

クスリになる使い方

ナズナの煎じ汁

【高血圧】ナズナの全草の陰干ししたもの10～15gを煎じて飲む。

【目の痛みや眼底出血】ナズナの種か根を煎じて飲み、この煎じ汁で目を洗う。

ナズナの青汁

【肺や腸、子宮などの出血性の病気】早春であれば生の全草を青汁にして飲む。

美味しくいただくには

白い花をたくさんつけますが、花が咲く前の柔らかい葉を摘んで食べます。春の香りいっぱいの美味しい野草です。ゴマ醤油和え、おひたし、汁の実など何でもいい。

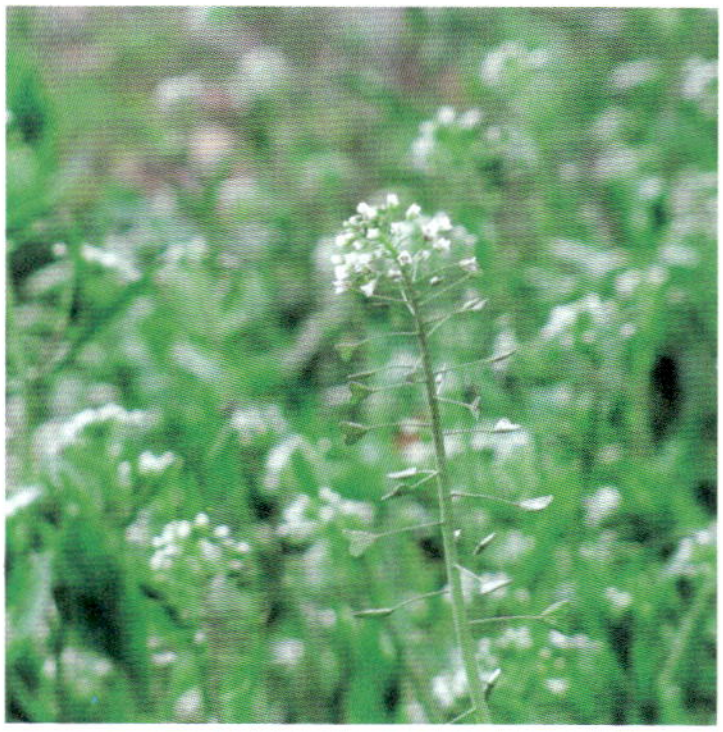

春から初夏、小さく白い花が咲く。撫でたくなるほど、かわいいことから「撫で菜」→「なずな」になったとも。

ニラとラッキョウの仲間
食べて美味しいスタミナ食品

ノビル

野蒜・阿良々岐《あららぎ》

効き目

虚弱体質改善、健胃・整腸作用、腫れもの・打ち身の改善など

春になると、野原や土手、道端で、ヨモギなどとともにたくさん見られるノビルは、人が踏みつけてもたくましく根を広げ、増えていきます。

寒い冬は、太陽の恵みも少なく、家にこもりがちになりますが、そうすると、春になって病気や疲れがどっと出てくる。そんな時、ノビルのような春の野草は、新生の気で私たちに元気を与えてくれます。老廃物の排泄をし、浄化するサポニン、酵素、ゲルマニウム、その他ビタミン類を多く含んでいるからです。

ノビルは、慢性の治りにくい病気をもっている人や、体力も気力もない病人、年中風邪を引く腺病質の人に元気を与える精力剤で、虚弱な人は大いに利用したらいい。

薬用にも食用にも、自然からのたくさんの恵みを私たちに分けてくれます。

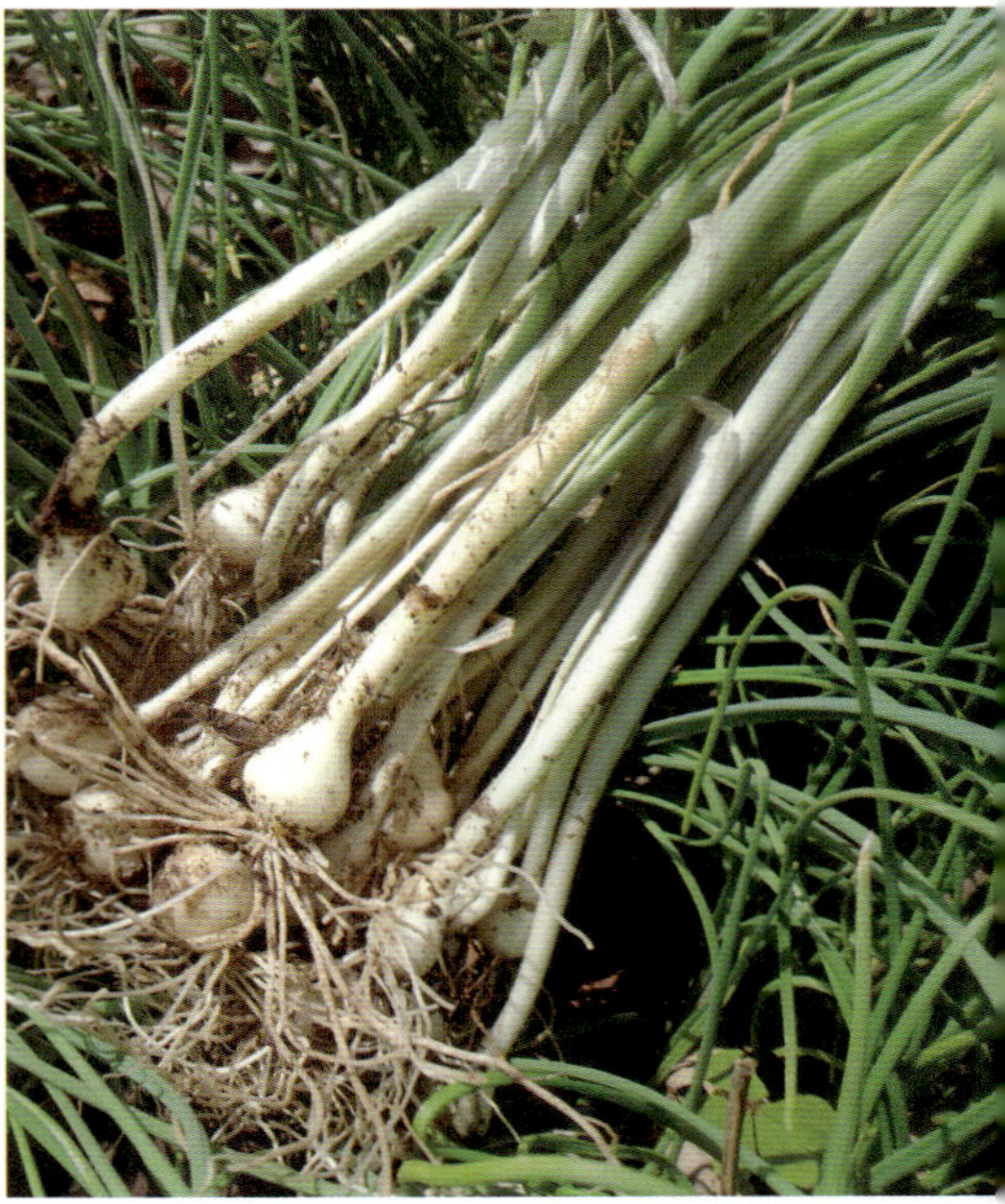

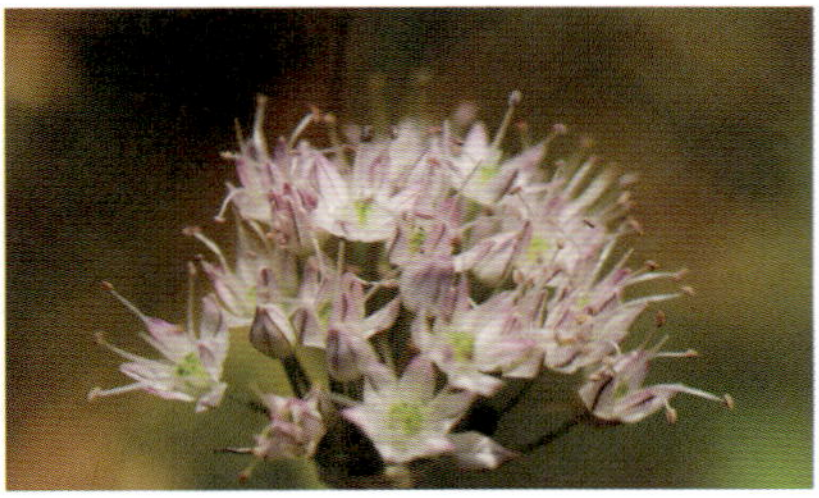

夏、紫色を帯びた白色の花が咲く。

クスリになる使い方

ノビルの根の黒焼き

【子宮出血・胃ガン】根を黒焼きにして食べる。

【腫れもの】根の黒焼きを水で練って患部に貼る。

ノビルの根の湿布

【打ち身】根をすりおろし、小麦粉を加えて練ったものを布に伸ばして貼る。

ノビルの煎じ汁

【健胃・整腸・安眠・保温】全草を煎じて毎日飲む。

ノビル生葉湿布

【扁桃腺炎】生葉を貼る。また根をすりおろして貼るとなおよい。

【高熱】生葉を足の裏に貼る。

美味しくいただくには

ノビルはスタミナ食品。根も葉も佃煮にしておくと、弱った病人にとっても力になります。まず昆布を戻して千切りにして、醤油でゆっくり煮込んで柔らかくなったらノビルを加え、佃煮をつくります。または、生のまま球根も葉もぶつ切りにして塩で揉み、昆布の佃煮と混ぜて軽く押し蓋と重しをする。半月ほどすると辛みがとれて美味しい佃煮風の漬物ができます。全草を酢みそ和え、おひたし、からしみそ和えにすると美味しい。丸く真っ白な根は生みそをつけて食べると酒の肴になる。

ノビルの焼酎漬けは、根300gを、ハチミツ200g、焼酎1・8リットルに漬け、2カ月ほど冷暗所に保存したものを朝晩盃1杯ずつ飲む。

梅酢漬けは、根と葉をぶつ切りして塩で揉み、梅酢1、醤油2、ハチミツ適宜の割合で三杯酢をつくり、これに漬け込んで半月ほどして食べても美味しい。

新芽のおひたし・ハコベエキスが歯槽膿漏に効く

ハコベ

繁縷・繁蔞

効き目
盲腸炎・貧血・胃弱・歯槽膿漏・歯茎の痛みの改善など

ハコベは春の七草のひとつでどんな道端にも生えます。タンパク質、カルシウム、鉄などのミネラルを豊富に含むほか、サポニン、葉緑素、酵素などの成分も多く、大きな薬効をもつ大変ありがたい野草です。化膿を防止するし、細胞を活気づけるので虚弱者には大きな力です。

生のハコベは盲腸炎に特効があるといわれる。冷え性、貧血、歯茎のゆるみ、歯槽膿漏などを止める力もあります。

疲れた時、弱った時に、私もずいぶん助けられました。

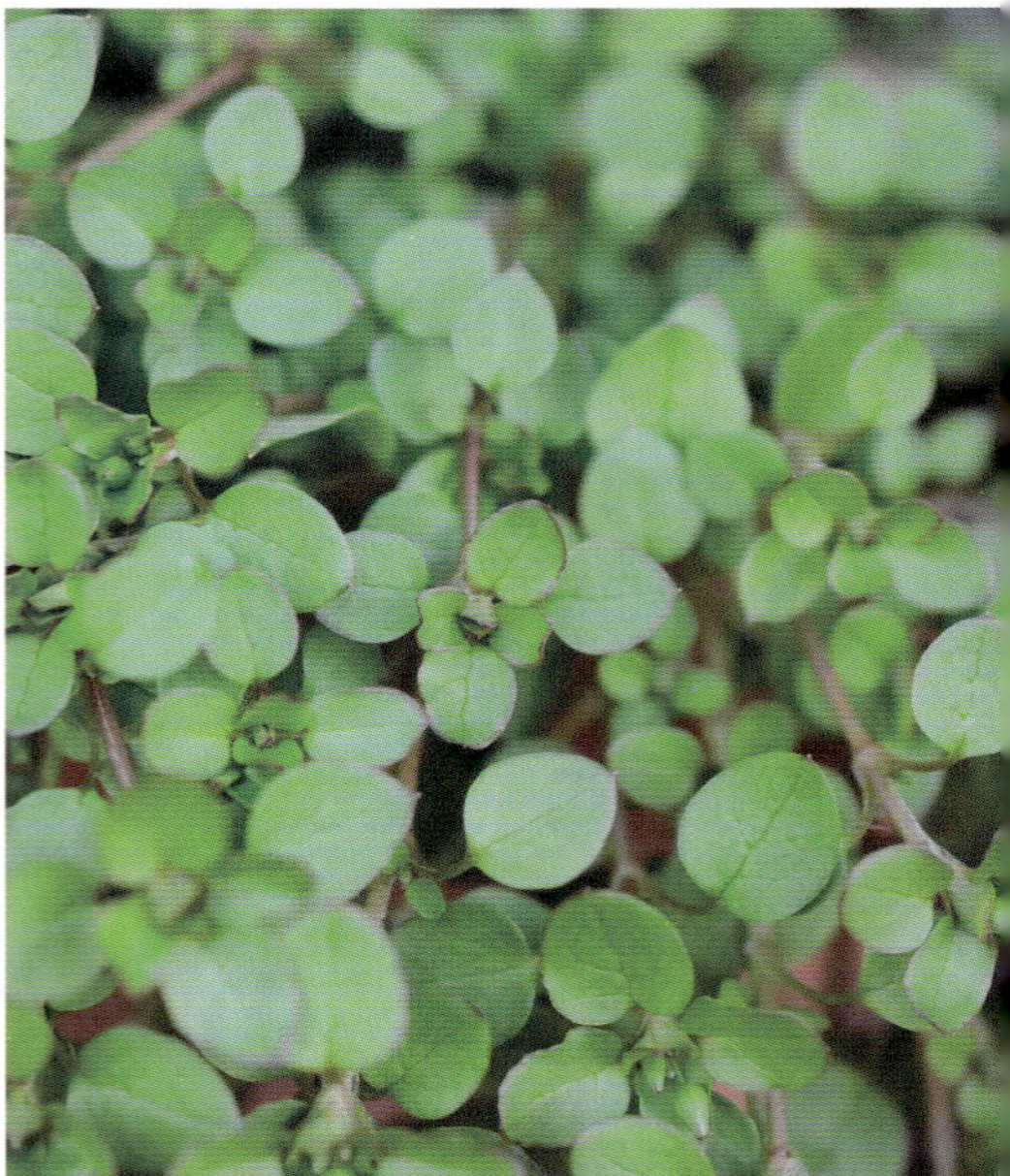

クスリになる使い方

ハコベのしぼり汁

【盲腸炎】生の葉のしぼり汁を、30分~1時間おきに盃2~3杯を数回飲むと、化膿していない盲腸炎なら腫れが引き、痛みが治まる。

ハコベの煎じ汁

【産後の浄血・催乳】全草15g、タンポポの根5gを一緒に煎じて飲む。

ハコベエキス

【盲腸炎・貧血・胃弱・歯茎のゆるみ・歯槽膿漏】歯槽膿漏や歯茎の弱い人は、虫歯でないのに歯が抜けます。このエキスを飲んだり、歯茎につけておくと、細胞が活気づき、歯茎もしまってきます。

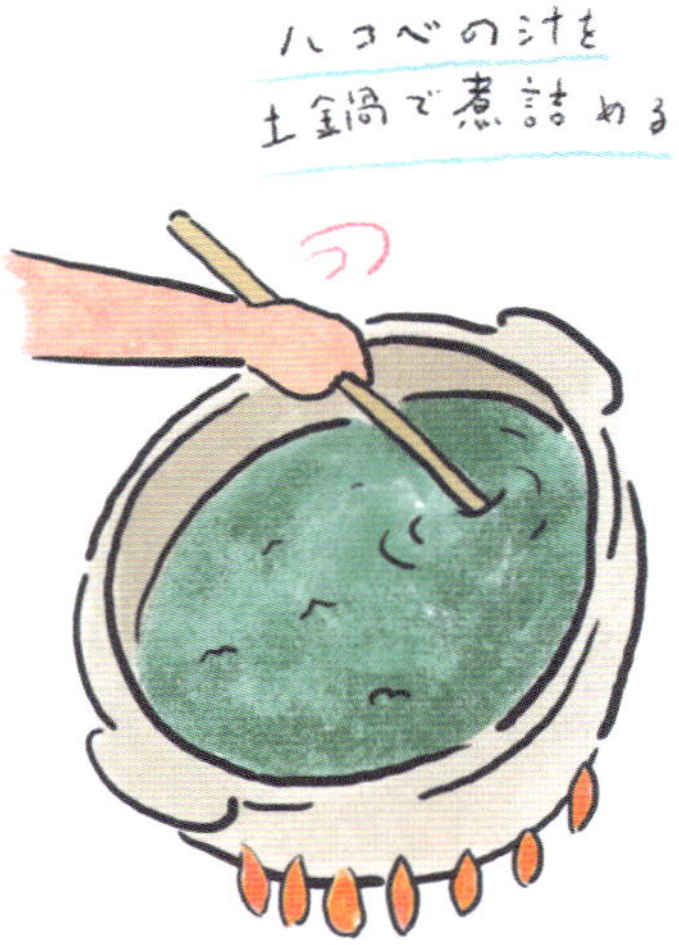

ハコベエキスのつくり方は、ハコベをたくさん取ってきて、水を入れて煮てよく成分を出します。この汁をこしてさらにゆっくり土鍋で煮詰めます。火加減は沸騰しない程度の弱火にして、気長に水分を蒸発させると、梅肉エキスのようなとろみのあるエキスになります。

このハコベエキスは冷蔵庫で保存し、少しずつ飲みます。これをバットにのばして太陽に干し、水分をとってからすり鉢で粉にすると何年でも保存できます。

美味しくいただくには

2月中旬の出たばかりの新芽は青臭くなくて美味しい。柔らかい葉はおひたし、汁の実にいい。

4月頃は花が咲き、食べるのには少し、とうが立っています。大きくなって硬くなり、食用にはできないくらいになったらハコベエキスをつくる。

血液を浄化し、健康細胞に変える

ビワ

枇杷

効き目

ガン・慢性病・発熱・喘息・火傷の改善など

ビワは3000年も昔から、万病を治すすぐれた植物として登場します。私は乳児の時のケガで背骨が曲がり、足腰の不自由は生涯続いているのですが、この弱い足も、ビワの葉にずっと助けられてきました。

息子がひどい火傷をした時も、ビワの生葉を湿布したところ、痛みは1時間でとれ、何回か替えると2日で薄皮ができ、ケロイドもなく見事に治りました。大火傷でも、すぐ湿布すると痛みがとれ、炎症も早く治ります。

肝臓、腎臓、脾臓の位置に生葉を貼るとらくになります。頭脳を使う人は頭の前後に貼ると血行がよくなり、脳の回転にもいい。

温灸ではさらに深く大きく血行を助け、細胞まで届き、健康を助けます。焼酎漬けにしたり、お風呂に入れたりしてもよい。ビワの木を庭に一本植えておくと（鉢植えでも大丈夫です）、傷、火傷、化

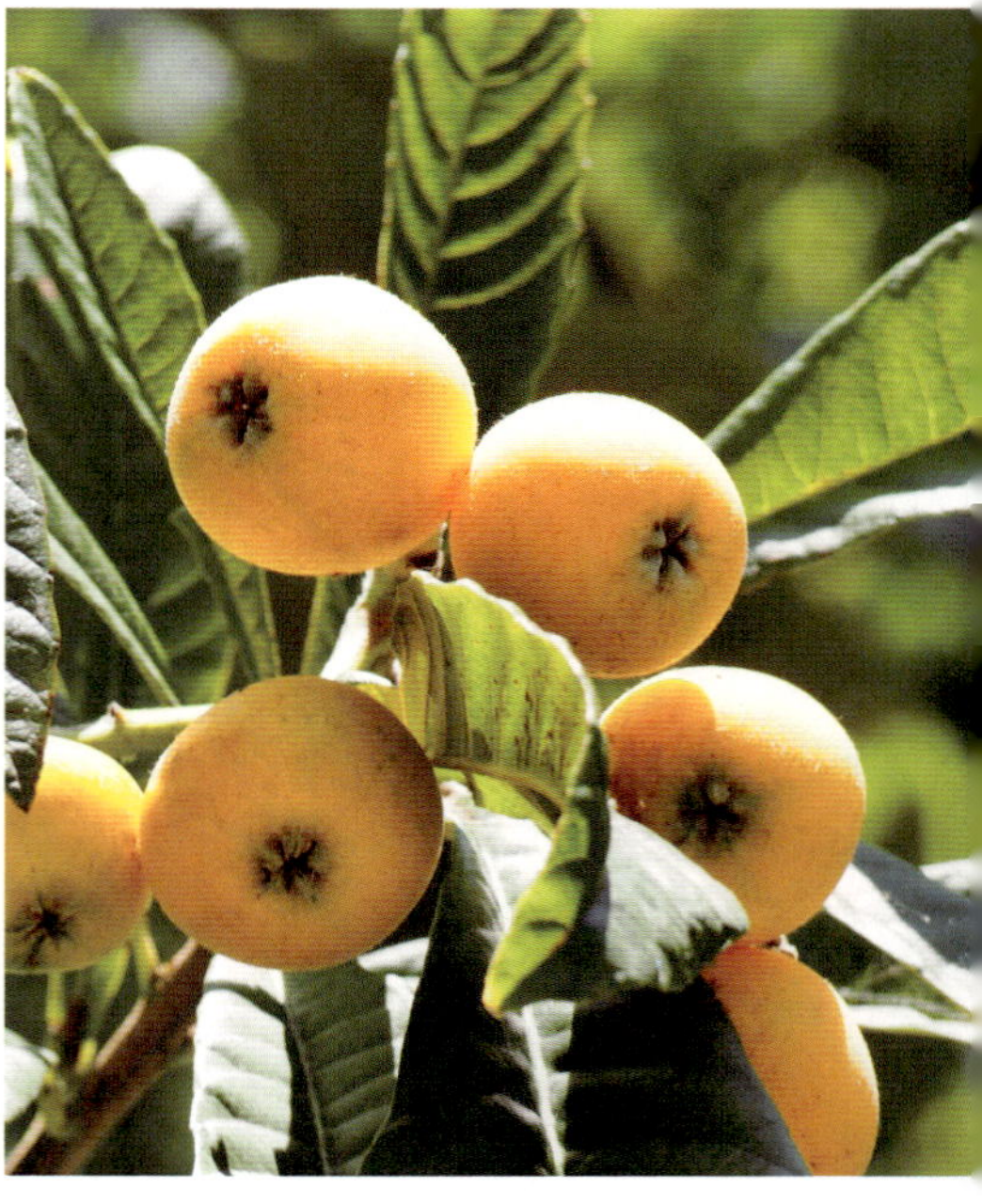

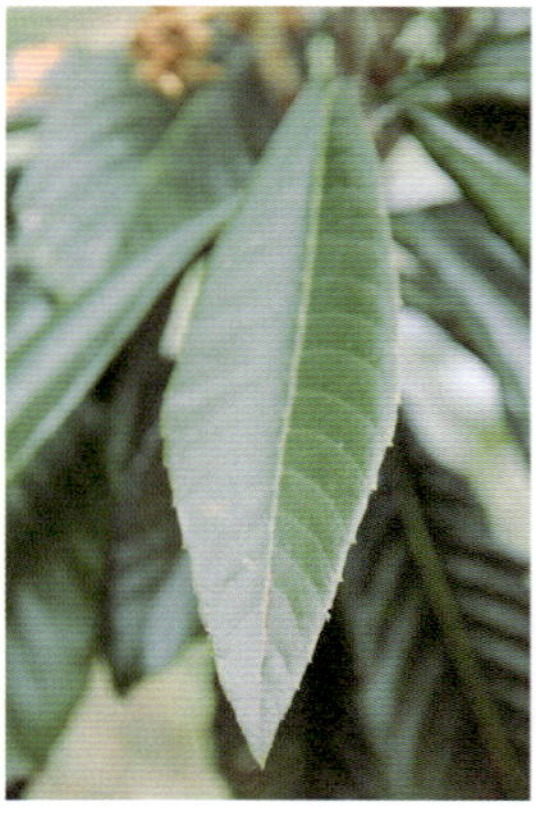

膿など一切の外傷の痛みに特効、医者いらずでとても便利です。

また、目の湿布用に、細かく切るか、すりおろして小麦粉と混ぜて使うと、目の炎症もとります。

あかぎれ、水虫には、ビワ葉エキス（焼酎漬け）を脱脂綿に浸したもので湿布し、乾いたら取り替えることを繰り返していると、きれいに治ってしまいます。

鼻の悪い人は、鼻に湿布するといい。痛み、傷、歯痛一切に大きな助けとなります。

クスリになる使い方

ビワ葉温灸　→190頁

【慢性病・ガン・アトピーなど】ビワ葉温灸は、指圧とビワの葉とお灸の3つの効果を一度に得ることができます。ビワの葉の薬効成分が熱によって皮膚の中、深く入り、骨までしみこんでいくので、健康細胞に変えていく働きが強まります。痛み、疲れも一度でらくになる。慢性病、ガンなどにも非常に大きな効果を期待できます。

アトピーでかゆくつらい時、ビワ葉温灸を腎臓の位置から背中、それから患部に直接おこなうと、チクっとするが、かゆみ、痛みも取り、早く治っていく効果があります。

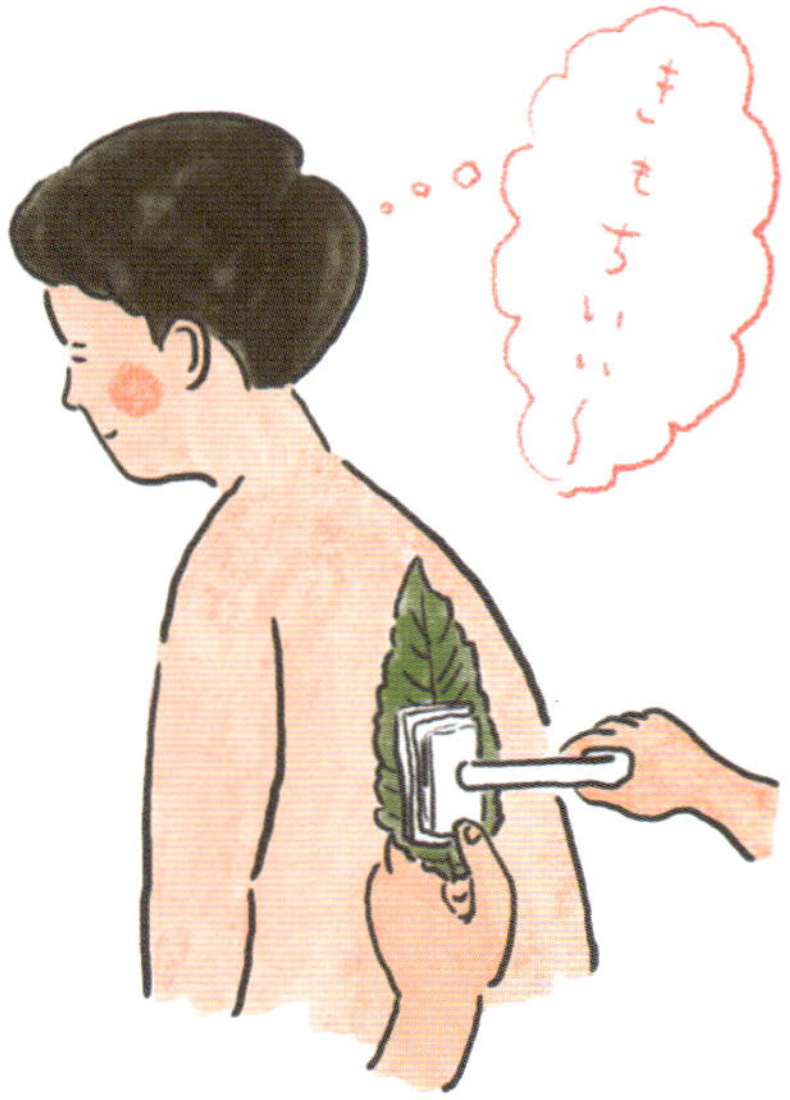

ビワ生葉湿布

【ガン・慢性病・頭痛・発熱・喉の痛み・咳など】ビワの生葉を患部に貼り、油紙をして包帯をしておく。

体温とともに温められると、ビワ葉の薬効成分が浸透して、細胞の中にまで入ってゆき、炎症やガン細胞を健康細胞に変える力があります。

痛み一切によく、ひどいガンの痛みにも効く。慢性病の人は患部と肝臓、腎臓の位置に貼っておくとらくになります。皮膚の弱い人は馬油か、ゴマ油のような良質の油を肌に塗ってから貼るとよい。

頭痛、熱の時、額と後頭部に貼っておくとすぐよくなる。喉の痛みには、喉に巻いておく。咳には胸と背中に貼る。

ビワの生葉パスター

【痛み全般】痛みを早くとるためにビワの生葉パスターをつくって貼る。

ビワの生葉を3~4枚重ねて葉先からしっかり固く丸めておろし器でおろします（または細かく刻む）。ビワの葉は水分がなくパサパサしているので、少し水を加えてビワの葉の成分を出す（水の代わりにビワ葉エキスを利用してもよい）。

おろしショウガ1割くらいと、小麦粉を流れ出さない程度に適量加え、練ってさらしに伸ばして包み、痛む所に当てて、その上に濡れないように油紙を置き、テープか布で止めます。

ビワ葉コンニャク療法

【ガンの痛み・気管支炎・腰痛・ぎっくり腰】コンニャクを茹でて芯まで熱くします。これをタオル2枚くらいに包んで温度を調節します。患部にビワの葉を表のツルツルした方を肌に当てておき、その上に布で包んだコンニャクを置く。

ビワの葉は、熱によって成分が体内深く入るので、必ず肌に直接ビワの葉を当てます。動かないよう上から布のようなもので巻いて結んでおく。

ガンの痛み、気管支炎、腰痛、ぎっくり腰で動けない時など、コンニャクを茹でるだけで気軽にできるのでおすすめです。

ビワ葉エキス

【傷・火傷・腰痛・肩こり・ねんざ・歯痛】生のビワ葉1 30gくらいに対して焼酎（35度）1・8リットル。葉を2㎝くらいの幅で切り、焼酎に漬けて夏場で2カ月、冬場で4カ月ほどでできる。スプレーボトルに入れるか、脱脂綿に浸して瓶に入れておくと使いやすい。

これを傷や火傷につけると、すぐ痛みをとり、早く治ります。ひどい火傷でも、すぐこのエキスに傷をドップリつけると、ケロイドも残さずきれいに治る。

痛む所に湿布してもよく、この場合は2～3倍に水で薄めて使用します。腰痛、肩こり、ねんざなどにも効果。歯痛、口内炎、歯槽膿漏の痛みには口の中に含んでいると、痛みがなくなります。

喉の痛みには、薄めてうがいをするとよい。

アトピー、湿疹、あせも、かゆみ、虫さされ、水虫につけても早く治る。ビワ葉エキスは何年でももちます。

ビワ葉のお風呂

【湿疹・水虫】ビワ葉療法に使った葉を捨てないで20～30枚ほど布袋に入れ、お風呂に入れる。湿疹や水虫などに効く。煎じた汁を入れてもよい。

ビワの葉を干したものを煮出した汁で腰湯や足浴などするとその効果は一層大きくなります。

ビワ葉の煎じ汁

【喘息・胃腸・美肌・アトピー】ビワの葉を煎じて飲むと喘息、胃腸によい。

また、これで洗顔すると美しい素肌をつくります。水虫、アトピー、じんましんなど、この汁をつけると治ります。

ビワの実のジュース

【強壮・慢性病・気管支炎・喘息・風邪】ビワの実を果肉も種も一緒に2等分位に割ってハチミツに漬けておきます。1年も寝かせておくと、美味しいジュースになります。実も種もそのまま食べられます。虚弱体質の人や慢性病をもっている人によい。

ただし、美味しいからと飲みすぎないこと。原液を薄めたものをコップ半分くらい。1日2回程度がよい。気管支や喘息、風邪にもよく効きます。

ビワ種酒

【痛み・傷・火傷など】ビワの生種300g、焼酎700cc。種は切れ目を入れて広口瓶に入れ、玄米焼酎に漬け込むだけ。1カ月もすると茶色のエキスが出てくる。これで飲めるが、1年くらい寝かせたほうがさらによい。盃半杯を水で薄めて飲みます。甘味が欲しい時は、良質のハチミツを入れる。

また、外用薬として、湿布または直接つけてもよい。痛み、傷、火傷に効く。

ただし、効き過ぎてのぼせることもあるので、体にいいからと、取り過ぎないこと。どの薬草にもいえますが、体質によっても違うので、体調に合わせて利用することが大事です。

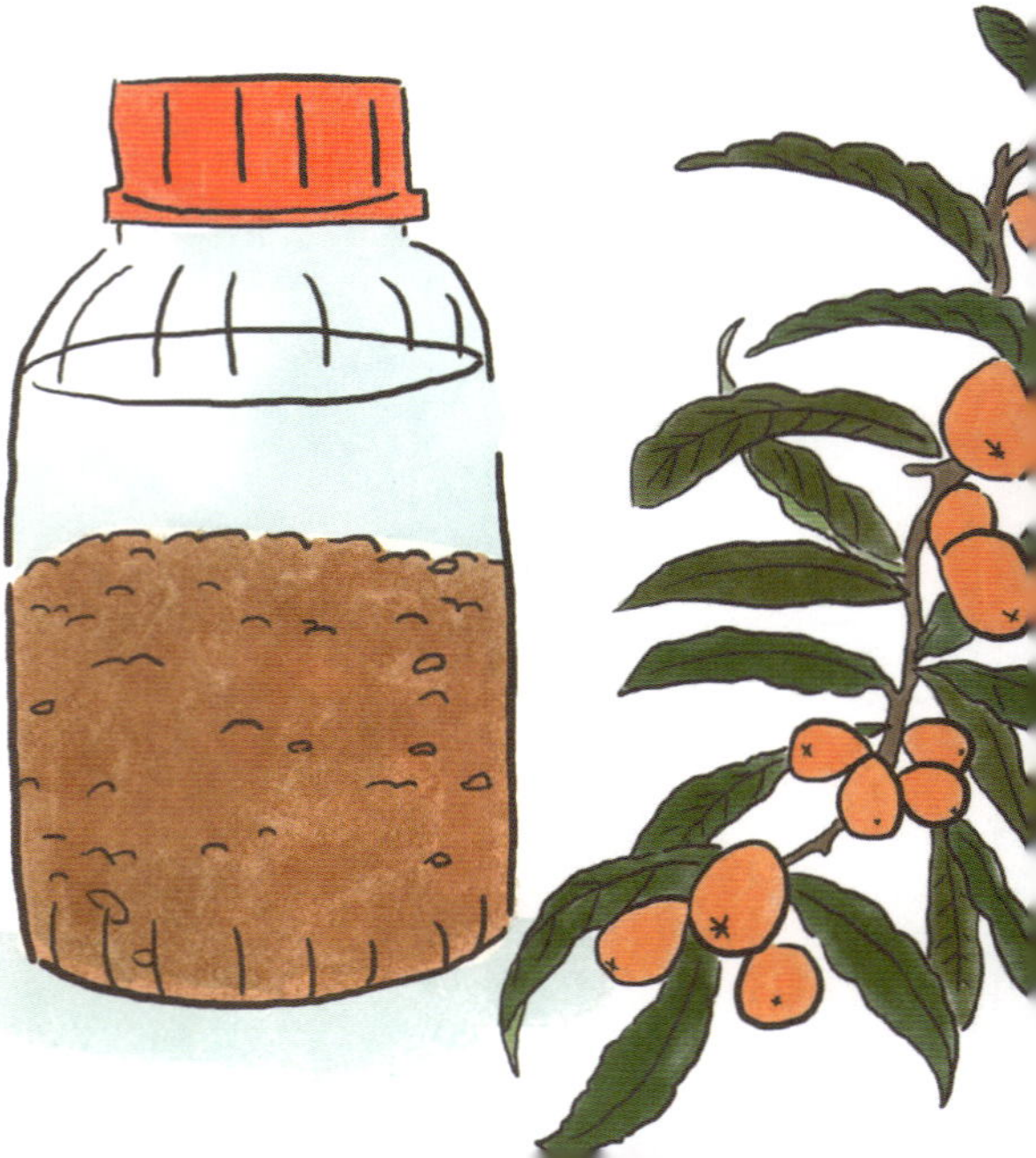

古代より、口紅・染料・漢方薬として活用された

ベニバナ

紅花・末摘花《すえつむはな》・呉藍《くれあい》・サフラワー

効き目
月経困難・生理痛など婦人病の特効薬、
唇・口内の荒れの改善など

ベニバナは、6月頃、アザミに似た、黄と紅の2色が混じったきれいな花を咲かせます。

昔は口紅はベニバナからつくりました。万葉の昔から、布の染料や化粧品の材料として使われた、古い歴史のある植物です。

一方、漢方薬としても古くから重要視され、古血（瘀《お》血《けつ》）をとり去って血をきれいにするので、生理不順、生理困難、その他婦人病の特効薬として広く使われてきました。少しずつ使うと増血し、一度に多く使うと血を下す効果があります。

また、口内の荒れ、痛み、唇の荒れを癒す力があり、口中薬としても珍重されてきました。口紅は単に化粧品としてだけでなく、唇に塗ることによって浄血、荒れ止め、婦人科系を丈夫にする働きを兼ねていたのです。

体を温め血行をよくし、ホルモンのアンバランスを正す助けにもなります。

なお、ベニバナの種子はベニバナ油（サフラワー油）の原料になっています。

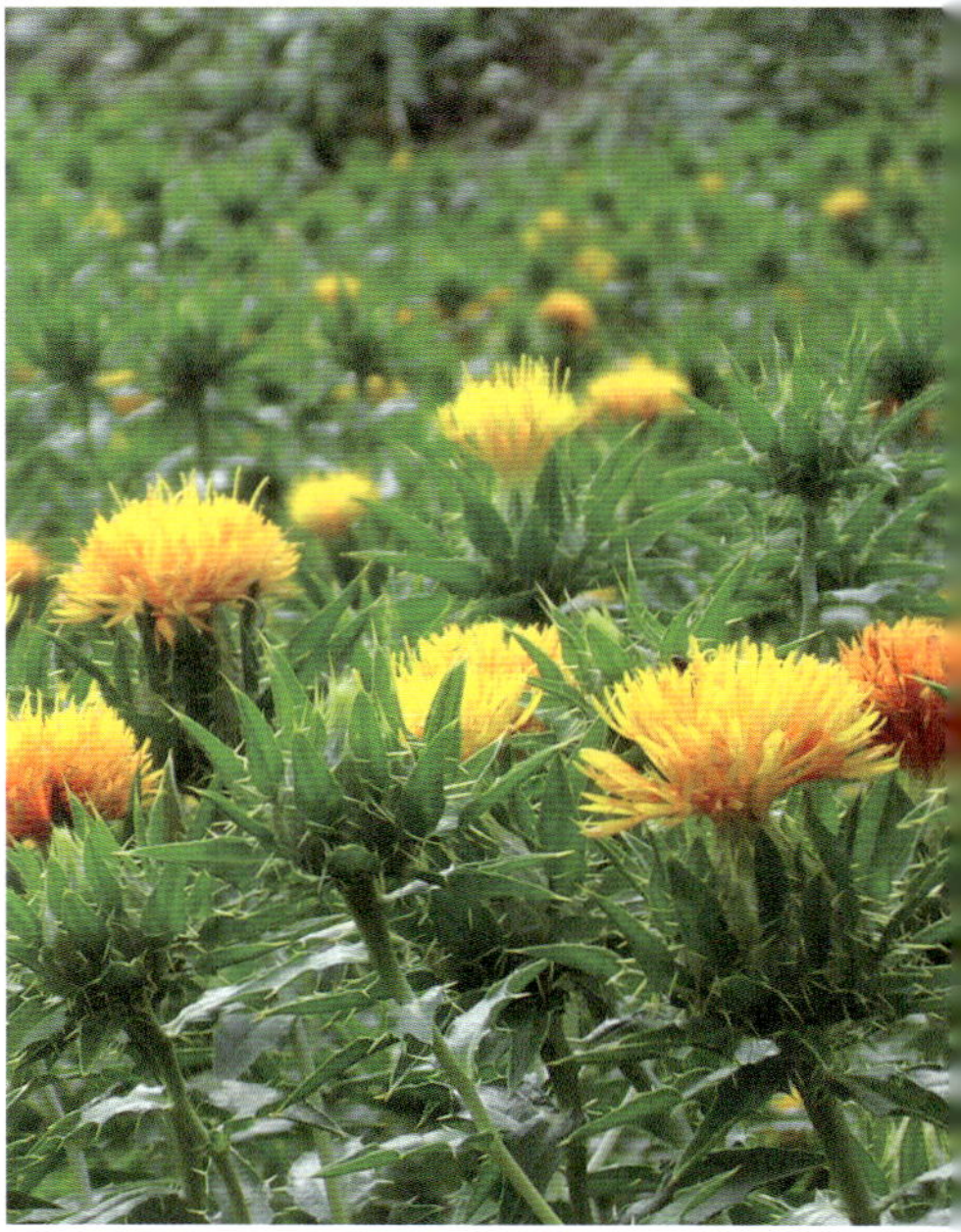

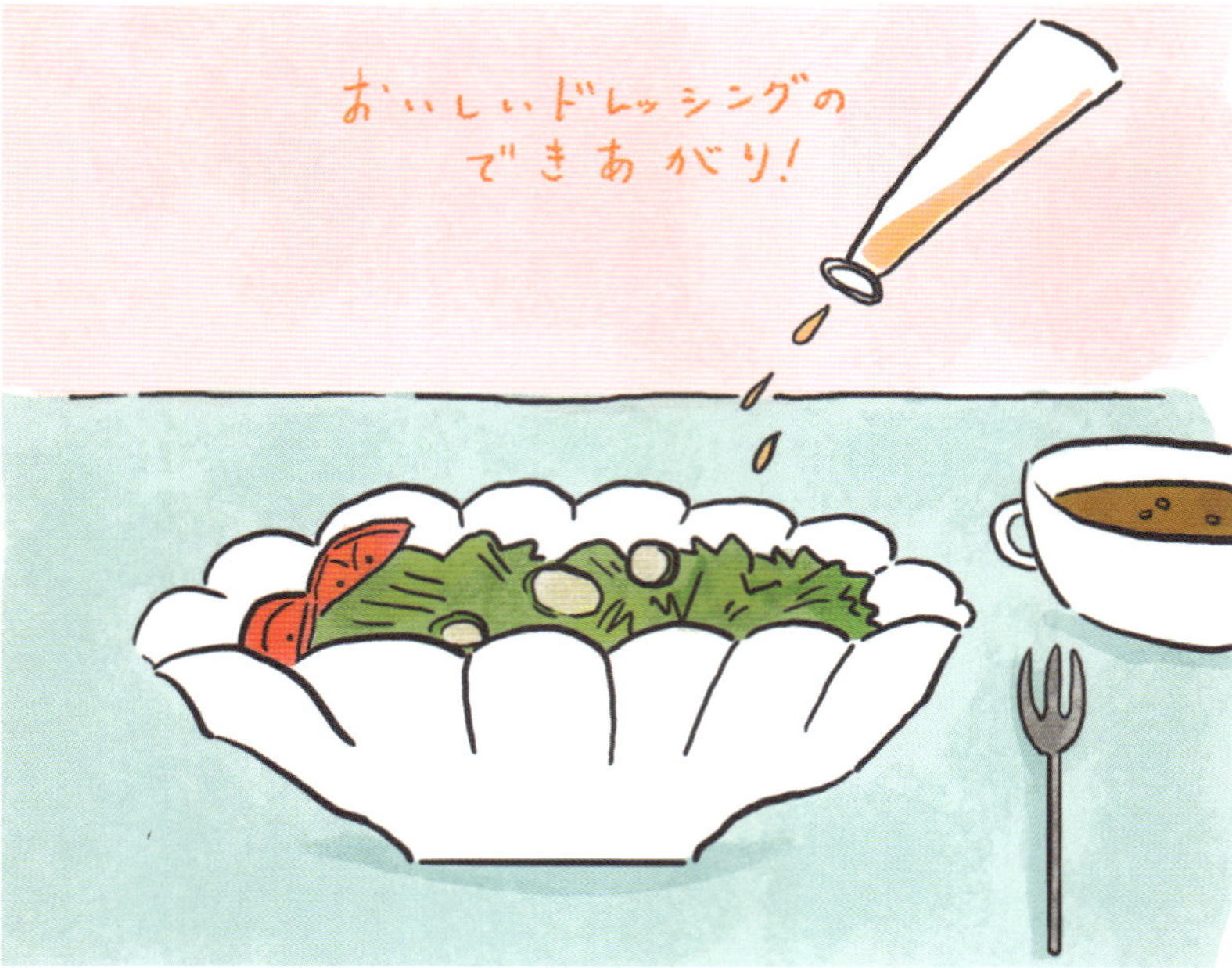
おいしいドレッシングの
できあがり!

クスリになる使い方

ベニバナの煎じ汁

【月経不順・生理痛・その他婦人病】よく乾燥させたベニバナの花3～5gを煎じ、一日量として飲む。

【口内炎】ベニバナの煎じ汁でうがいをする。口中のただれには、昔からベニバナ・ウコン・クチナシの実など色素に富んだ野草が使われてきました。

美味しくいただくには

ベニバナの種子の油1に梅酢2分の1、ハチミツ少々を混ぜ合わせれば、美味しいドレッシングになります。

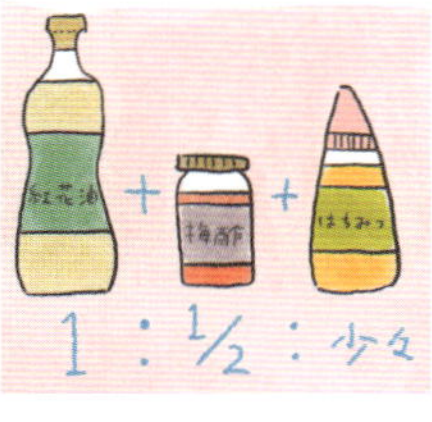
紅花油
梅酢
はちみつ
1 : 1/2 : 少々

耳の痛みによく効く　別名ミミダレグサ

ユキノシタ

雪ノ下・虎耳草《こじそう》・耳だれ草

効き目
耳の痛み・中耳炎・歯痛・神経痛・かぶれ・腫れものの改善など

全国に分布し繁殖力も旺盛、「雪の下でも枯れない」のでユキノシタといわれ、湿地や日陰でも元気に育つ。万病の助けになります。

初夏に白い五弁の花が咲きます。中国では、葉が虎の耳の形をしているというので、「虎耳草《こじそう》」と呼ばれる。

ユキノシタは冬の寒さで雪にうずもれても、消えも枯れもせず、たくましく風雪の中で生きています。見えない土の中であのたくましい根を育て、雪にも寒さにも負けない力を養い、弱った人の体に恵みと力を与えてくれます。特に生葉に効用があり、昔から民間薬として使われてきました。中耳炎などに効く耳の薬としても有名で、別名「ミミダレグサ」とも呼ばれます。

生の葉は四季を通して、通年採取できます。幼い子のいる家では庭に植えておくと命拾いをすることが多い。幼い子が急に熱を出した時に、この野草をすりつぶし、汁をしぼって盃半分くらい飲ませると卓効があります。幼児なら黒砂糖を少々入れて甘味をつけ、飲みやすくしてもいいでしょう。

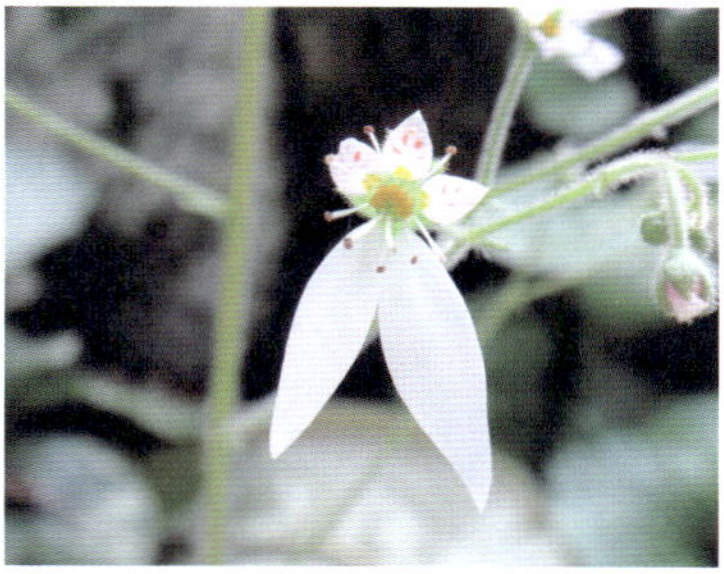

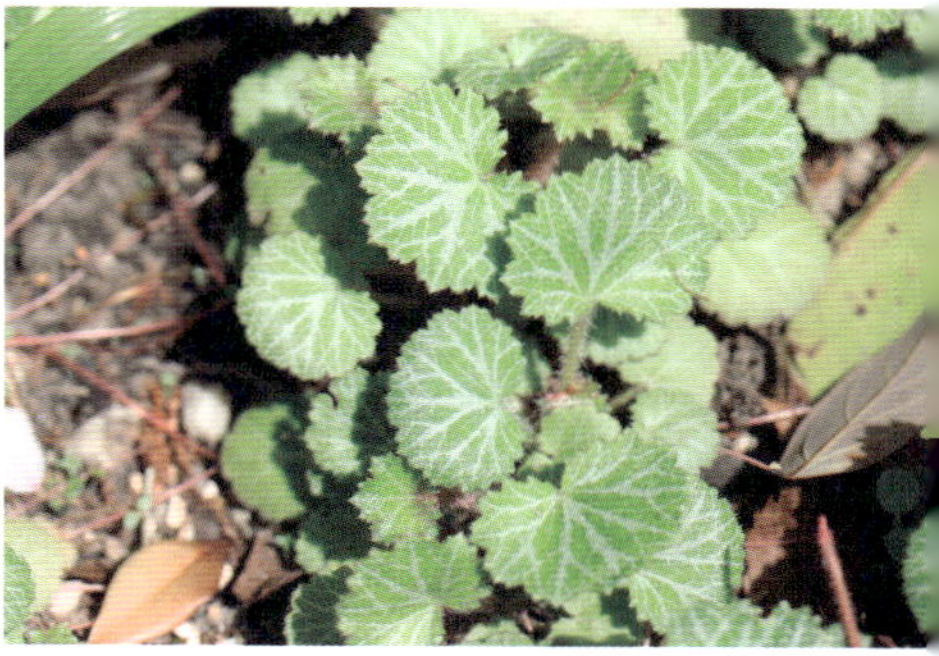

子どもがプールなどで耳に水が入って夜中に痛み出した時は、この生葉のしぼり汁を1~2滴耳の穴にたらし、同じくこの汁で湿らせた脱脂綿で耳の穴に栓をします。この方法で朝には治ってしまった例は多い。慢性の中耳炎には、塩を加えたしぼり汁で一日1回続ける。

クスリになる使い方

ユキノシタの生葉のしぼり汁

【中耳炎】生葉のしぼり汁を1~2滴耳にたらし、この汁で湿らせた脱脂綿で栓をする。またはしぼり汁を脱脂綿に含ませ当てる。

ユキノシタの生葉の塩揉み

【漆かぶれ・歯痛・神経痛・打撲の痛み】生葉を塩で揉み、患部に当てる。

ユキノシタの生葉湿布

【腫れもの・かさぶた・しもやけ】生葉をあぶって柔らかくして患部に貼りつける。

ユキノシタの葉の煎じ汁

【心臓病・腎臓病】ユキノシタの葉を陰干ししたものひとつかみを約350ccの水で半量に煎じて飲む。

美味しくいただくには

葉の裏は緑色と紫色とがありますが、緑色のものは食用として美味しい。葉の片面に衣をつけ、天ぷらにしたり、地方によってはおひたしにする所もあります。

ユキノシタの葉を細い千切りにして、ニンジン・キャベツの千切りと混ぜて、梅酢ドレッシングで食べるのも美味しい。またこの千切りに、カツオ節とゴマ油を少々たらし、生のまま醤油で食べると、胃腸にもよく健康的です。食卓の箸休めにもなります。

漢方薬では「百合《ひゃくごう》」という
精神安定、強壮に効く

ユリ根

百合根

効き目
滋養強壮・利尿・鎮痛・精神安定など

冬になると、茶碗蒸しや、かぶら蒸しなどの温かさが恋しくなります。この蒸しものに欠かせない具に、ユリ根があります。

良質のデンプン、タンパク質、ビタミン、ミネラルを含む滋養強壮食品です。また、古くから漢方薬の「百合《ひゃくごう》」としても使われています。これを配合した百合知母湯、百合地黄湯など、多く利用されています。

滋養強壮として結核、その他慢性病、消炎、鎮咳、利尿、鎮痛薬として昔から使われてきました。

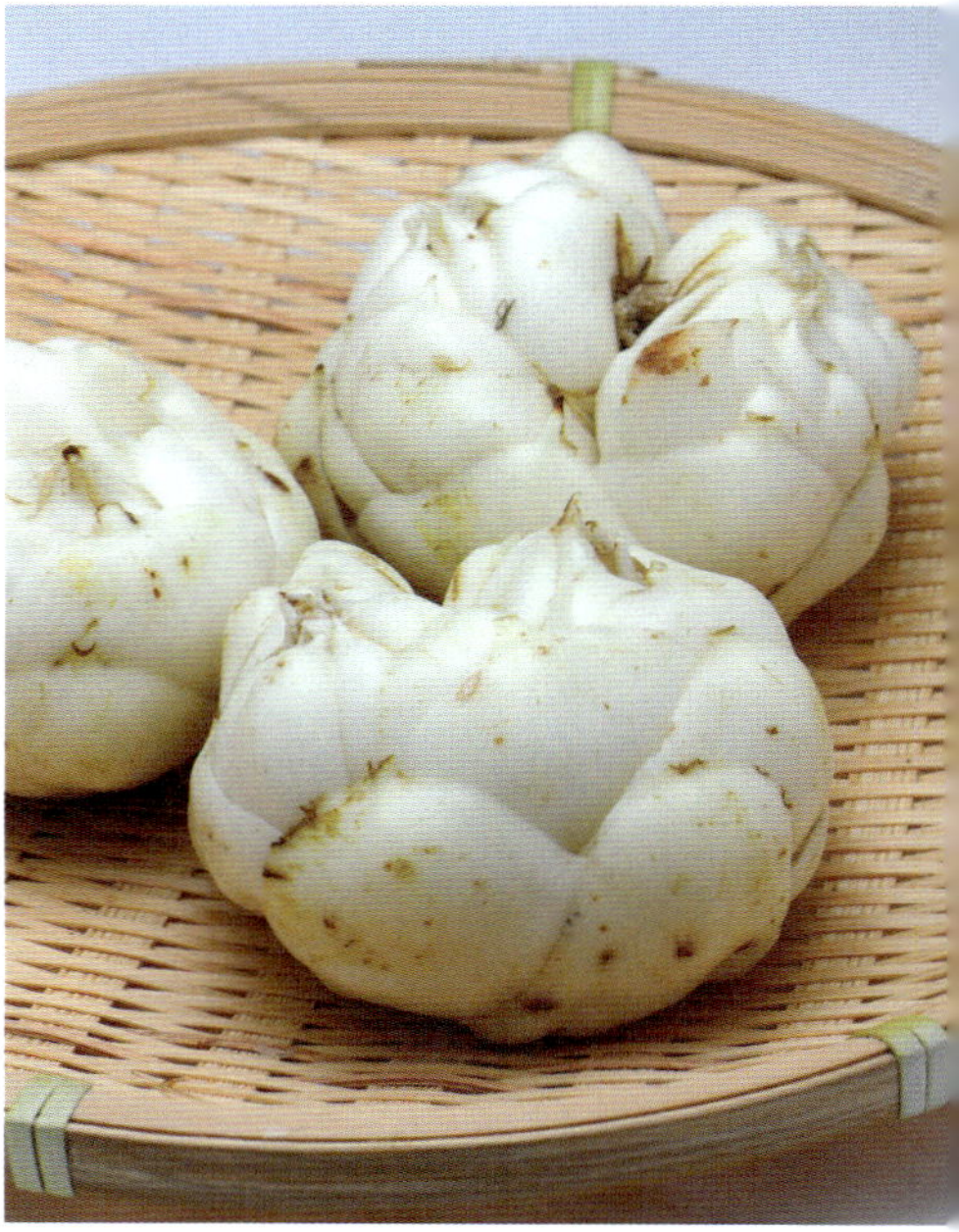

食欲がなく力が抜けてしまった、寒い暑いの感覚もはっきりせず頭がふらつく、といった神経症の症状には、卓効があるとされています。

また、ハスの実とユリ根を煎じてハチミツを加えていただくと、胃を強くし、不眠症を改善、精神を安定させるので、薬膳などにも利用されます。ユリ根は、山ユリでも里ユリでもよい。

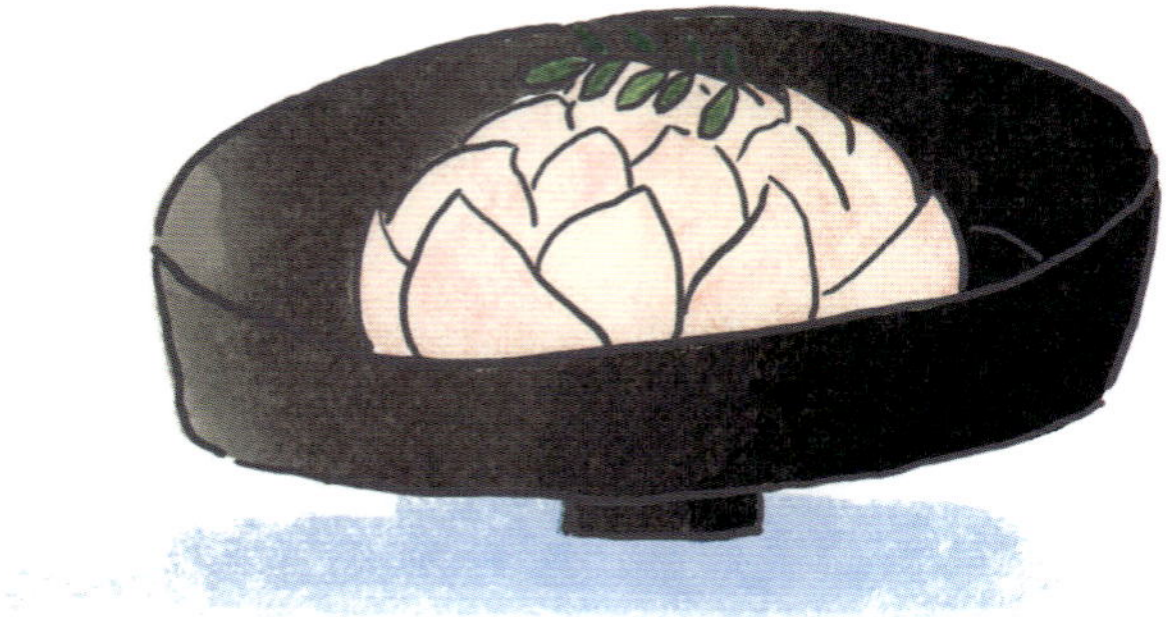

クスリになる使い方

ユリ根の煎じ汁

【強壮】根を煎じて飲む。

ユリ根湿布

【切り傷・火傷】ユリ根と花弁もともに瓶に入れて密封し、ドロドロに溶けてきたものを貼る。

美味しくいただくには

もっともポピュラーな食べ方は含め煮ですが、たっぷりの日本酒を使って煮ると、苦味が減ってうま味が出ます。煮含めた鱗茎《りんけい》をハチミツと塩で味をつけて食べても美味しい。

強壮・強精には、煎じて飲むか調理して食べるとよい。白砂糖で甘く味つけせず、塩味にすることが大切です。

万病に効く「野草の王様」

ヨモギ

蓬・艾《もぐさ》

効き目
血液浄化、健胃、健肝、貧血・高血圧・便秘の改善、美肌など

ヨモギはたいへん強い野草で、日本全国の山野、道端、どこにでも生えます。昔から万病のクスリとして知られ、漢方でもほとんどの病気の調合に使われるほど薬効の大きい野草です。

早春、若い葉を採って乾燥させ、臼《うす》に入れてつき、それをふるいにかけてカスを除き、綿のようにしたものをもぐさといいます。これをお灸に使うと驚くような効果があり、昔からお灸の材料として利用されてきました。

入浴用にしても活力をいただけます。湿布に利用してもよく、痛み、炎症、虫さされにも効果がある。

外用してもあれだけの効果だから食べたらなおよいということを昔の人は知っていて、草餅や、佃煮、ヨモギ飯に利用し、青汁にしても飲みました。

ヨモギの浄化作用はめざましい。まず血液のpHを健康な弱アルカリ性にする。葉緑素がたっぷりなので、胃腸、肝臓の働きを強め、造血作用、解毒作用を活発にする。慢性病全般に有効で、特に胃腸病、高血圧、便秘の助けになります。

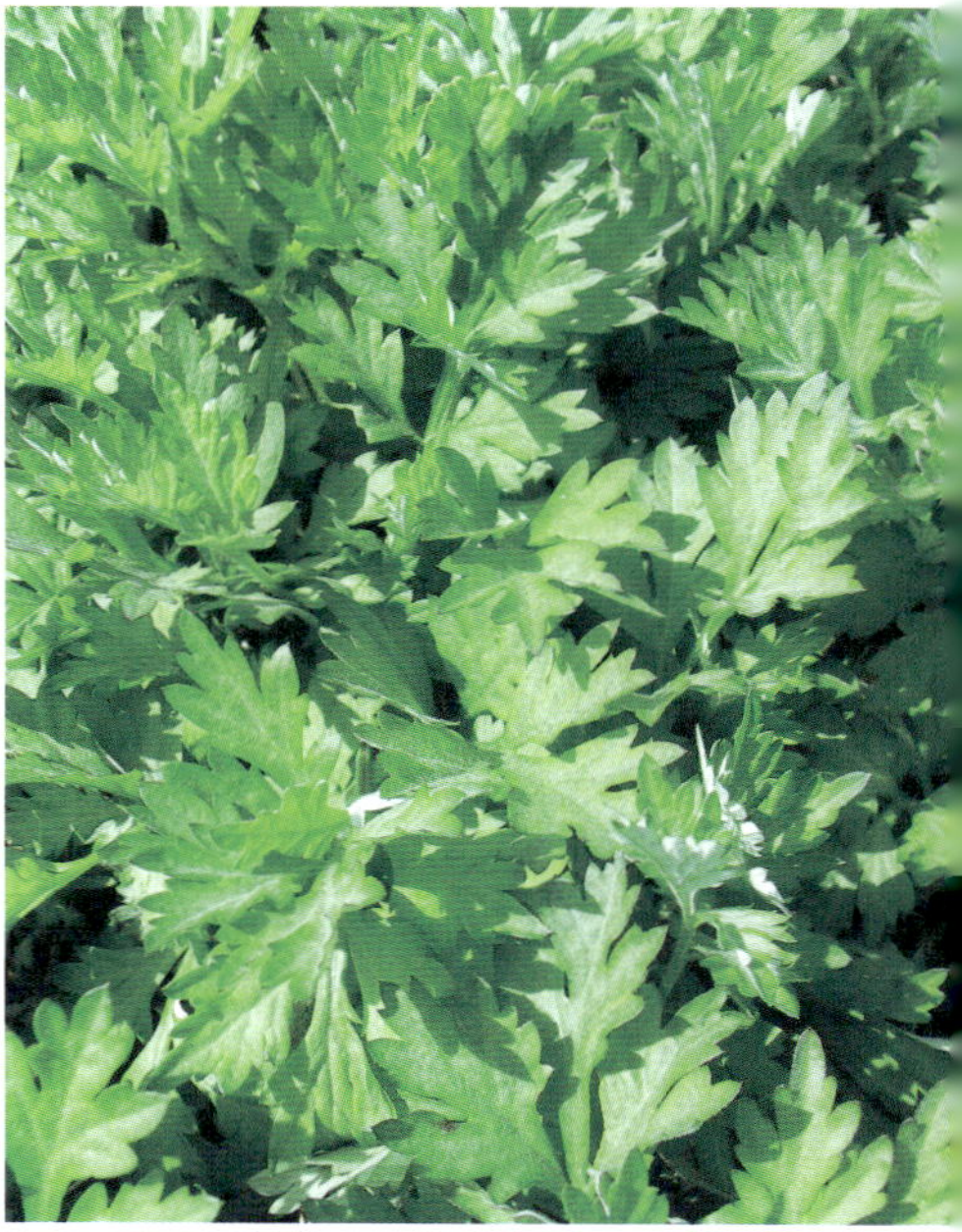

デンプン質の消化吸収をスムーズにするビタミンB_1、B_2が多く、肥満防止になる。

草餅にする時、よく重曹を入れて湯がきますが、それはせっかくのB群をこわすので塩を入れて茹でましょう。日本人に不足がちなカルシウムも多い。血液を浄化し、いら立ちを鎮め、炎症を防ぎ、病気にかかりにくい体質をつくります。

そして、玄米に全く含まれないビタミンAとCも豊富です。

血行もよくなるので、体の冷えやすい人、寒さに弱い人、神経痛、肝臓病、腎臓病、喘息なども助け、美肌にも効果があります。

クスリになる使い方

ヨモギエキス

【胃腸の浄化・解毒・便秘】8月はヨモギが一番大きくなり、太陽エネルギーを十分にいただいて力の強い時です。ヨモギエキスもこの頃がつくり時です。

ヨモギを茎ごと刈って洗い、ザクザク切って水をたっぷり入れた大鍋で煮て成分を出します。

その汁を木綿の袋でこして（カスはそのままお風呂に入れる）、土鍋でコトコトと煮詰めると、ドロリとした梅肉エキスのようなものができます。保存がきくので重宝します。

直射日光の当たらない所に密閉して保存すると何年でももちます。

これを箸の先につけるほどの量を1回分として、湯に溶かすか、そのまま水で朝晩飲む。慢性の胃腸病には特効があります。

【肝臓病・糖尿病、ガンその他慢性病】ヨモギエキスを箸の先につけて水か湯でとかし、気長に毎日飲み続けると、体質改善を助け、治療し丈夫になります。

【アトピーのかゆみ】ヨモギエキスを薄めてつける。

ヨモギオイル ↓186頁

ヨモギ300～400gを洗って水気をとり、少しだけ太陽に当てておきます。ホーロー鍋か土鍋に、白ゴマ油（炒っていない生しぼりのもの）500ccを入れ、ヨモギを浸します。それを火にかけ、弱火で30分程度煮て、エキスを出します。火を止め、あら熱を取ったら、熱いうちに布でこして、油をしぼり出します（火傷に注意）。できたら瓶に保存し、小分けして使います。

【肌あれ・髪のパサツキ・膝の関節痛】ヨモギオイルは、化粧用に顔に塗り込んでも肌がしっとりと、シワものびる。髪につけてもツヤが出てきれいな髪になります。

ひげ剃り後の傷、また成長期は膝の関節が痛んだりしますが、そんな時、このヨモギオイルを患部にすり込むと痛みをとります。アトピーのかゆみもとるし、肌がカサカサしている時は、これをすり込むとしっとりして治ります。

目のふちが炎症を起こした時に塗ってもよい。乾燥肌の人は、冬はカサカサで白い粉をふくが、お風呂上がりにすり込みましょう。もちろん料理にも使えます。

薬用としては、よく伸びるので、少しあれば長く使えます。乳化剤が入っていないので、時間が経つとオリが出るようになりますが、加熱すれば大丈夫です。夏は冷蔵庫に保存し、香りが悪くなったら使うのはやめます。

ヨモギの煎じ汁

【腹痛】陰干ししたヨモギの葉3gくらいを1回量とし、水500ccでその半量に煎じて飲む。

【神経痛・リウマチ】葉とハトムギを濃い目に煎じて飲む。

【痔出血・下血・子宮出血】葉20g、ヒネショウガ5gを煎じて飲む。

【脳卒中】シビレには、ダイコン葉かヨモギの干したものの煎じ汁で足浴をする。

【アトピーのかゆみ】煎じ汁で患部を洗う。

ヨモギの座布団

ある方から、ヨモギの座布団をいただきましたので、これをマットにして休んでみました。パワーがあって非常に気持ちよく、よく眠れる。2日目、夜中に肝臓が突然痛くなり、飛び起きました。ところが、ビワ葉温灸をしたらすぐ治り、またグッスリ眠りました。肝臓はしっかりしていると医者からはいわれていましたが、ヨモギがよけいな老廃物をはじき出してくれたのでした。次の日は大量のお通じでした。以来、ヨモギの座布団をありがたく使って、助けられています。

このヨモギの座布団は、大きくなったヨモギの葉と茎を分け、3、4㎝くらいに切って乾燥させて、葉を木綿の袋に砂袋をつくるように縫い目を入れて、その中に詰め込み、平らになるように仕上げます。

ヨモギは秋には花が咲きますが、この花やその実も混ぜると一層パワーを増すと、私に座布団をつくってくださった方がいっておられました。

茎は煮出してお風呂に入れます。

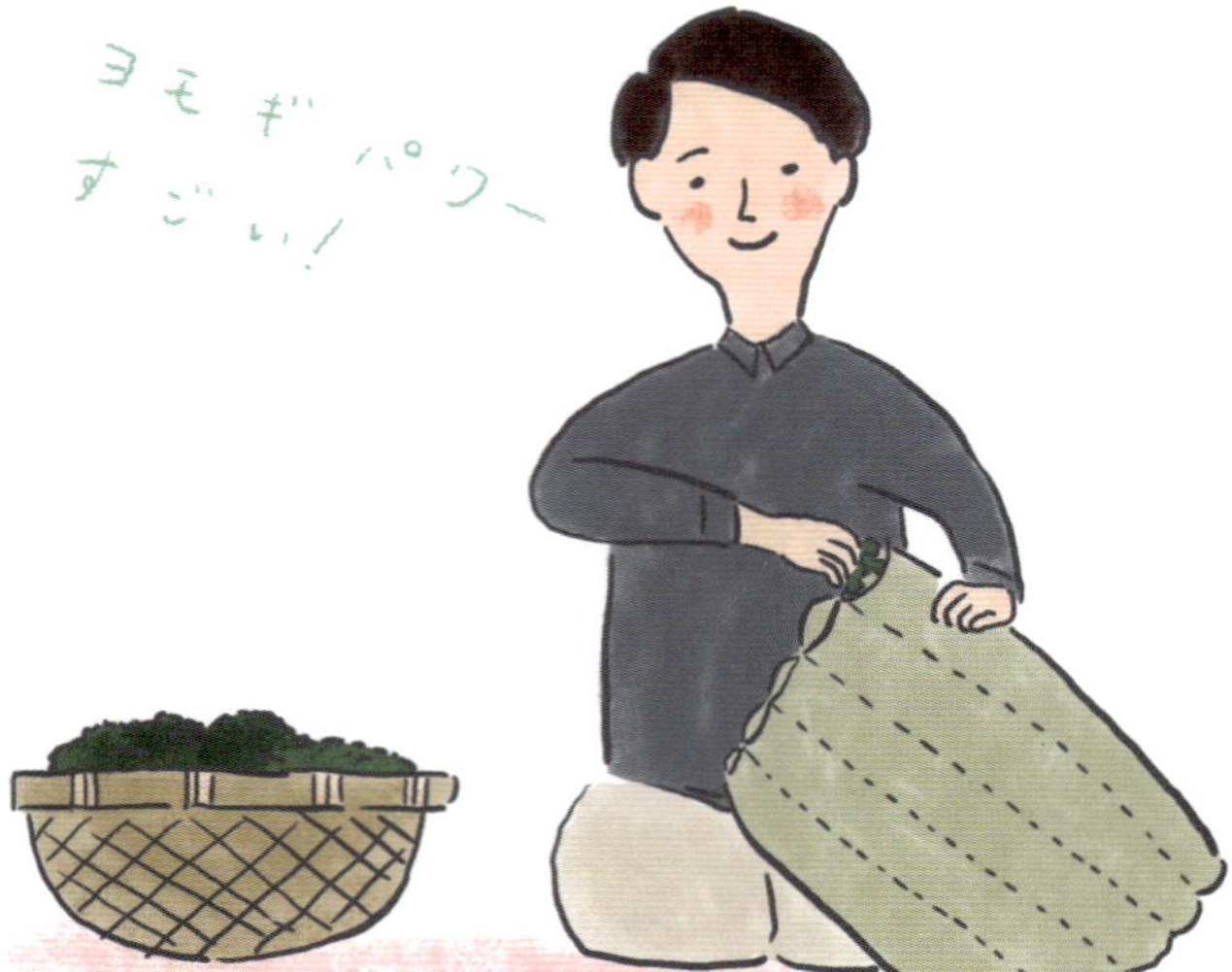

ヨモギの青汁

【高血圧・ガン・糖尿病・その他の慢性病】生葉に水を少量加えてよくすって青汁をとり、布でこして盃1杯ずつ朝晩、食前に飲む。

【熱】生葉の青汁をしぼって盃1杯飲む。

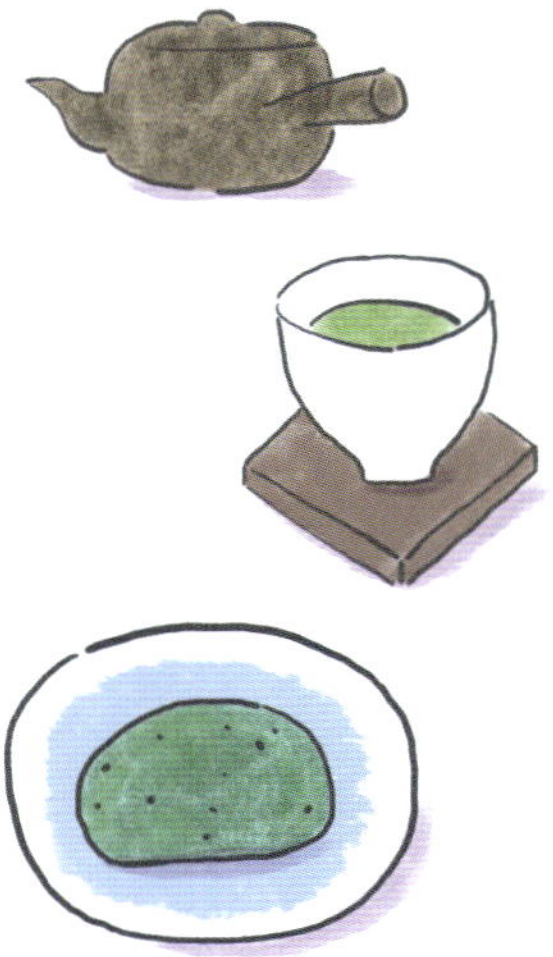

美味しくいただくには

ヨモギの葉を塩入りの熱湯で茹でて、水気をしぼる。まな板で細かく「たたき切り」をしておき、つきあげた餅に混ぜて草餅にします。この時ヨモギが少ないと美しい草餅にはなりません。これに黒砂糖と塩で味つけしたアズキ餡を入れて草団子に。

葉を油で揚げてカリカリにした天ぷらもよし。佃煮なら塩茹でして水で洗い、細かく刻んでゴマ油で炒めてから醤油を入れて、気長にトロ火で煮含めれば美味しい。

食用には若葉の頃がよく、春の香りとともに元気をいただきます。寒い季節には老廃物も停滞しがちです。ヨモギはそんな悪循環も解消してくれる。春にたくさん採って茹でて冷凍しておいて草餅にしてもいい。お茶にするなら葉が大きくなっても十分美味しくいただけます。

第2章

〔野菜・その他〕のクスリ箱

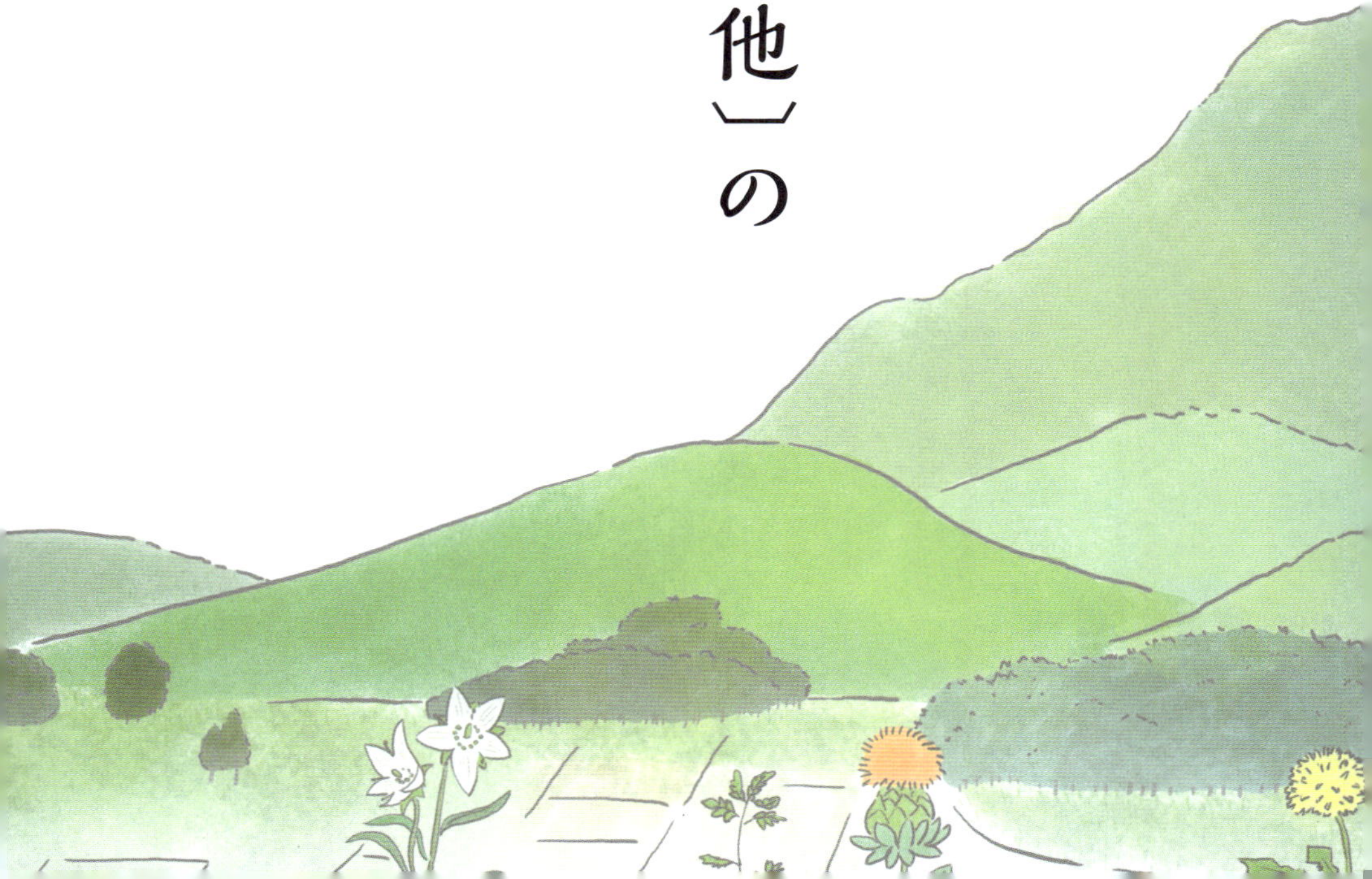

アズキ

小豆

疲れと内臓のむくみをとる　塩味でいただきたい

効き目

解毒、便秘解消、疲労回復、食欲増進など

アズキは昔から邪気を祓《はら》うといわれ、お祝い事には欠かせない食材でした。赤飯や饅頭、お汁粉などに使われます。食欲増進、強心、疲労回復に効き目があり、心臓・腎臓・肝臓の働きを助け、血液をきれいにします。

疲れやすい人は、アズキを少量ずつでもご飯に炊き込み（玄米ならなお有効）常食にするとよい。疲れて体が重い時などは、朝、茹でこぼさないで煮たお椀1杯の塩茹でアズキを食べると疲れがとれます。この塩茹でアズキは解毒、便秘解消によく、一番の力になります。

また催乳作用もあり、アズキを食べ続けていると母乳の出もよくなります。ホルモンバランスにも関係が深いからです。

アズキにはビタミンB_1が多く、またすぐれた緩下《かんげ》作用があるので、毒下しの役も大きい。

アズキのビタミンB_1はデンプン質をブドウ糖に変える働きがあり、消化吸収によい。だから、赤飯、お汁粉、おはぎなど、デンプン質と抱き合わせるのは有効です。

昔からお祝いに赤飯となっているのも先人の知恵なのです。デンプン質は肉とは違い、消化は穏やかでも、過食すると腸壁に停滞しがち。だから腸の蠕動《ぜんどう》運動を盛んにする食品を努めてとるべきです。

アズキの皮は硬いが、この皮が腸の運動を高め、特殊成分であるサポニンも腸を刺激して便通をよくします。だから、こし餡・さらし餡にせず、皮つきのままのつぶ餡が、アズキの効用を生かします。

女性は一般にアズキ製品をよく食べているのに便秘症が多いのは、アズキにたっぷり白砂糖を加えるからです。

白砂糖は腸をだらけさせて働きを弱める。また、カルシウム・ビタミンB_1を消費します。だからアズキのプラス面よりマイナス面のほうが大きくなり、疲れやすく、居眠りも多くなるのです。

白砂糖をやめて黒砂糖にすること。黒砂糖にはカルシウムもビタミンB_1もある。ハチミツもよい。

クスリになる使い方

アズキ粉（ヤンノー）

【解毒作用】昔からアズキは毒消しとして使われてきた。

毒が血液に入ると高熱を出して苦しむ。そんな時、アズキ粉（ヤンノーとして自然食品店にある）を湯に溶いて多めに飲むと、アズキの解毒と利尿作用で事なきを得る。

また、毒下しで心臓・腎臓、肝臓の働きを助け血液をきれいにする。

美味しくいただくには

玄米ご飯に混ぜて炊き、赤飯にする。アズキは甘味をつけなければいけないというものではない。体調を崩したら主食をやめて、アズキを茹でこぼさないよう土鍋でゆっくり煮て、塩味でお椀1杯（甘くしたければ黒砂糖を入れる）食べると、足も全身も軽くなり、元気になる。

郷土料理のいとこ煮で私がつくるのは、軟らかく煮たアズキに、レンコンのいちょう切りを加えて煮込み、火が通ったら塩で調味するもの。少々の本みりんで、隠し味、風味をつけるのもよい。

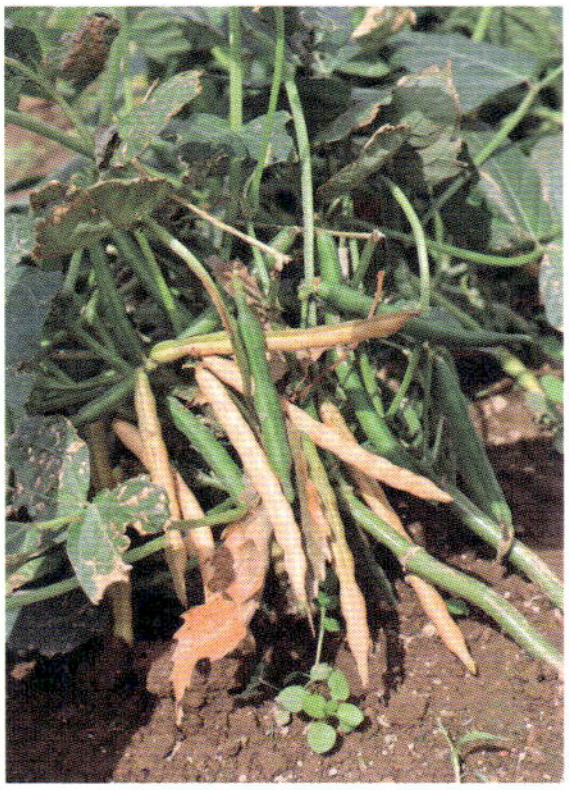

アズキのサヤ。アズキは秋に収穫し乾燥させる。

カロチンが肝臓を助け　種にも育脳効果がある

カボチャ

南瓜・唐茄子《とうなす》

効き目

糖尿病・虚弱体質の改善、健脳など

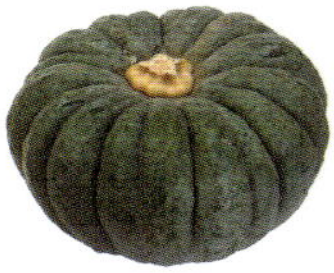

冬至《とうじ》にカボチャを食べれば風邪を引かない、と昔からいわれてきたように、栄養価の高い野菜です。

黄色の色素はカロチンで、ビタミンAに変わり、肝臓を助ける。黄色の濃いものほど、免疫力を高めるカロチンが多く、栄養内容も豊かです。また、含まれているビタミンCは血管を柔らかくする。このビタミンCは煮ても壊れないから、生野菜の代わりもしてくれます。解毒作用を盛んにする作用があります。

種はグルタミン酸が多く、脳育を助け、胎児の細胞に大きな力になる。

またカボチャは糖尿病の特効食品。アズキと昆布とカボチャの煮合わせなどがよいでしょう。膵臓の働きも助け、インスリンというホルモンの分泌も助け、全身に活力を与えます。ミネラル、ビタミンも豊富で、虚弱体質や病人にも大切な食品です。皮には葉緑素があるので、皮つきのまま利用しましょう。

クスリになる使い方

カボチャの種

【前立腺肥大予防・健脳・催乳】カボチャの種を炒って、中身を食べる。リノール酸、オレイン酸、α-リノレン酸などの良質の脂肪があり、中国人はよくこの実を食べるので、前立腺肥大は少ないといわれる。

脳の働きを強めるグルタミン酸も多いので、神経を休め、脳の疲れをとり、酸素を多く送る。また、母乳の出をよくする。妊娠中も胎児の発育に大切です。

香り高く、飲み物にして薬効をいただく

カリン

花梨・花榠

効き目
強壮、殺菌、毒下し、内臓強化、血液浄化など

カリンの木には、秋になると洋ナシのような実がつきます。この実は固いので、ほとんどの場合、粉にして漢方薬に使われます。一般の果物のようにそのままでは食用にはされません。

香りがよく、カリン酒、カリンジュースにすると香りのよい飲み物になります。

薬効が強く、強壮、殺菌、毒下し、内臓強化、血液浄化をして体を丈夫にします。風邪、咳、疲れには特効薬になります。

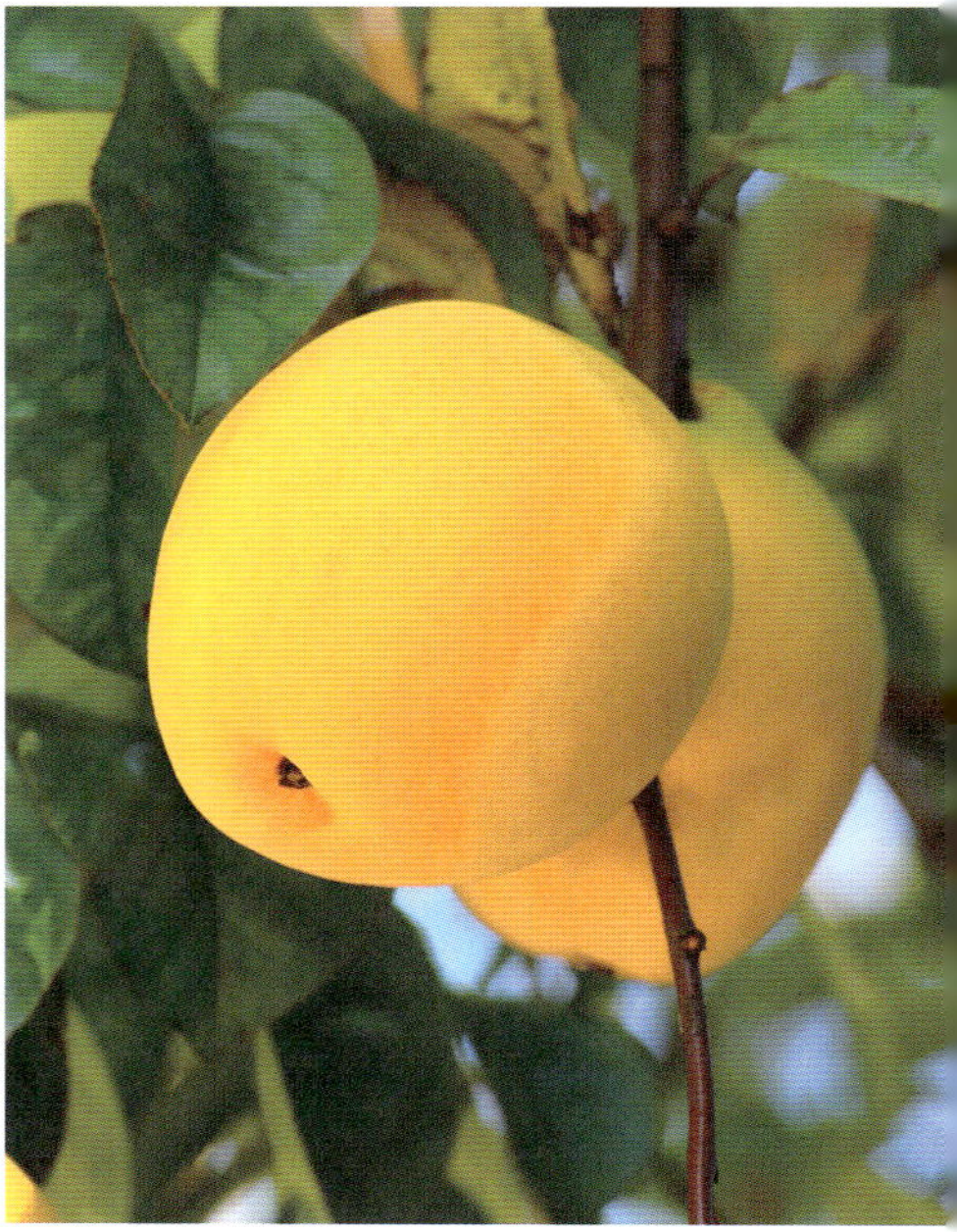

カリンに似たものでマルメロがあります。長野地方などではマルメロをカリンといっている所もありますが、マルメロはカリンとは違い、柔らかく、薬効はありますがカリンほどではありません。

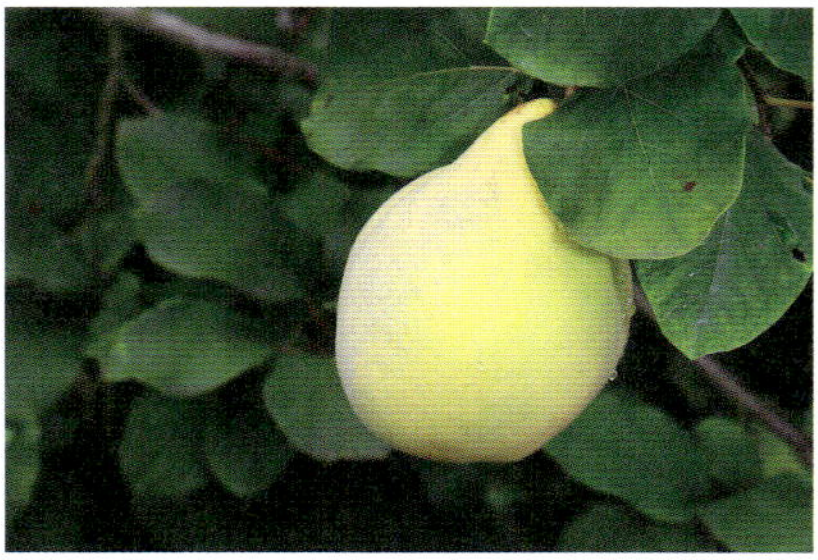

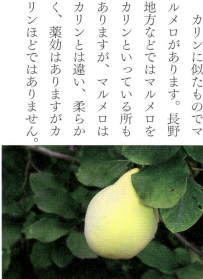

実のツルッとした光沢があるのがカリン(右)。上記写真のようにマルメロには産毛がある。

クスリになる使い方

カリンジュース

【風邪・咳・熱・疲労】カリンジュースは薬効が大きく、香りもよく、健康的な飲み物です。小さなお子さんがいる家庭では、つくっておくと助けになります。

昔から気管支炎、喘息のクスリとしても大切にされています。

カリン1kg、純良ハチミツ1・2kg。カリンはよく洗って皮ごと縦半分に切り、切り口を下にして、5㎜の厚さに切る。広口瓶に入れ、ハチミツを入れ、密封しておくと3カ月くらいでジュースができる。これを適当に湯か水で割って飲む。1年以上すると発酵して酵素が増えるので、なおよい。

漬けた後の実は、圧力鍋でしっかり煮て冷ましてからミキサーにかけ、さらに煮てジャムをつくる。カリンケーキやクッキーにすると風味のよい健康的なおやつになる。

カリン酒

【風邪・咳・熱・疲労】カリン1kg、35度の玄米焼酎またはホワイトリカー1・8リットル、ハチミツ200g（入れなくてもよい）。カリンは湯の中でよく洗い、輪切りにし、種と一緒に広口瓶に入れる。3カ月ほどで熟成しますが、長く置くほど、なじんで丸みができます。

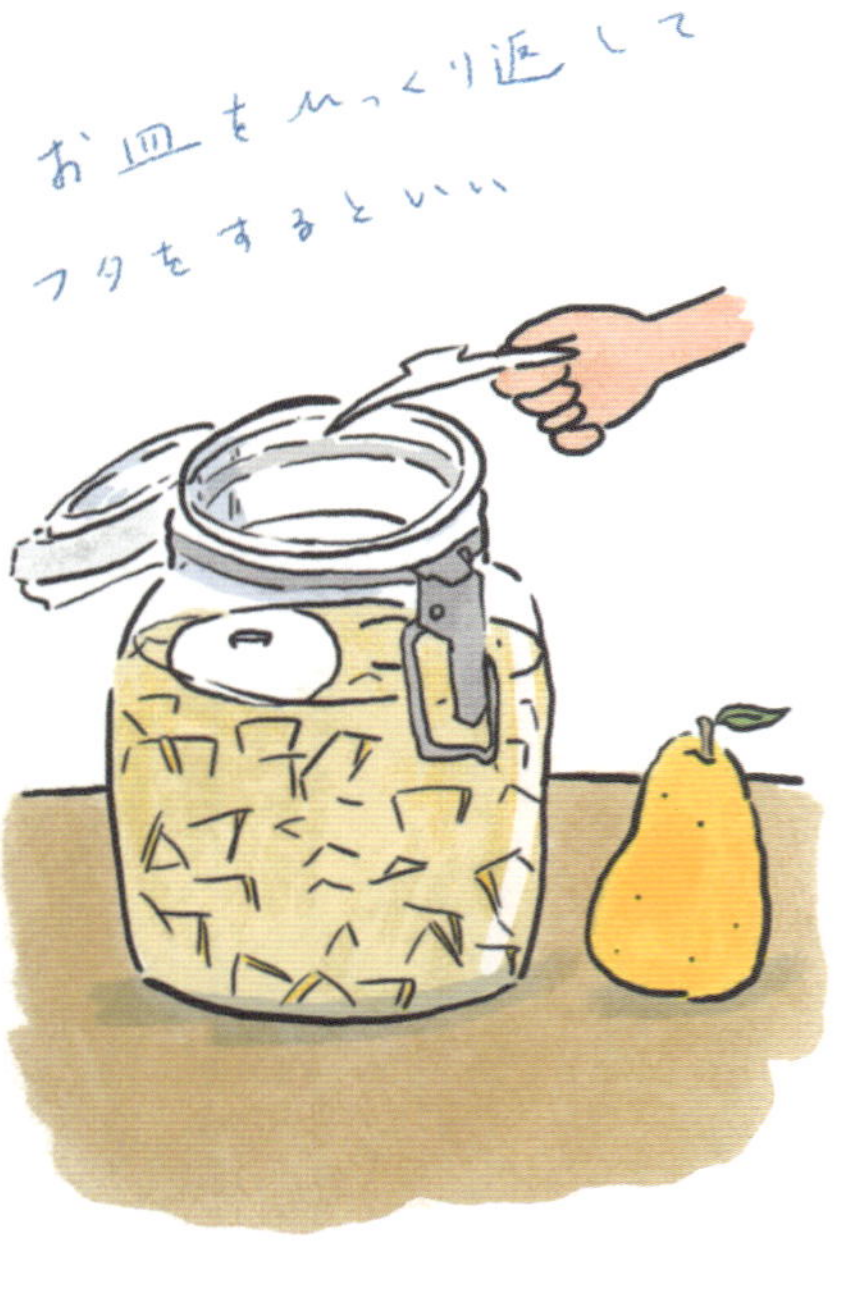

生で食べるのが効果的な胃腸病の特効薬

キャベツ

甘藍・玉菜

効き目
胃潰瘍・十二指腸潰瘍・アトピー・高血圧の改善、骨折予防など

キャベツにはビタミンA、ビタミンB_1、ビタミンC、ビタミンUなどの抗潰瘍成分がたっぷり含まれていて、胃潰瘍に有効です。

カルシウム、鉄、マンガンなどのミネラル分も多く、特にキャベツに含まれるカルシウムは吸収されやすい。リパーゼ、トリプトシン等の消化酵素もあります。

特にビタミンはキャベツの外葉の青く硬い部分に多く、中の白い部分の2倍もある。シチューなど軟らかく煮ると甘味があり美味しく、整腸を助けますので、捨てずに利用してください。

また、キャベツはビタミンB類が多く、Cも豊富なので、生で食べるのがよい。特に肉のつけ合せでは、酵素の働きで肉の酸を中和するので、浄血を助ける。

胃潰瘍、十二指腸潰瘍に効くビタミンKが多いのも特徴。これは、デンマークのダム博士による発見で、血液凝固作用が主な働きというので、凝固（Koagulation）の頭文字をとってビタミンKと名づけられました。ところがその後の研究で、止血、利尿、解毒、抗菌などの作用もあることが分かっています。

クエン酸、コハク酸などの有機酸が新陳代謝を盛んにして、肝臓を強くします。各種酵素が整腸を促し、胃腸を助け、皮膚細胞も活性化するからこそ、吹き出物、アトピーなどにも効果があるのは当然のことです。

キャベツだけで整腸がうまくいくわけではありませんが、大切な食品のひとつだということを知って、調和のとれた豊かな食卓にしたいものです。

クスリになる使い方

キャベツ料理は、骨のカルシウム補給、高齢者の骨折予防に役立つ。イライラ、ストレス予防にも、吸収が早いカルシウムのおかげで神経を落ち着かせます。

胃腸にもやさしく血液浄化もするから、血行もよくなります。高血圧や寝つきの悪い人の助けにもなります。

美味しくいただくには

キャベツはシュウ酸などのアク成分が少なく甘味が適度にあり、繊維も柔らかいので食べやすい。

一番簡単で美味しくて胃腸にやさしい食べ方は、キャベツの炒め煮がいい。材料は、キャベツの葉5枚、油揚げ1枚、醤油、ゴマ油適量。

キャベツは縦半分に切り、1㎝幅くらいの短冊切りにする。油揚げは油抜きしてから縦半分に切り、1㎝幅くらいの短冊切りにする。キャベツをゴマ油で炒めてから油揚げも炒め、醤油で味つけする。味は少し濃いめにして、味を染み込ませるために煮込むとうま味も出て美味しい。

体の冷えやすい人は、十分に加熱したものをとるようにしましょう。キャベツを八分割くらいに包丁を入れ、そのまま丸蒸しにします。熱いところを家族一緒にお醤油だけでつつきあう。この丸蒸しキャベツのうま味は別格で、胃腸も喜んで吸収します。

みそ汁、鍋もの、炒めもの、ロールキャベツも美味しい。加熱したキャベツの薬効は体力がない人にとって大切なものです。煮汁もクズでとじるなど工夫して一緒にいただきましょう。

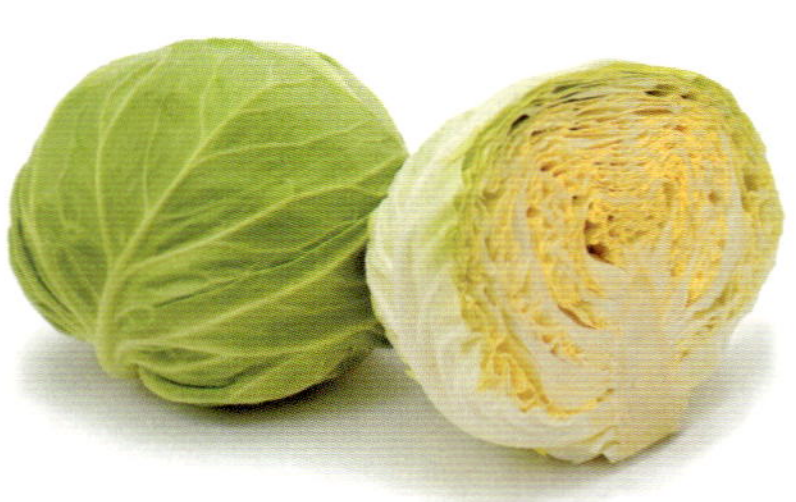

体を冷やすので冬の食べ過ぎに注意したい

キュウリ

胡瓜・黄瓜・木瓜・唐瓜

効き目

利尿作用、血液浄化、火傷・あせも・にきびの改善など

夏野菜の代表のキュウリは、みずみずしいパリッとした歯ごたえが独特です。最近は季節感も薄れ、一年中出回っていますが、やはり夏の太陽を十分浴びたものにはかないません。体を冷やす作用があるので、暑い時にはうってつけですが、寒い季節に食べ過ぎると冷え性になったり、風邪を引きやすくなるので注意が必要です。

利尿作用があるカリウムが多く、体内にある過剰なナトリウムを排出します。老廃物、毒素も排出して血液を浄化するので、血液と細胞の働きを正常化します。肉食の多い人は特によく、酒の肴に加えておくと、酒毒も消す効果があります。昔から胃腸によい食品としても親しまれています。みそ漬けやぬか漬けにすると、ビタミンB_1や酵素が増えて、なお胃腸を支えてくれます。

クスリになる使い方

キュウリのおろし汁

【火傷・あせも・にきび】キュウリのおろし汁を患部につけるとよく効く。おろし汁には熱をとり去る作用がある。化粧水に使うとなめらかな肌になる。皮膚の水分を保って肌荒れ、小じわなどを防ぐ。

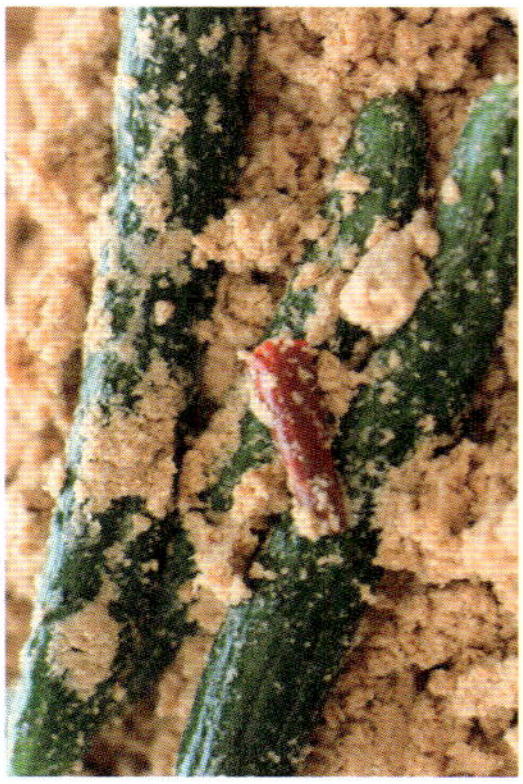

ぬか漬けにすると、野菜本来の栄養素がアップ、酵素も増える。

必須脂肪酸・ビタミンEが豊富　ナッツの代表

クルミ

胡桃

効き目

動脈硬化・高血圧・腎臓病の予防、健脳、便秘・不眠解消など

クルミは吸収しやすい脂肪を多く含んでいます。病人の回復期に生のクルミを一日に2〜3個取るとよい。内臓や筋肉を丈夫にし、治りが早くなります。

クルミの脂肪はリノール酸、α-リノレン酸、オレイン酸がバランスよく入っていて、血液中のコレステロールを除くのに役立ちます。血管の老化を防ぐので、動脈硬化、高血圧、腎臓病や血管系の病気にもよいのです。

細胞の防水性を高くし、不要な水分をはじき飛ばし、細胞を元気づけます。公害物質の侵入も予防します。木の実（カヤの実、マツの実）などはみな、抗公害性をもっています。

ビタミンB_1、Eも多く、このビタミンEは体の組織を活性化させ、活気づけるので精力剤でもある。脳の働きも強めるから健脳食です。

胃腸の働きもよくなり、便秘、神経過敏症、不眠症などの人もよく眠れるようになる。

美味しくいただくには

むいてあるものは日が経つと脂肪が酸化しやすいので、殻つきのものを使うとよい。殻をむき、よくすりつぶして、みそに混ぜたり、クルミ餅やクルミ和えなどにすると、上品な風味でとても美味しい。

ただし、食べ過ぎるとのぼせるので、少しずつ食べること。

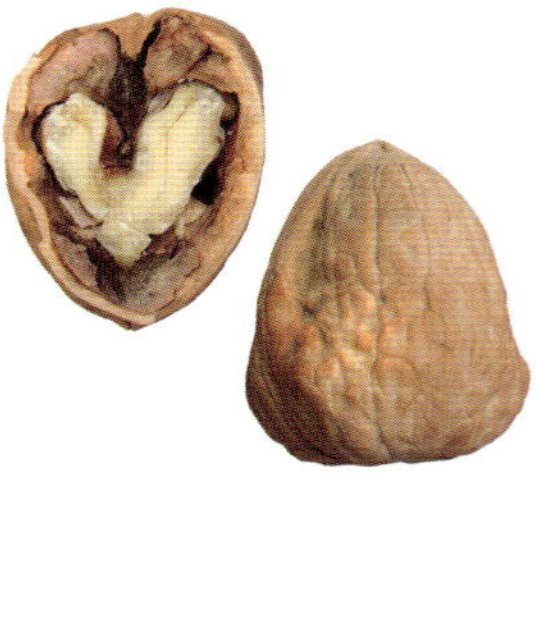

咳・喘息の妙薬はアレルギー体質も改善する

クロマメ

黒豆・烏豆

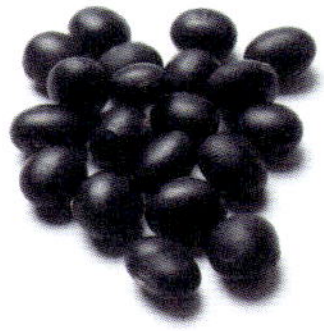

効き目

咳止め、美声、美肌、解毒・浄血作用、アレルギー改善など

お正月のおせち料理に欠かせないクロマメは、黒色そのものに特別な薬効があります。黒い皮の色はアントシアニンというポリフェノールの一種です。血中の悪玉コレステロールに作用し、血液をサラサラにする効果を発揮します。

昔からの民間療法では、咳、喘息の妙薬として、呼吸器の弱い人に愛用されてきました。

クロマメを水に浸けてふやかし、さっと茹でると嫌なにおいがします。しかしこの茹で汁に黒砂糖を混ぜて、お茶代わりに一日に数回少しずつでも飲むと、不思議に咳が治まります。美声、美肌づくりに効果的とされます。

クロマメの成分は、日本人に不足しがちなアミノ酸の一種でリジンやトリプトファンを多量に含みます。ミネラル・ビタミンも多く、これらの有効成分が解毒、浄血作用を助けます。

また、代謝を助けるアスパラギン酸、血液を浄化するレシチン、さらにウレアーゼ（尿素を二酸化炭素とアンモニアに分解する酵素）や各種の酵素も多く、科学的にわからない成分もまだまだあるので、解毒、浄血、肝臓や腎臓の強化となり、卓効をあらわすのでしょう。

クロマメはダイズとともに解毒作用が強い食品です。薬害で中毒を起こした場合には、クロマメとカンゾウ（甘草）の煎じ汁をどんどん飲むとよい。分量はクロマメ2対カンゾウ1の割合で、3〜4倍の水を加えて半量くらいになるまで煎じた汁を冷ましてから飲む。

アレルギー体質の改善にも、クロマメは大いに効果があります。

現在は、公害物質が色々な形で入ってくる時代ですから、常用するのが一番です。玄米ご飯に炊き込むことも、労せず薬効をいただけます。

クスリになる使い方

クロマメの煎じ汁

【心臓病】クロマメ、炒りゴマ、炒り玄米を適当に混ぜ合わせて煎じて飲む。

【リウマチ・むくみ】不要な水分が流れず、老廃物が出せない状態です。それを出して血液浄化してくれます。

クロマメの煮豆

【アレルギー・体力強化】煮豆にして黒砂糖と塩で味つけして食べる。

クロマメ茶

【不感症】蒸して日干ししたものに、炒った黒ゴマを同量に混ぜ、粉末にしたものを茶さじ1杯、一日3回食前に飲む。生活習慣病や母乳の出の悪い人にもよい。

美味しくいただくには

クロマメは10時間くらい水に浸け、ゆっくりと煮ます。柔らかくなったら黒砂糖やてんさい糖で甘味をつけ、塩少々でコクを出し、甘味を引き立たせて味がしみるまで煮含める。

◆クロマメの豆乳

クロマメを一晩水に浸け、豆の2倍の容量の戻し汁と一緒にミキサーにかけるか、すり鉢でつぶす。その汁を火にかけ、焦がさないように煮て、布でこしてできあがり。塩を少々、ハチミツか黒砂糖を少々入れて飲む。咳や美声にもいい。吸収力は牛乳と比較にならない。病弱者などは酵素が多いクロマメの豆乳を利用して、活力を増強したらよい。

レモンよりビタミンCが豊富
夏の暑さに負けない体をつくる

ゴーヤ

蔓茘枝《つるれいし》・苦瓜

効き目

疲労回復、夏バテ・食欲低下の予防など

栄養的には、ゴーヤのビタミンCはレモンの2～3倍と非常に多い。疲労回復のビタミンといわれるビタミンB_1も豊富で、夏バテ防止によい。食物繊維も多く、腸の運動を活発にして食欲の低下を防ぎます。食べ物を吸収する力も同時に強まります。

東洋医学的には、ゴーヤのような夏の野菜の性質は「寒」なので、暑さを冷まします。陰と陽では「陰」の性質です。熱を冷まし、暑さを予防、むくみを取り、血行を助けます。

美味しくいただくには

ゴーヤは苦味がある数少ない野菜で、この苦味は肝臓も助けます。食べ慣れた人にとっては、この苦味がたまらなく美味しい。慣れないと敬遠されますが、炒め物や揚げ物、和え物など、広く工夫してみましょう。豆腐と炒めると相性がよく、苦味が少なくなります。

つくり方は、ゴーヤを半分に割って中の種を取り、薄く半月形に切る。まずタマネギとニンニクのみじん切りをゆっくり炒めてだしにする。次にゴーヤを炒める。そして豆腐をつぶしながら一緒に炒めると、豆腐から水が出るので卵を混ぜて少し煮る。味つけは塩だけ。風味を出すために醤油を少々入れてもいい。この汁も美味しくいただけます。

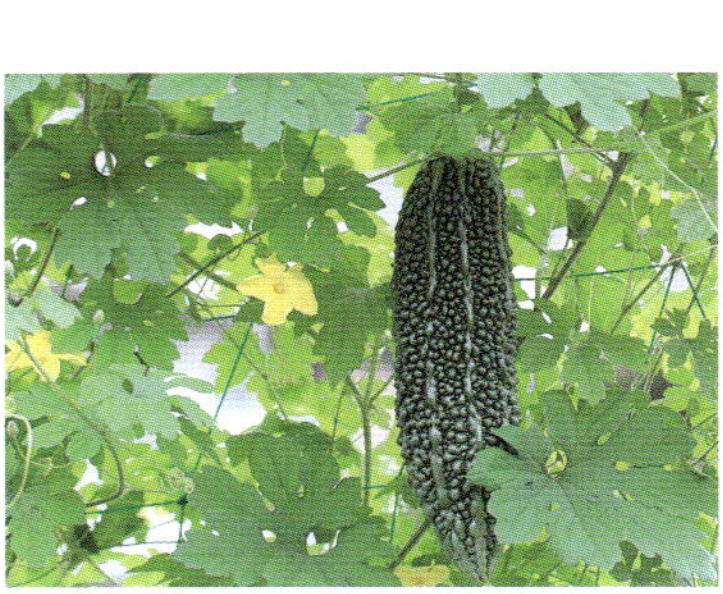

水にさらすと薬効が失われる
皮付きのまま使いたい

ゴボウ

牛蒡・悪実《あくじつ》

効き目
腹痛・下痢・便秘の解消、貧血・冷え性の改善など

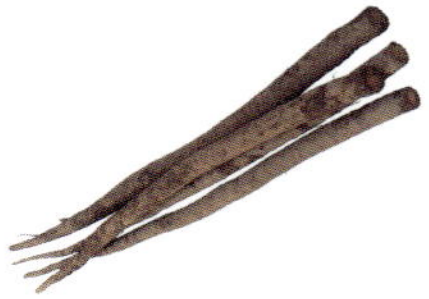

ゴボウを食べるのは世界でも日本や韓国、台湾だけといわれている。日本人は生活の中でかなり工夫して大事なものとして食べてきました。

昔は医者がいない無医村が多かったから、お腹が痛くなるとゴボウを掘ってきて皮ごとすりおろし、その汁を盃で1杯飲む。すると痛みが止まり治ってしまいました。痰が出るのも、このしぼり汁を飲むと治ります。

タンパク質偏重の現代栄養学尺度では、「ゴボウの主成分の〝イヌリン〟には栄養価がない。ミネラル、ビタミンにもみるべきものはない」などといわれながらも、ゴボウは健在です。

それは、生理学的に不可欠の要素があるからでしょう。ゴボウの繊維は腸壁を刺激して消化を助け、また、イヌリンは、腸内の有効菌を育てるので便秘の薬にもなります。また利尿や腎臓の働きを助ける。

また、ゴボウは鉄分が多いので、貧血防止や冷え性の防止にも役立ちます。

現代人に目立って多いのは、タンパク質過剰の貧血。だから貧血の改善は鉄分の補給だけではダメです。ゴボウの中にある酵素成分が整腸作用を促し、造血や体力回復の助けになります。

アルギニンという物質も多く含まれ、これが性ホルモンの分泌を促進させます。また、ゴボウの種（大手種苗メーカーのものは通常防腐剤をかけるから不可）6〜7粒を一日数回飲むと妊娠しやすくなるといわれています。実際、これで子どもを授かった人を私はたくさん知っています。産後の乳が出ない時にも使います。

原産はシベリアなので、寒さに強い根菜です。寒冷地原産の植物だから、体を温める効果もある。ゴボウの常食は、冷え性、神経痛、肩こり、低血圧などに素晴らしい効果を発揮します。

クスリになる使い方

ゴボウのしぼり汁

【腹痛】皮ごとすりおろし、ガーゼなどでしぼって汁を飲む。酵素が腸内の異常発酵を抑え、ひどい腹痛もけろりと治ってしまいます。

【盲腸炎】皮ごとすりおろしたしぼり汁を盃1杯ずつ、1時間おきに飲み、炎症を起こした盲腸の部分は冷やす。

ゴボウ汁

【腹痛・下痢・風邪】生ゴボウ30gを皮ごとすりおろし、自然醸造みそ（古いほどよい）とショウガ少々をおろして混ぜる。みそ汁くらいの味になるようにお湯を注いで、熱い所を飲む。

美味しくいただくには

ゴボウは皮ごと使うのが薬効の決め手です。根菜の煮物などの時も皮つきで調理することです。

きんぴら用に刻んで水にさらしたものが売られていますが、うま味が出てしまっているので、それでは本当に美味しいゴボウは食べられないし、薬効はほとんど期待できない。泥つきのものを表皮を傷めないようにやさしくタワシで洗って使うようにします。

昔から、「根菜類は根性を育てる」といいます。煮物は硬い根の野菜をじっくり煮込む。健康食の主力はこの煮物なのです。

特殊酵素も多いから、この特質を生かし、昆布で味の調和とミネラルの調和、火の力、時間の力、太陽の力をお借りして、ウメボシのクエン酸で長い時間をかけて煮込んで、陰を陽に調和する。

このゴボウのウメボシ煮のつくり方は、泥つきゴボウ5本を洗い、皮をむかないで鍋に合わせた長さに切る。土鍋に昆布をしきつめ、ゴボウとウメボシ2個を入れる。材料がかぶるくらいの水を入れて弱火でゆっくり、長い時間かけて煮る。水分がなくなったら足していく。煮込んで水分がなくなるとともにゴボウが黒くなっていきます。

見た目は、木のような感じですが、ゴボウの酵素、ウメボシ、昆布の調和で甘くて柔らかくなっていて、とても美味しい。ゴボウの繊維もトロトロでかむと水のように流れてしまいます。

10時間煮込んだゴボウのウメボシ煮を食べたら便秘がたちどころに治ったという声も多い。重症なら20時間と心をこめて長く煮込めばいい。ガンや潰瘍性大腸炎やクローン病で、腸が冒される大変な病気も、ゴボウを20時間煮込んだウメボシ煮で治った人もいます。もちろん、基本の正しい食事と手当てが大事です。

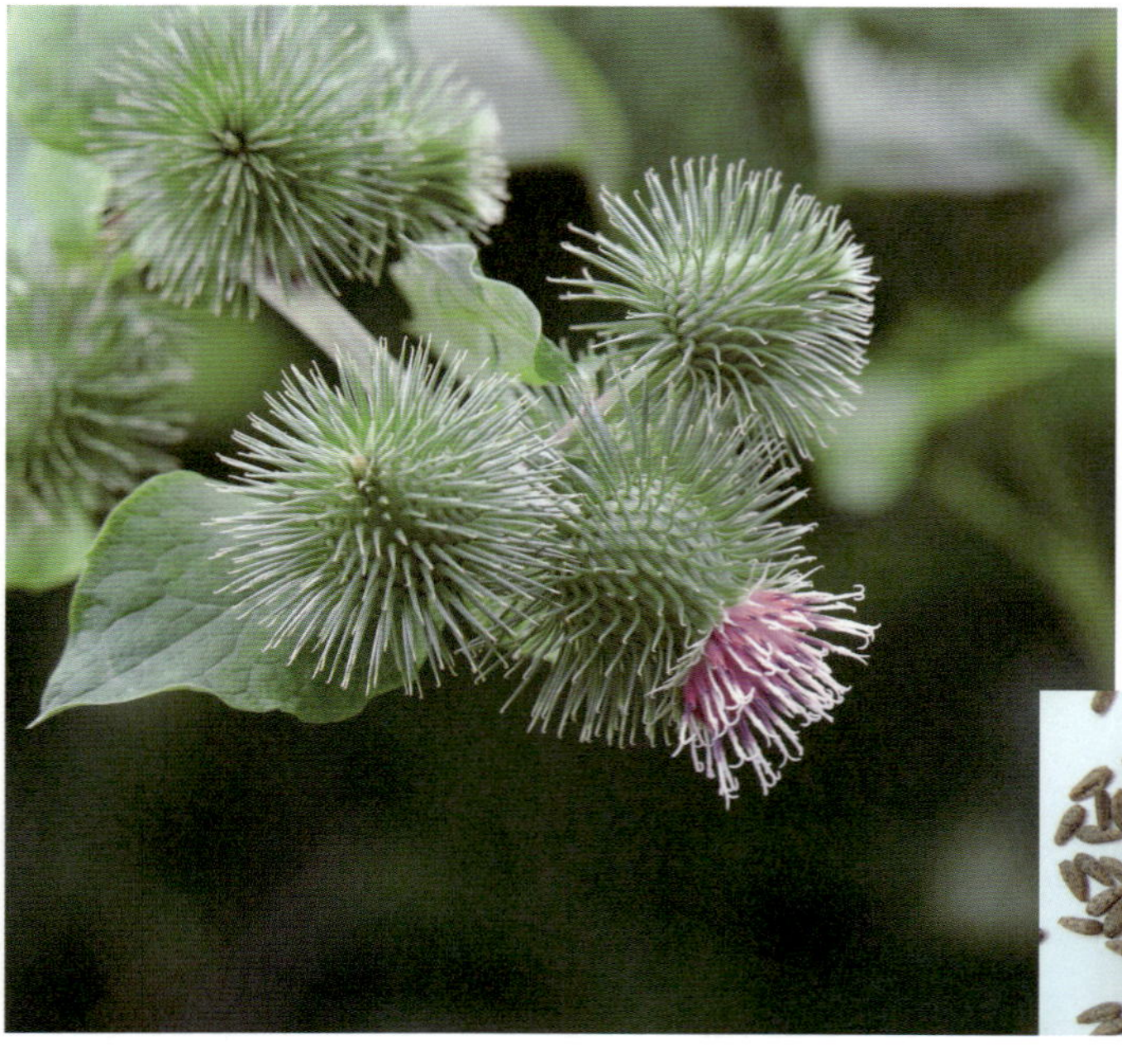

ゴボウの花と種。夏に紫色のアザミに似た花を咲かせます。丸みを帯びた部分は、トゲで覆われています。種は、不妊症、乳腺炎などに使います。

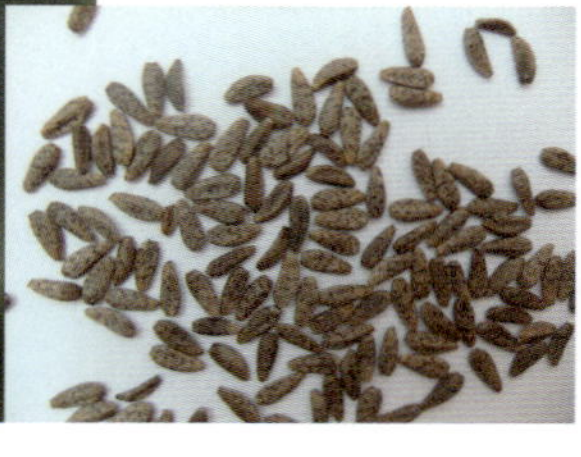

良質の脂肪、タンパク質……生命力の宝庫

ゴマ
胡麻

効き目
生活習慣病の予防、神経過敏の抑制、便秘解消、美容、若返りなど

　ゴマは生命力の宝庫です。良質の脂肪、タンパク質、ビタミン、カルシウムがたっぷり含まれ、現代人が失った栄養素を補ってくれます。

　ゴマに含まれるタンパク質は、私たちの体をつくるのに欠かせない必須アミノ酸がバランスよく含まれています。ゴマの特有成分であるゴマリグナンに含まれるセサミンは、体内に発生する活生酸素を減らす働きがあるとして注目されています。

　また、カルシウムも食品の中でも特に多く、まれにみる豊富なカルシウム資源の金鉱といえます。わずか10gの中に100mg以上のカルシウムを含んでいます。カルシウムは神経過敏を落ち着かせ、炎症を解消します。

　胃腸障害に悩む人や神経質な人は、動物性食品や甘いものの摂取が多くなるとカルシウム不足になり、ちょっとしたことでもイライラしたり、胸がドキドキしたり、神経がいらつく。神経質な人は、ゴマを炒ってすりつぶしたものに、無農薬の番茶（山の晩茶など）を入れ、自然塩を適当に加えて飲むと、不思議に落ち着くものです。

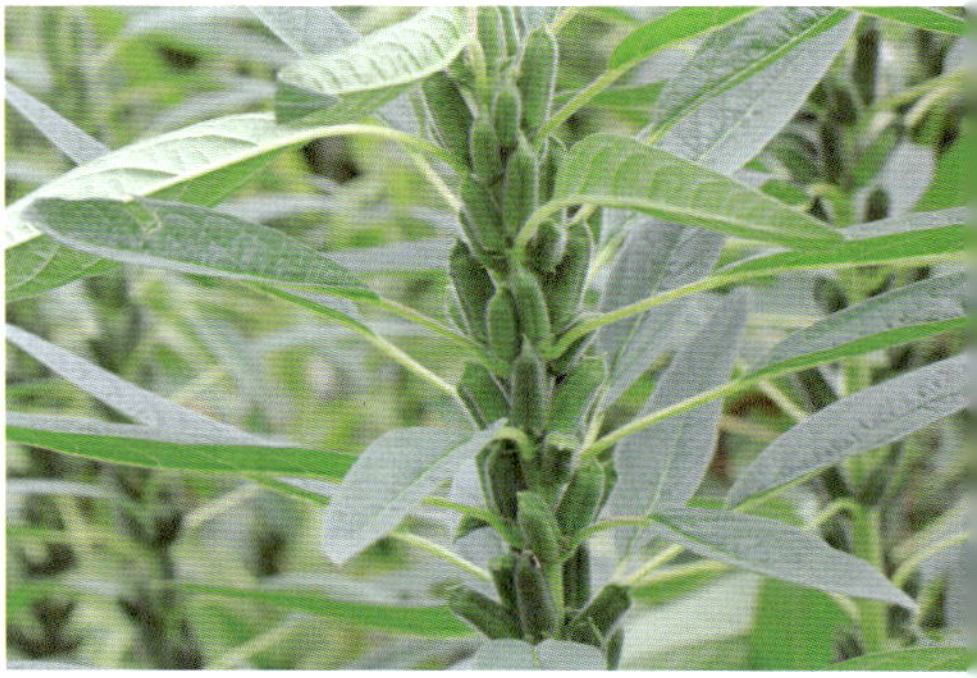

これは昔の人の知恵です。

ゴマを常用していると、健脳、強壮、持久力が育てられる。カルシウムとともに鉄、リンも豊富に含まれているので、これらの協力で腸が調えられ、造血力が進み、基礎体力が増強される。血行もよくなり、神経系の働きも活性化し、脳もよく働くようになる。

また、ゴマの常食は、抜け毛や白髪防止、視力強化、肌のツヤをよくします。これは、ゴマの便秘解消作用との関係が深く、若返り成分といわれるビタミンB_1、ビタミンB_2、ヨウ素が全身の細胞にしみこんで活性化してくれるからです。

生命の誕生に深く関わるビタミンEも多い。妊娠・出産に大切なだけでなく、細胞に活力をつけ、美容や若返りにもよい。また、ビタミンAの働きを助け、脂肪の酸化を防ぎ、心臓や血管の働きを助けます。血管を若々しく保ち、胃腸機能を健全化するゴマは、すべての慢性化した生活習慣病の予防と治癒に役立つ食べ物といえます。

美味しくいただくには

ゴマは大変な力をもっています。しかし外皮が硬く、そのままでは消化吸収されにくいので、すりつぶした炒りゴマにします。特別に手のかかることをしなくても、炒ってすりつぶしてご飯にふりかけたり、和え物に利用するだけでも血液が浄化され、体が軽く、体を動かすことが楽しくなります。

◆ゴマ豆腐のつくり方

昔からゴマ豆腐は、禅寺や高僧の重要な栄養源でした。

水または、だし汁500cc(2カップ半)の中に、吉野葛半カップ、塩小さじ半分、絹ごしゴマ(よくすりつぶして裏ごしにかけたもの)大さじ2杯半を混ぜ、中火にかけてかき混ぜながら煮ます。透明になったら弱火にして、なおよく練ります。これを流し缶に入れて冷やし固めます。ショウガ醤油などでいただくと美味しい。

腸の掃除をする低カロリー食品

コンニャク

蒟蒻・菎蒻・古爾也久《こにやく》

効き目

解毒作用、腎臓病・肝臓病の改善など

コンニャクは低カロリーのアルカリ性食品で、脂肪の取り過ぎを防ぎ、カルシウムを補い、血液を浄化してくれる。栄養を取り過ぎの現代人に大いに役立ちます。

でも、ただの低カロリーの美容食ではありません。コンニャクの材料になるコンニャク芋は1年や2年では育たず、立派な芋になるには3年かかるそうです。3年間、風雪にもまれながら大地にしっかり根を張って育ってきた芋からつくるコンニャクには、大地のエネルギーが満ちているのです。

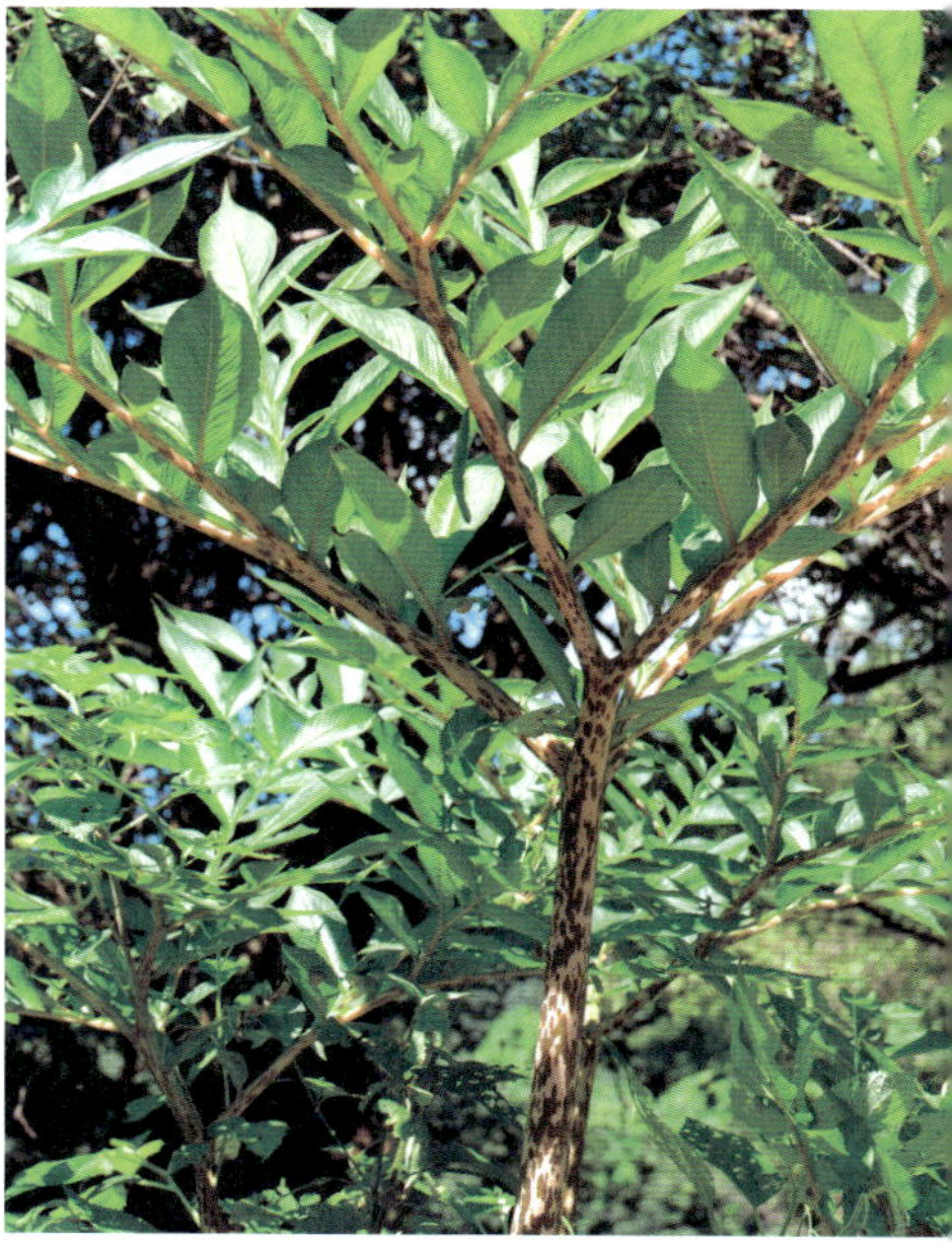

コンニャクに含まれるコンニャクマンナンは、人には消化できないが、この不消化分が腸の雑菌の働きを弱め、毒素を流してくれる。またコンニャクの特殊酵素が腸の掃除をし、脂肪の吸収を調節する。

コンニャクはコンニャク芋の粉からつくるが、昔は灰《あ》汁《く》水（灰を水に浸してとった上ずみ）を使って固めた。これは栄養的には最高の方法です。最近は石灰（カルシウム）を使っています。最近の市販のコンニャクは、水分が多くて腰がなく、防腐剤入りの水に浸けてあって感心しません。手作りのコンニャクには弾力があり、シコシコとしてとても美味しい。

クスリになる使い方

コンニャク温湿布

↓194頁

【腎臓病・肝臓病】肝臓が弱ると、老廃物や毒素が溜まり、疲れやすくなる。腎臓が弱ると、血液が汚れ、酸素不足になる。だから、弱った時にはまず肝臓と腎臓の位置に温湿布するとよい。

ガンの末期の方がコンニャク湿布をしたら、コンニャクがドロドロになって溶けてしまい、長年の宿便がたくさん出たという。それは宿便でなく体内に溜まって出せないでいたものをコンニャクが吸収してくれて、細胞が動き出して老廃物も毒素も出してくれたのです。これでこの方はずいぶんらくになって、死も覚悟するぐらいの状態だったのが元気になっていった。

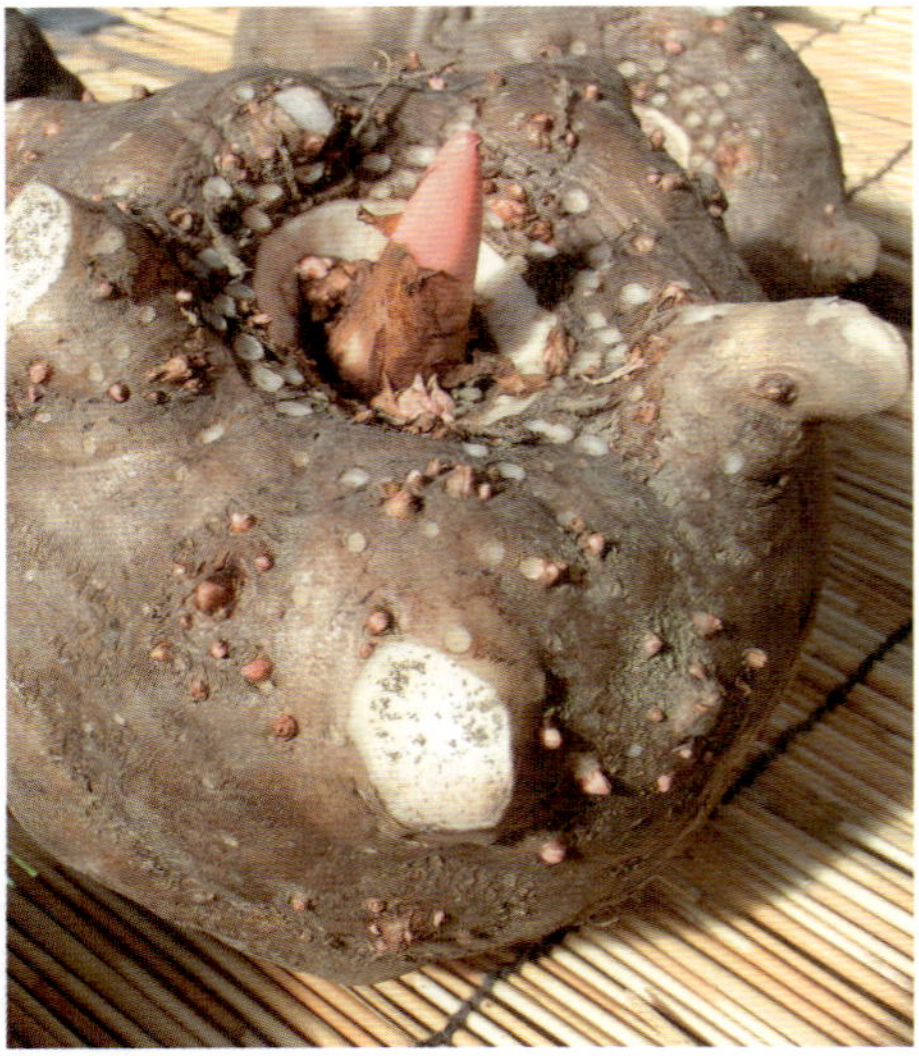

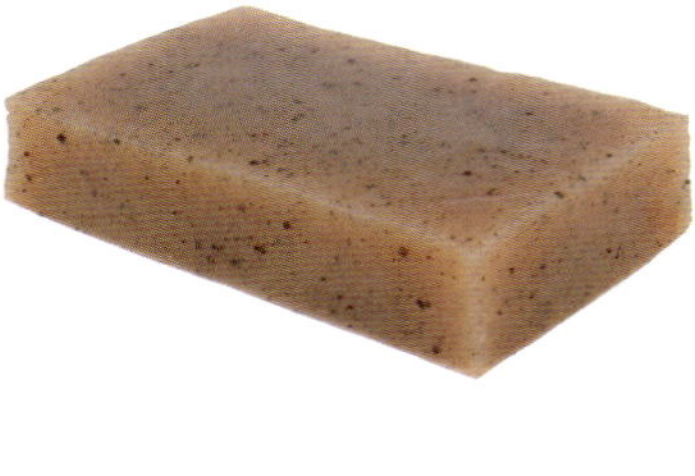

コンニャクイモ（左写真）とコンニャク。コンニャクは、できるだけ色の黒いものを選ぶとよい。

あの〝ぬめり〟に有効成分が多い

サトイモ

里芋

効き目

便秘解消、解熱、神経痛の改善など

サトイモなどのネバネバ食品は、冬期の寒さに耐え、消化を助ける強い味方です。

サトイモのぬめりにはムチンという酵素が多く含まれ、肝臓の解毒作用を助けるグルクロン酸をつくります。また唾液腺ホルモンの分泌も促し、消化を助けて便秘を解消します。老化を防止する作用もあります。

だから皮をむいてから洗ったり、塩で揉んだり、茹でこぼしてしまうと、大切な成分を捨ててしまうことになります。一般的な料理本ではぬめりを捨てる指導をしていますが、健康増進や病気回復に役立つ料理法をしっかり勉強しないとせっかくの薬効が無駄になりもったいないです。

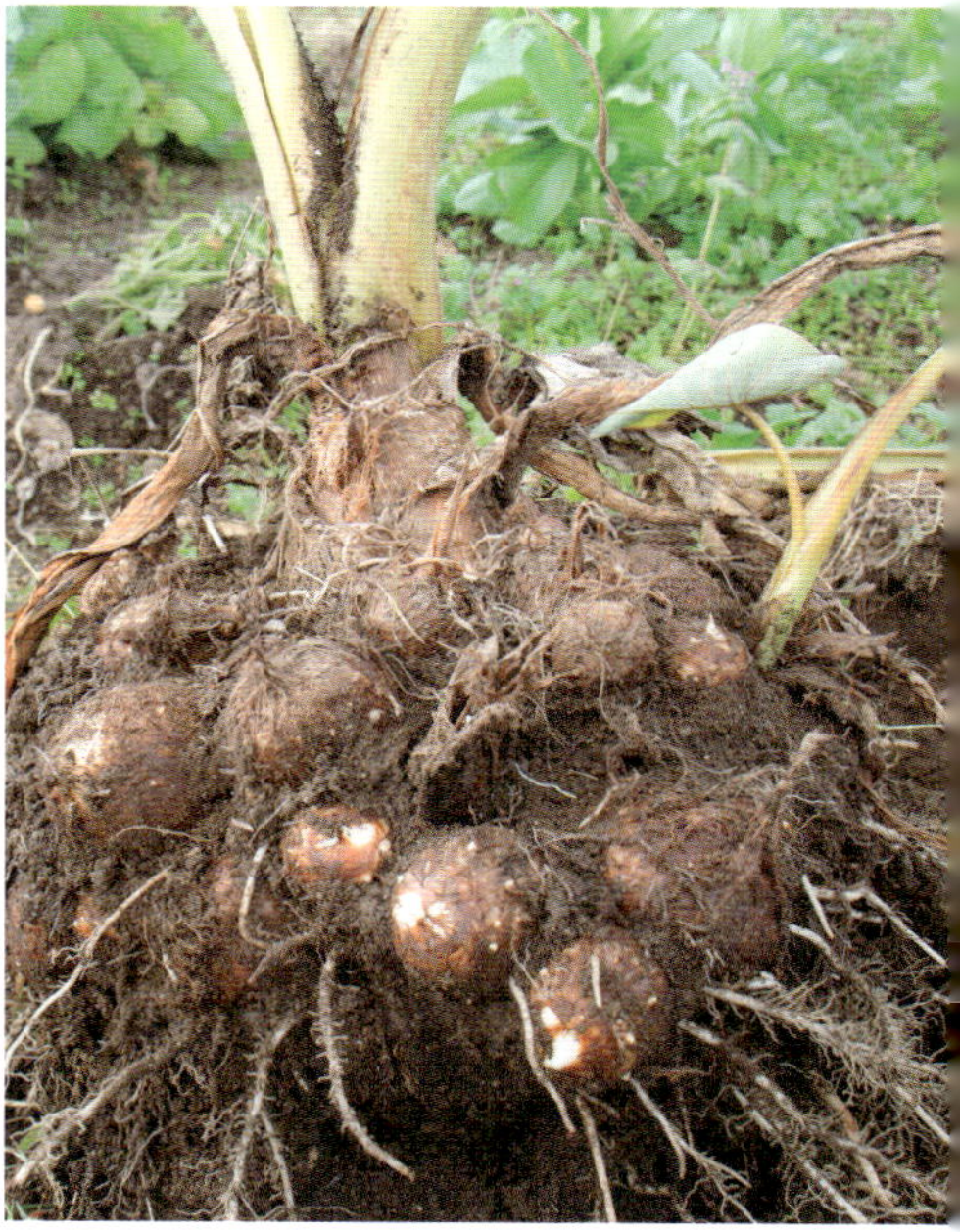

サトイモは、腸の働きを助けて便通をよくします。お腹の中の熱を冷まし、「芋薬」といって外用薬としても昔から使われてきました。（芋パスター・サトイモ湿布）

クスリになる使い方

芋パスター（サトイモ湿布）→198頁

【熱・ねんざ・肩こり・痛み・腫れもの・歯痛】サトイモの皮を厚くはぎ（薄いとかゆくなる）、すりおろして、皮ごとすりおろしたヒネショウガを1割と小麦粉をサトイモと同量位混ぜて、ねっとりしたものを布に伸ばして包み、湿布薬として使います。ねんざ、肩こり、痛み、腫れもの、歯痛などの妙薬でもあります。さらに酢を加えて混ぜて患部に貼ると、打ち身にも卓効がある。

サトイモだとかゆい人は、ジャガイモで代用してもよい。

サトイモの皮の煎じ汁

【神経痛】サトイモの皮を生なら12g、干したものなら4gを、水900ccに入れて5分の3位になるまで煎じて、この汁を一日3回に分けて温服する。

サトイモのおろし汁

【毒虫刺され】里芋をおろしてしぼり汁を患部につける。

美味しくいただくには

サトイモの皮は捨てないで、天ぷらやきんぴらに加工すると、美味しいし、薬効があるので利用してください。ただし、サトイモはさまざまな薬効をもっていますが、痰や咳の出る人は食用を避けたほうがいいです。ムチンは喉の粘膜を刺激して、痰の切れを悪くします。

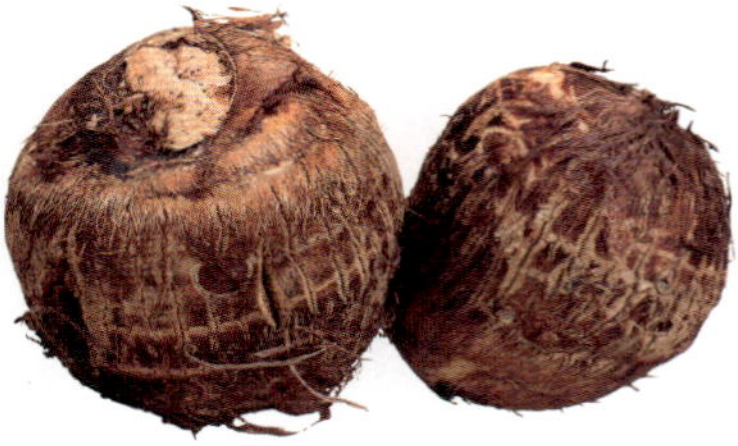

血も骨もつくり、ガンを防ぐ〝不老長寿のクスリ〟

シイタケ

椎茸・香蕈

効き目
貧血解消、風邪・炎症の改善、高血圧・動脈硬化・ガンの予防など

シイタケは、昔から不老長寿の食品として珍重されてきました。最近ではガンの予防効果にも注目が集まっています。

シイタケ特有の成分は、ビタミンB_{12}とビタミンD_2です。B_{12}は造血作用には不可欠なビタミンで、D_2はカルシウムの吸収や、体内での利用に深くかかわる栄養素です。貧血を改善し、骨を丈夫にし、カルシウム不足で背骨が曲がる側弯症やくる病の予防には大切です。

このビタミンD_2の母体はエルゴステリンを多く含んでいます。エルゴステリンはガンの予防に有効ともいわれています。

紫外線を浴びることで、人間の体内でつくられるビタミンDですが、同じようにシイタケも紫外線に当たるとビタミンDが増えます。この頃は天日干しではなく電気乾燥などにより、太陽に当ててない干しシイタケがほとんどですから、直射日光に一日当ててから利用しましょう。

またビタミンDには脳や神経の働きを正常化する働きがあります。これが不足がちだとイライラしたり、だる

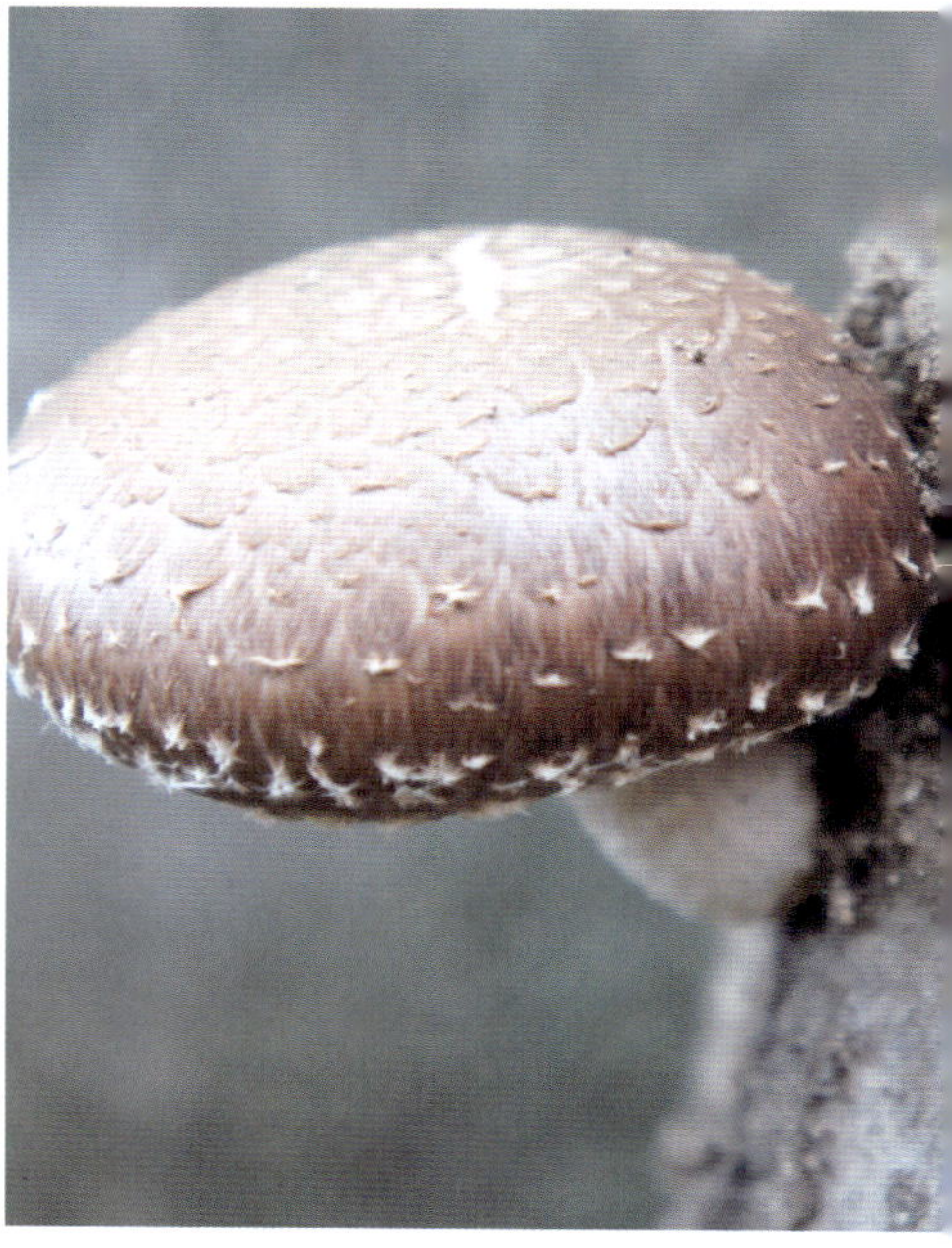

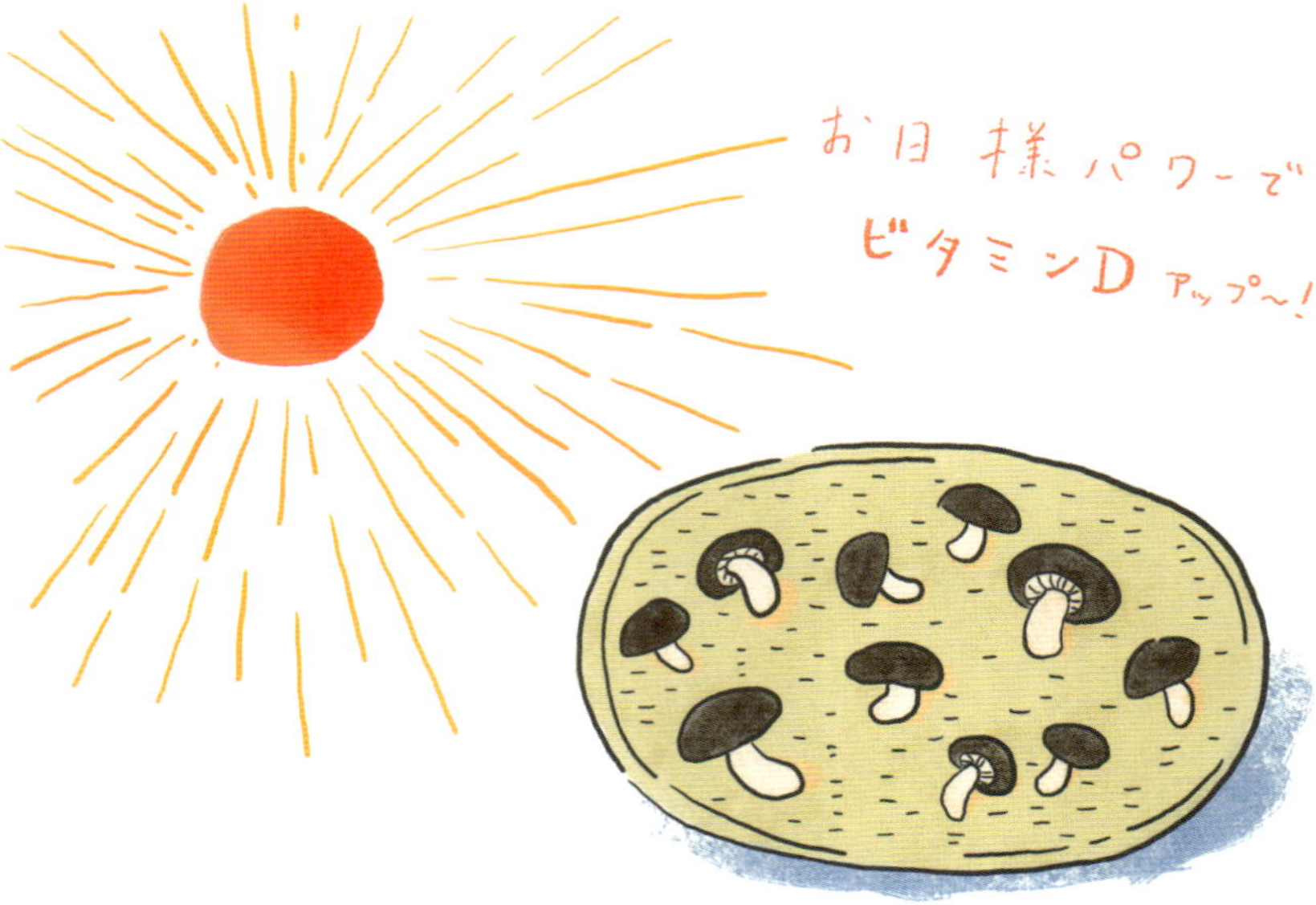

さや疲労感があったり、頭の働きが鈍くなったりします。

ビタミンBは腸の働きを整え、便秘を治し、血液循環をよくするので、肌もきれいにします。かぶれやすい人にはとても大切です。なかでもナイアシンという成分が肌荒れを防ぎます。

シイタケの胞子に含まれている成分は、ウイルス性の炎症を抑え、風邪、特に流感のウイルスに対抗する働きがあります。

また、含まれているフィトステリンがコレステロールの代謝を助け、血中や血管に沈着するのを防ぎます。常食すると、高血圧、動脈硬化の予防、治療に役立ちます。

美味しくいただくには

シイタケは、かさの表面にツヤがあり、肉厚でひだがつぶれていないものが良質。薬効は多いですが、消化は悪く、食べ過ぎると胃腸を害しますので注意しましょう。

強い防腐力が体内を浄化、頭をよくする

シソ

紫蘇

効き目

貧血解消、咳止め、吹き出物・抜け毛の予防など

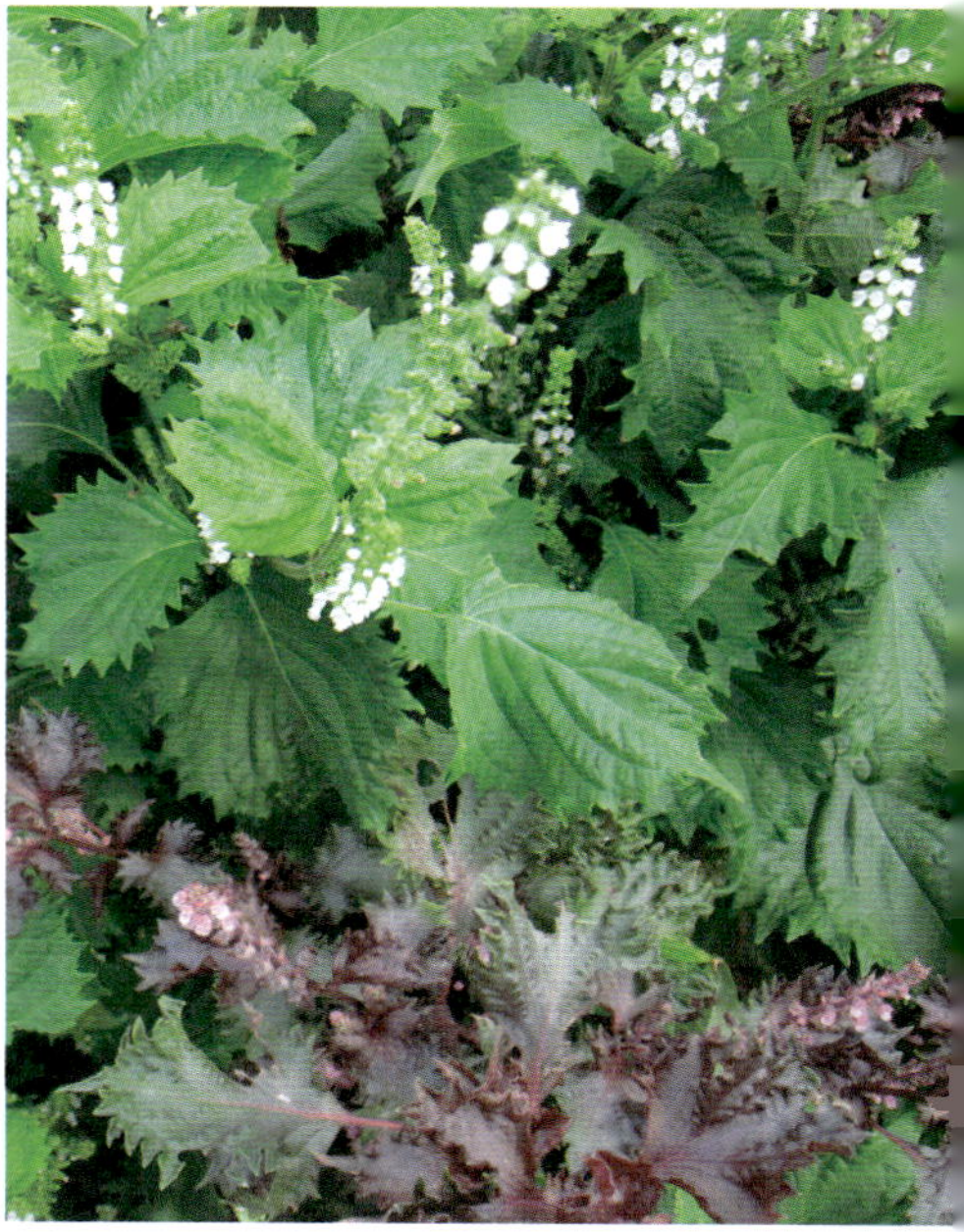

シソは薬効の多い植物です。緑色と赤紫色とがあり、薬味や刺身のつま、ウメボシの色つけなど、シソの葉が利用されることが多いですが、添え物にして食べないのは非常にもったいない。

独特の香りを出す香気のベリルアルデヒドという非常に強い防腐力をもっています。中毒かと思ったら、シソ葉をすりつぶし、ガーゼでしぼった汁を盃1杯飲むとよい。

またこの防腐力が腸内の腐敗を防ぎ、血液をきれいにして造血を助け、貧血を治します。血の巡りを活発にし、頭の回転もよくする。

栄養価も高くビタミンAの含有量は王様クラスで、ビタミンB_1、B_2、カルシウム、鉄、リンなどのミネラルも多い。民間療法では、鎮痛剤、発汗剤、咳止め薬に用いられてきました。シソを常食していると、吹き出物やシミも治り肌もきれいになる。頭皮も健康になり、抜け毛や、ふけを防止します。

私は講演などでの旅行で、外食する場合は、玄米では

なく白米だから、すりゴマとウメボシと、ウメボシのシソを中和剤に必ずもってゆき、野菜不足はこれで補います。おかげさまで元気です。

クスリになる使い方

干したシソの煎じ汁

【咳止め】干したシソの葉6gと乾燥させたキキョウの根2gを、200cc（1カップ）の水で煎じて3回に分服する。青ジソの葉と炒《い》り玄米とキンカンをともに煎じて飲んでもよい。

【風邪】干したシソの葉3gと干したミカン（無農薬）の皮4g、水500ccを一日分とする。

【食欲不振】干したシソの葉とショウガ各4g、クロマメ150gと水700cc位を一緒に煎じる。

シソのしぼり汁

【吹き出物・抜け毛・魚やカニの中毒】生葉をそのまま食べるか、葉をすりつぶしてその汁を飲むといい。

美味しくいただくには

葉を塩漬けに、また醤油漬けにしておき、おにぎりに巻いたり、のり巻きのようにしても美味しい。キャベツ、ハクサイ、カブなどと組み合わせ塩漬けにすると、風味を増し食欲をそそります。

青ジソの葉や花穂に薄い衣をつけて天ぷらにするのも最高です。

◆シソのショウガ醤油漬け

青ジソ20枚位を洗って、水気をとり、ちぎっておく。酒大さじ1、みりん大さじ1、醤油大さじ3、ゴマ油大さじ2を鍋に入れて、火にかけてアルコールを飛ばす。充分に冷ましてから密閉の容器に移し、シソ、おろしショウガ、白ゴマ、ニンニク1片（お好みで）を入れ、冷蔵庫で寝かせる。翌日から食べられますが、1週間ほど漬けると、なお美味しくなります。1カ月は日もちするので、常備食としても便利。玄米ご飯にのせたり、おにぎりに混ぜたり、冷や奴にのせる。炒飯に、お弁当に、箸休めに美味しくいただけます。

◆シソのふりかけ

シソの葉を陰干しにしてよく乾燥させ、粉末にする。これに炒りゴマと自然塩少々を混ぜてご飯にふりかけると風味を増し、健康的で美味しくいただけます。

◆シソの実漬け

実をザルに入れ、熱湯をかけてから5％の塩で漬けると健康的な保存食になります。

◆シソジュース

水2リットルを沸騰させて、洗った赤ジソの葉300gを入れ、再び沸騰させてから、10分ほど煮る。火を止め、ハチミツ420g（または、てんさい糖）、自然酢100ccを入れて混ぜる。10分ほどおき、ボールの上にザルをのせてこす。好みに薄めて飲みます。必ず冷蔵庫で保存すること。

こした後の赤ジソの葉は、冷まして瓶に入れ、梅酢を注いでおき、キュウリ揉みなどの浅漬けに加えると美味しくいただけます。また、刻んで油で炒めてみそと本みりんで味つけすると、シソみそになります。

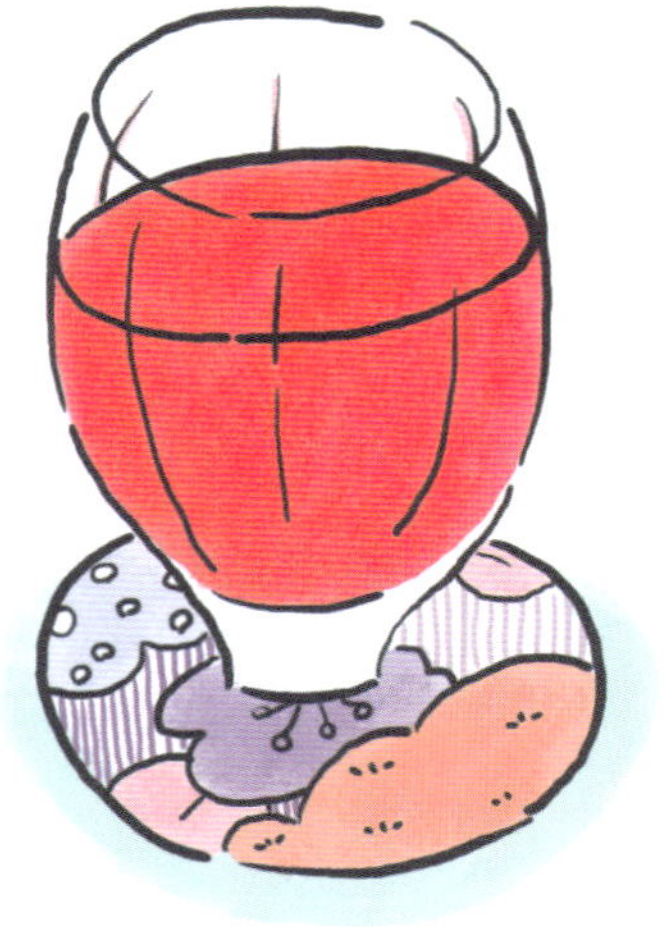

酒・たばこ好きな人におすすめ
サラダ以外でも食べたい

セロリ

塘蒿・清正人参《きよまさにんじん》

効き目
血液浄化作用、自律神経の調整、不眠解消、生理不順・更年期障害の改善など

体力がない、疲れやすい、元気がないといって精力剤に走り、これに頼り続ける人も多い。でも内臓の強化には、食べ物で血液を浄化し、細胞を活気づけるのが一番です。

セロリは血液を浄化し、体内から活気づける食品のひとつです。肉食を好む欧米人がセロリを好むのも、血液の汚れを浄化することを体が教えるからでしょう。

セロリはまた、強壮効果のあるスタミナ食品として、ヨーロッパでは古くから薬用として栽培されていました。

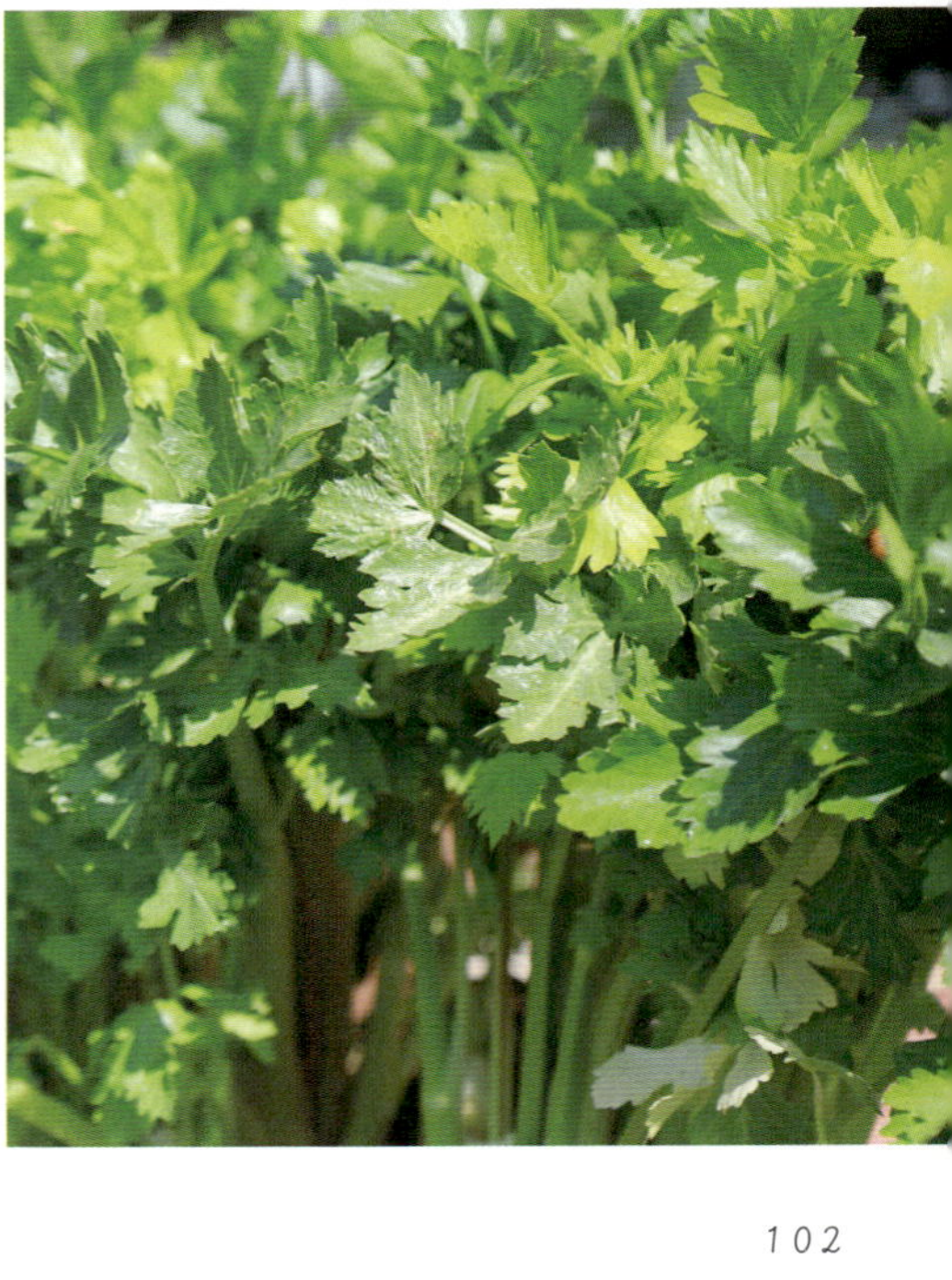

今ではさまざまな料理の食材として、欠かせない野菜です。

ビタミンはA、B、C、ミネラル分は鉄・カリウムなどが豊富です。神経性の下痢を起こしやすい人は、その鎮静作用もあります。自律神経や内分泌の調節をし、アンバランスも回復します。

ミネラル類が体内に溜まった一酸化炭素を排出するから、気管支や肺の働きを強める。また有害物質も解毒します。酒・たばこ、これらの嗜好品の愛好家は、常食す

るといいでしょう。葉に含まれる香り成分のピラジンは血行をよくする働きがありますが、神経を鎮める作用も芳香成分にあるので、上手に利用することで、不眠も解消します。

また、必須アミノ酸のひとつメチオニンが炭水化物の消化を助けるため、活力を促します。

女性ホルモンを助け、女性的能力を増し、細胞に活力をつけるので肌にも潤いを与える。女性にとっては生理不順、更年期障害の助けにもなります。

セロリはいつでも手に入るものですから、上手に調理して生かして使いましょう。

美味しくいただくには

セロリが含むビタミンB類は、熱や日光に弱いので、店頭にさらされ、しなびてしまったものは避け、生き生きした葉で茎が太く、皮の柔らかいものを選びましょう。

普通は生食でサラダにしますが、サラダだけではもったいない。生のセロリにみそや塩をつけて食べたり、市販のマヨネーズ・ドレッシングではなく、梅酢ドレッシング（梅酢1対植物油2、ハチミツ少々を混ぜ合わせたもの）をかけたり、独特のすがすがしい味わいを生かしましょう。ワカメやクルミと一緒にゴマ和えで食べると美味しい。ぬか漬けにしてもいい。

スープの具材としてはもちろん、八宝菜風に炒めたり、豆腐と煮込んだりして葛粉でとじるなど、調理法も工夫してください。葉は細かく切って油で炒め、醤油で濃いめに味つけしてよく煮込み佃煮にすると、玄米ご飯とよく調和し、食欲が増します。

◆セロリジュース

暑い時のセロリジュースはさわやかで、夏バテ防止にもなります。セロリに、ニンジン、リンゴなどを加えて味を調えます。肉食の多い人は、ワインを少し混ぜると、肉の酸毒が出されて中和されます。

消化・栄養にすぐれ、外食ではもっとも健康的な食べ物

ソバ

蕎麦

効き目

高血圧・動脈硬化・ガンの予防など

ソバの白い花が美しく咲くさまは、詩にも詠《よ》まれています。田舎育ちの私に、この風景はなつかしい。

高冷な産地の石ころ混じりの荒れ地ほど、美味しいソバができるといわれています。雑草性のたくましさが、そのまま食べる人のバイタリティになります。

ソバ粉はタンパク質、ビタミンB_1、ビタミンB_2、ルチンが多く、栄養価に富んで消化にすぐれているので、病人や虚弱者にもよい。また、このルチンは毛細血管がもろく破れやすくなるのを防ぎ、高血圧、動脈硬化などにも有効。便通をよくするし、血液浄化もするので何よりの健康食品。ガンにも有効です。

現代の外食で健康的なものといったら日本ソバくらいでしょうか。だしも人工甘味料を使ったような甘いつゆでない店を選びましょう。調味料や具を吟味して健康的なものを手づくりしたら、なおよいことです。できるだけ色の濃い外皮部分が混じったものを選びましょう。ソバの外皮は、腸の働きをよくし、利尿作用もあるので、老廃物を流します。血液をきれいにするから血管が柔らかくなり、血圧も正常になります。

一般的に栄養学者は「ソバは炭水化物ばかりだから、いっしょに卵1個、牛乳1本を一緒にとれ」という。本当は、ソバには炭水化物の他、ミネラル、ビタミン、タンパク質も含まれているので心配ない。ソバだけで、大きな力になります。栄養学者のいうとおりにしてい

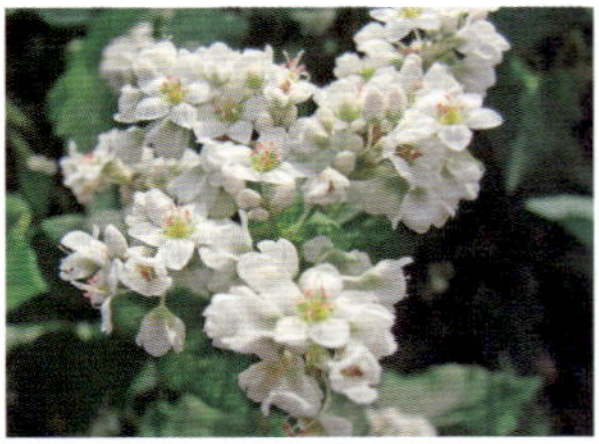

可憐なソバの花

ては、せっかくのソバの特性を台無しにしてしまいます。

美味しくいただくには

二八ソバなどつなぎに小麦粉が加えられているものも多いので、家庭でも外食でも、なるべくつなぎのない十割ソバ（色の黒いソバ）を食べるようにしましょう。

具は、海藻、ネギ、納豆、とろろなどを添えたほうが、より薬効は大きい。わが家ではカツオ節と昆布で取っただしでつゆをつくり、きざみ納豆、ワカメ、茹でた青菜、薄切りのネギ、そしてとろろを一緒に混ぜて熱いのをいただきます。一番有効成分を失わず、ソバの風味も損なわない食べ方は、ソバがきにすることです。ソバそのものの薬効をすべていただけます。

◆ソバがき

ソバがきは、ソバ粉1カップを鍋に入れ、熱湯を注ぎ入れてかき回しながらよく混ぜる。なめらかになったら鍋をとろ火にかけて、なおよく混ぜます。すると、底のほうが乾いてくるので少し湯を注ぎ、鍋に蓋をして少し蒸してから練ると、ソバの香りいっぱいの風味豊かでトロリとしたソバがきができます。これにカツオ節と昆布でつくっただし汁と、海苔、ネギなどの薬味でいただく。胃腸に負担をかけず、頭を使って疲れた時の疲労回復にいいので、受験生のおやつにもお勧めです。

私は子どもの頃、おやつに、このソバがきを醤油とハチミツで甘辛くしたものをかけて食べるのが大好きでした。今考えると健康的な食べ方だったと、親の教えをありがたく思い出します。

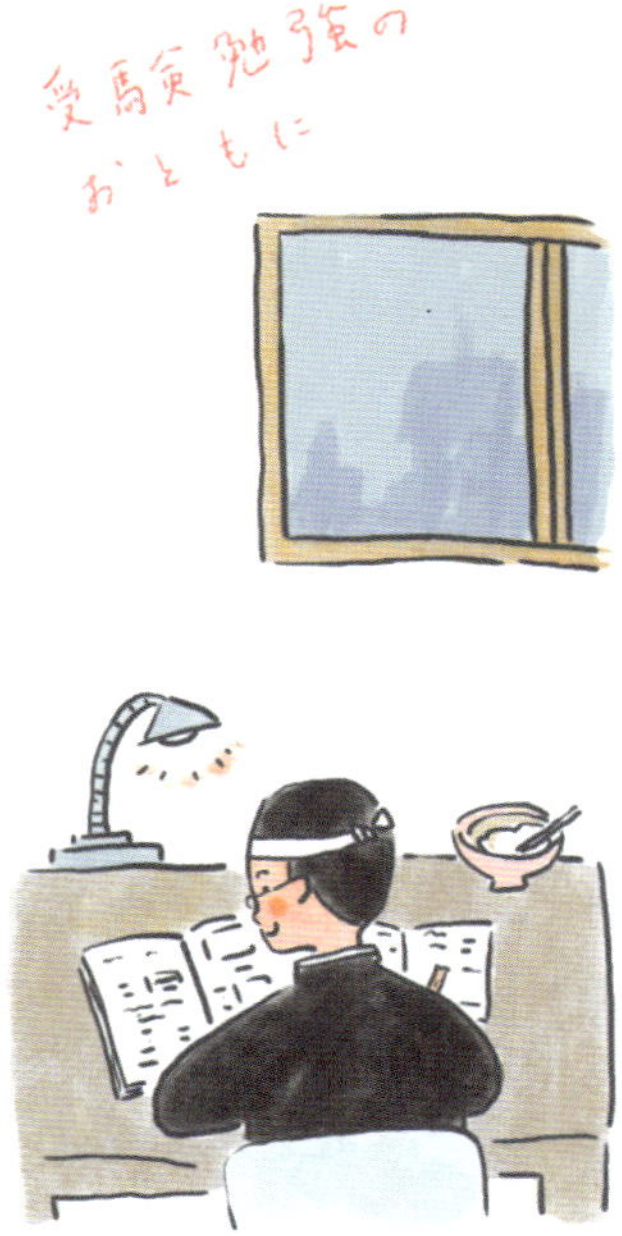

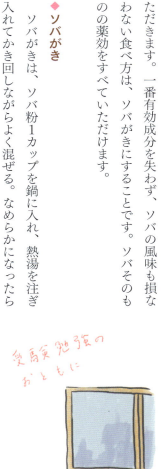

生でよし、干してよし、煮てよし、葉もよし
すべてが薬効になる

ダイコン

大根

効き目
消化促進、抗ガン作用、高血圧・糖尿病の予防など

ダイコンは生でよし、乾燥してよし、煮てよし、根も葉も捨てる所がない、全て薬効ありの有効な野菜です。

生のダイコンは消化酵素の妙薬で、デンプン質を分解する酵素のアミラーゼ、タンパク質分解酵素のプロテアーゼ、脂肪分解酵素のリパーゼなど、さまざまな酵素をたくさんもっています。

またダイコンにはリグニンという一種の繊維物質があり、これに抗ガン作用が期待されています。バクテリアの一種のピロリ菌。これが胃の粘膜の中に住みつくと粘膜に障害がおき、胃炎とか胃潰瘍のような病気や、さらに進むと胃ガンになったりするのでおそれられていますが、リグニンがガン細胞を攻撃して白血球の殺菌力を助け、胃を活性化してくれるというのです。

ダイコンおろしにはジアスターゼ、アミラーゼなどの酵素と繊維が多い。酵素は消化液の分泌を促して消化作用を助け、繊維は腸壁を刺激して腸壁細胞の働きを活発にして、腸の蠕動運動を助けます。このため、日頃からサンマなど脂の強い魚や天ぷらなどには、ダイコンおろしをたっぷり使うと胃もたれを防ぐ。ダイコンおろしは皮つきであることが大切です。皮にはビタミンP、カルシウム等の有効成分が多く、毛細血管を強化するので、高血圧・糖尿病に有効。脳出血の予防にも役立ちます。

クスリになる使い方

ダイコンの干し葉の腰湯 →202頁

【冷え性・貧血】ダイコンの葉をカラカラに乾燥させて干

し葉にし、煮出して浴槽にあけ、適当な温度にして足と腰だけ入ります。普通は10分もすると汗が出てきます。お湯がぬるいと効果が上がらないので、温度は我慢できる程度まで熱くして入ります。

ダイコンの干し葉の腰湯は、湯から上がったあともいつまでもポカポカ。病弱者は少し寝て休んでから動き出すとらくです。妊娠中の場合は、この腰湯をすると血行もよくなり、肝臓・腎臓の働きも助けるので胎児の発育もよく、母体も元気でつわりなども少なくてすみ、安産です。

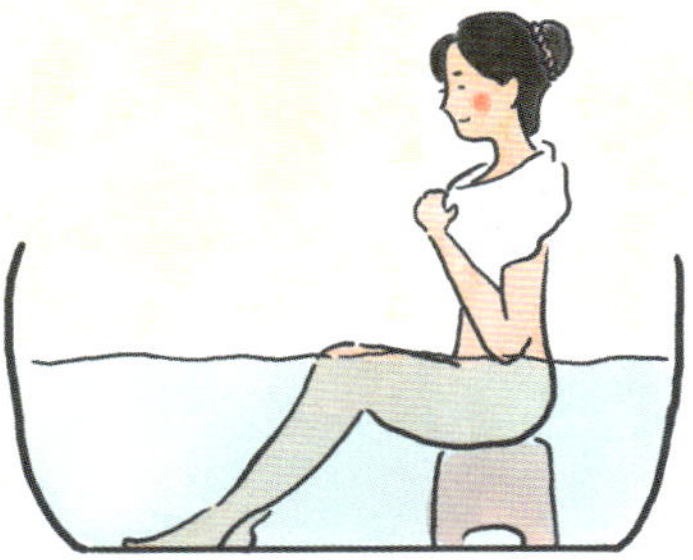

最近は、ダイコンの葉は畑で切り取られて手に入りにくいので、ヨモギ、ビワの葉などの腰湯でもよい。

ダイコンおろし

【頭痛】ダイコンをおろして水気を切り、ガーゼに包んで、額に当てておくと痛みをとります。ただし、辛味が強いものは皮膚がただれる場合もあるので、当てる時間に注意する。

【口・舌・虫歯の痛み】おろし汁でうがいを度々する。

ダイコン湯

→188頁

【風邪の解熱】ダイコンおろしを盃に2〜3杯、その1割量くらいのおろしショウガ、そして醤油または塩少々で味つけして、熱湯を注いで熱い所を飲む。これは肉、魚の中毒も消します。ただし小児や虚弱者はいけません。

【利尿】ダイコンおろしの汁1に対し、お湯を2の割合で一度さっと煮立てて塩少々で味つけして、一日に180cc位飲むと、小水がよく出ます。ダイコンの煮物やおでんとして食べるのも利尿作用を促す。

ハチミツダイコン

【咳・声枯れ・喉の痛み・二日酔い】ダイコンを薄い輪切りにしてガラス瓶に入れ、ダイコンがかぶるくらいハチミツを入れて一昼夜もするとダイコンから汁が出てくる。このハチミツダイコン汁をなめるとよく効く。生ダイコンのハチミツ漬けを食べてもよい。

美味しくいただくには

生のダイコンの葉を洗い、みじん切りにして、油炒めにして、油揚げのみじん切りを混ぜ、少し濃いめの醤油味で仕上げます。これに香ばしく炒ったすりゴマを混ぜて、温かい玄米ご飯にかけて食べると実に美味しい。ダイコンの葉の炒め物は便秘のクスリです。

ダイコンが多くある時は、切り干しダイコンにして保存もできる。カルシウムの補給となり、体を温め、冷え性を改善し、健康づくりを助けます。

◆タクアン漬け

色素や防腐剤、甘味料入りではない、自然栽培、自然塩、無農薬の糠を使って本物のタクアンを漬けると、細胞を活気づける大切な日常食品になります。

ダイコンをしんなりするまで干すと、太陽の力がビタミンDを育て、カルシウムの吸収を助けて細胞を元気にして、骨や歯も丈夫にします。

干して漬けることによって辛味の成分が変化し、腸内で糖質（炭水化物）の分解を防ぎ、血糖が上がるのを防ぐため、糖尿病の予防にも役立つことになる。また、干すことで繊維質の働きも強くなり、腸内のビフィズス菌などの有効菌を増やし、有害物質の排出にも大きな力となるし便秘も防ぎます。

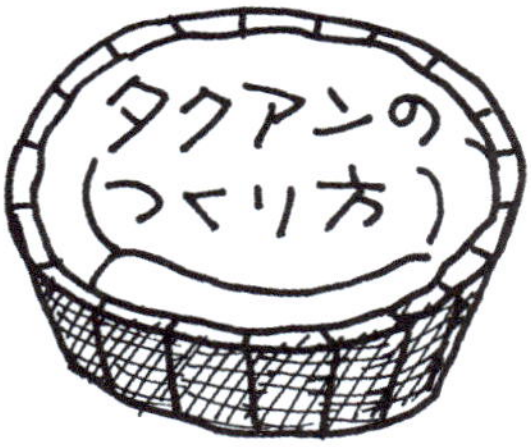

用意するもの
干し大根15kg ／自然塩800g／ぬか1.5kg
柿やリンゴの皮を干したものを3～ 4個分／赤唐辛子少々

1. 大根は縄で結び、天日と風に当てて干す。

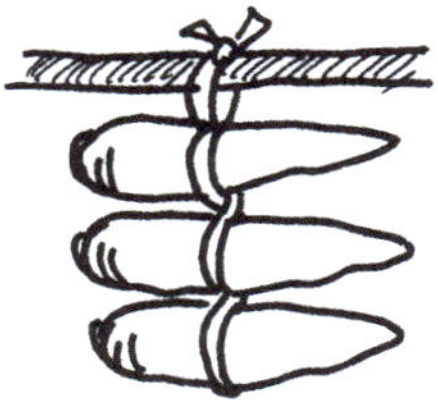

2. 漬ける前に、干し上がった大根をまな板の上で強くもむと、仕上がりが柔らかくなります。

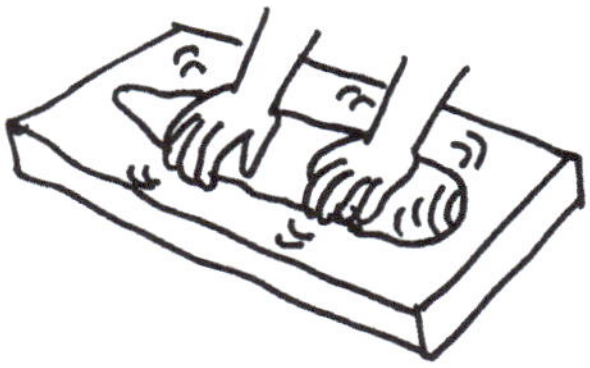

3. 塩と米ぬかをよく混ぜ合わせる。

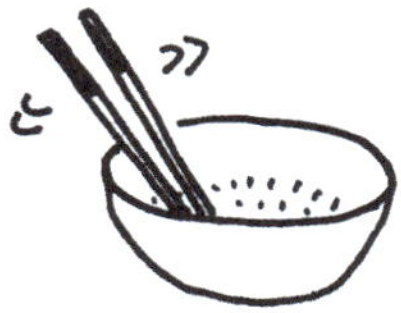

4. 容器の底に混ぜぬかを敷き、長い大根を外側、短い大根を内側に並べて漬ける。

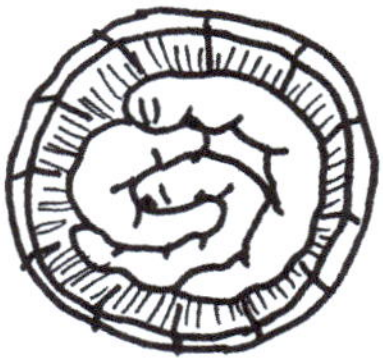

5. 柿の皮、赤唐辛子、混ぜぬか、大根と繰り返す。最後に干した大根葉を並べて、混ぜぬかをふり、押し蓋をする。

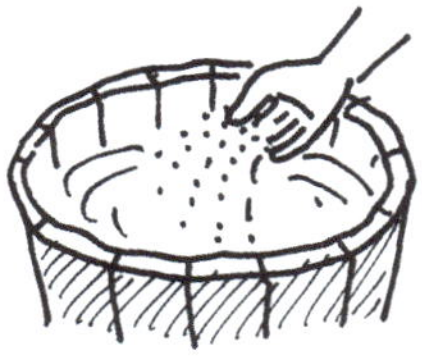

6. 大根と同じ～倍ぐらいの重しをのせる。

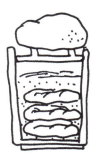

肉や魚より栄養源として優秀な「畑の肉」

ダイズ

大豆

効き目

脳の老化防止、血液の酸性化防止など

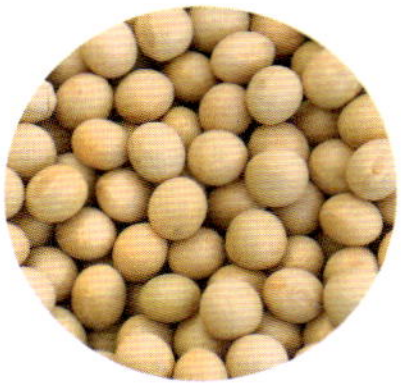

ダイズは、昔から「畑の肉」と呼ばれるほど栄養価の高いことで知られていますが、動物性タンパク質の欠点を補う有効成分が多く含まれています。動物性に少ないカルシウムをはじめ、ミネラル、ビタミンを豊富に含み、アルカリ性で、血液の酸性化を防ぎます。

また、体内で生成することのできない9種類の必須アミノ酸がバランスよく備わっており、血液や細胞に対して、むしろ肉や赤身の魚より栄養源として優秀です。

脳の老化防止と長寿の関係でも、ダイズをよく食べている人が長寿者に多く、頭脳も老化せず元気に働いておられるという研究データもあります。

美味しくいただくには

ダイズは組織が硬いので、よく煮ないと吸収が悪い。みそ、醬油、豆腐、納豆、きな粉、豆乳、煮豆、食用油などに加工したのも先人の知恵です。

なかでも納豆は、納豆菌のもつ酵素がダイズの成分を分解するので、消化がよく、整腸作用も大きい。良質のアミノ酸が豊富で、消化吸収もいい。これは発酵によって微生物がたくさん繁殖した結果です。よく糸を引く納豆ほどビタミンB_2が、生の時より5～6倍多く、B_6とグルタミン酸も多いので、脳育には貴重です。これは日本人の先祖が発明した食品の傑作です。

ねばねばの中に含まれるジコピリン酸は、放射性物質を体外につまみ出すので抗公害食品です。

皮ごと茹でて、アク抜きし、旬と薬効を味わいたい

タケノコ

筍

効き目
新陳代謝増進、利尿作用、腎臓強化、肥満解消など

タケノコを食べるとニキビや吹き出物ができるといわれているのは、タケノコの成長成分がそのまま体内の新陳代謝を盛んにするためのようです。

栄養分析では他の野菜に比べると、カロリーが低く、ビタミン類も少ないので「栄養がない」といわれてきましたが、食物繊維がたっぷりで便秘解消や大腸ガンの予防、血糖値の上昇をおさえます。またカリウムや亜鉛も多く含みます。

タケノコには利尿作用があり、腎臓を強化するので血液を浄化。内臓の機能も強化するため基礎体力もつきます。しかも体が引き締まって肥満を解消します。

また、はしか（麻疹）の発疹を促して治りを早める効果もあります。発疹がなかなか出ずに咳で苦しい時には、タケノコスープを飲むと発疹して早く治ります。

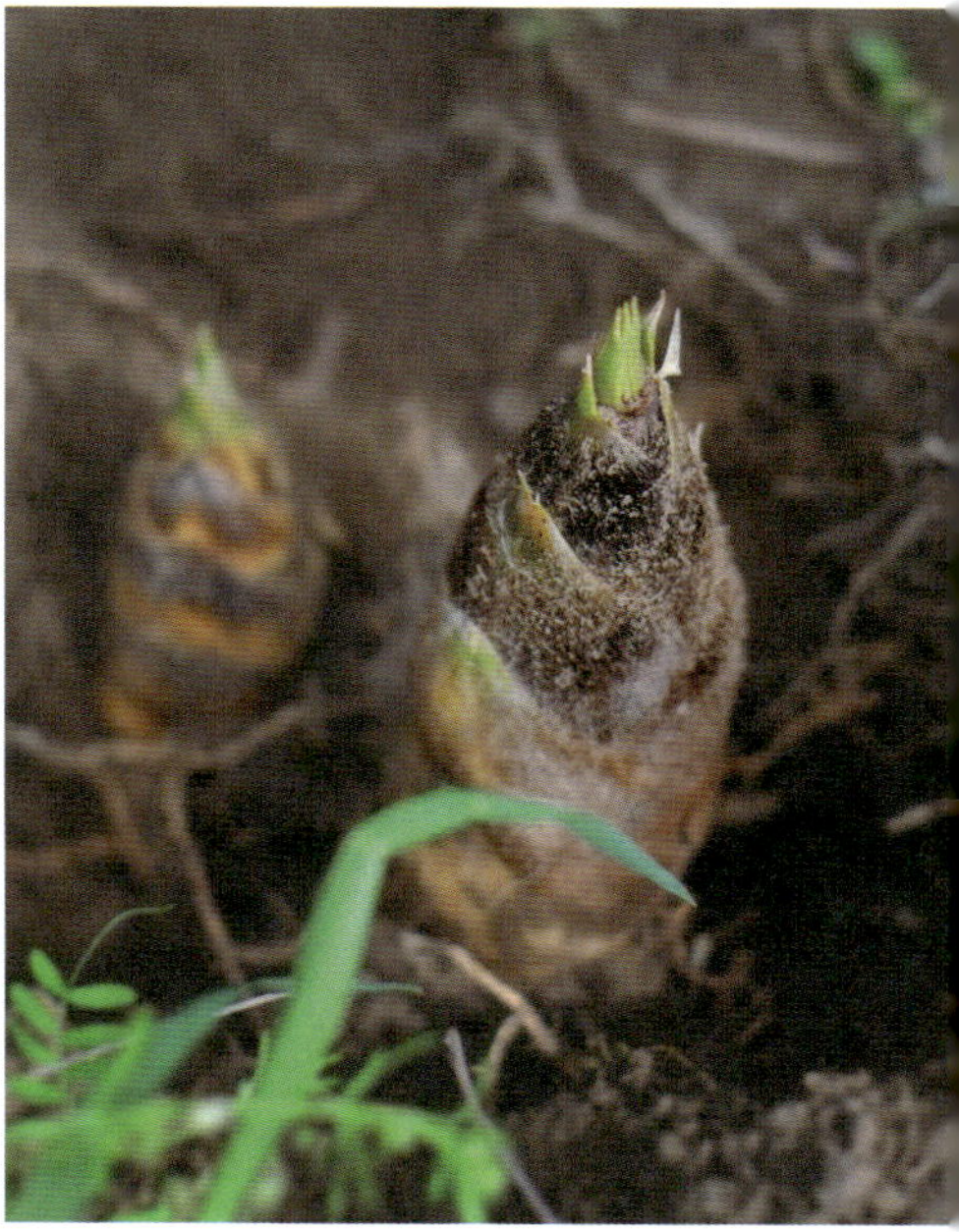

美味しくいただくには

掘りたての時間のたっていないもので、太くて短い、

切り口の柔らかいもの、皮も生き生きとしたものを選ぶと、えぐみも少なく美味しい。このえぐみはカルシウムを沈着させて体内に結石をつくりやすいので、十分にアク抜きをしてからいただきましょう。皮ごと茹でると味にコクが出て美味しい。旬の時に茹でて瓶詰めにしておくと、一年中重宝します。

市販されている防腐剤入りの加工品のタケノコは、せっかくの酵素も死んでいます。土から掘りたてのタケノコから手作りしましょう。

◆タケノコのアク抜き

米ぬか（または灰汁水）と酢少々（またはとうがらし）を入れた中で40分から1時間ゆっくりと茹でて、一晩そのままにして、アクを抜きます。皮をはいでよく洗うと、アクもすっかりとれています。

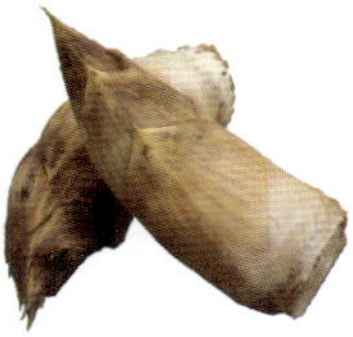

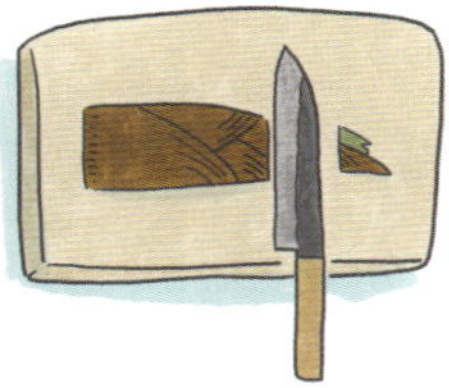

①皮の穂先を切り、縦に切れ目を入れる。

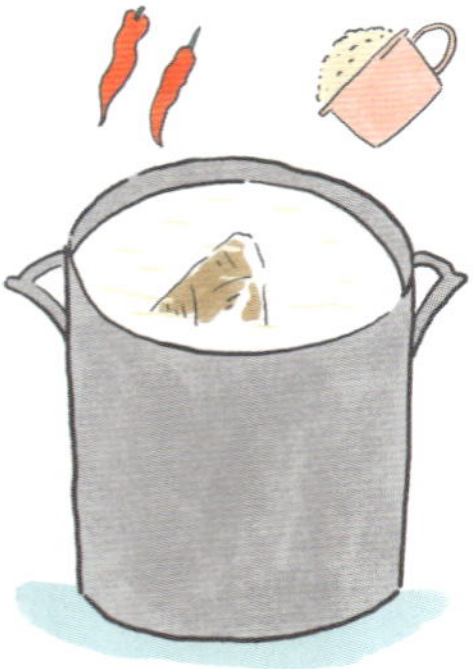

②
水から煮る。
※皮をむいて茹でてもOK

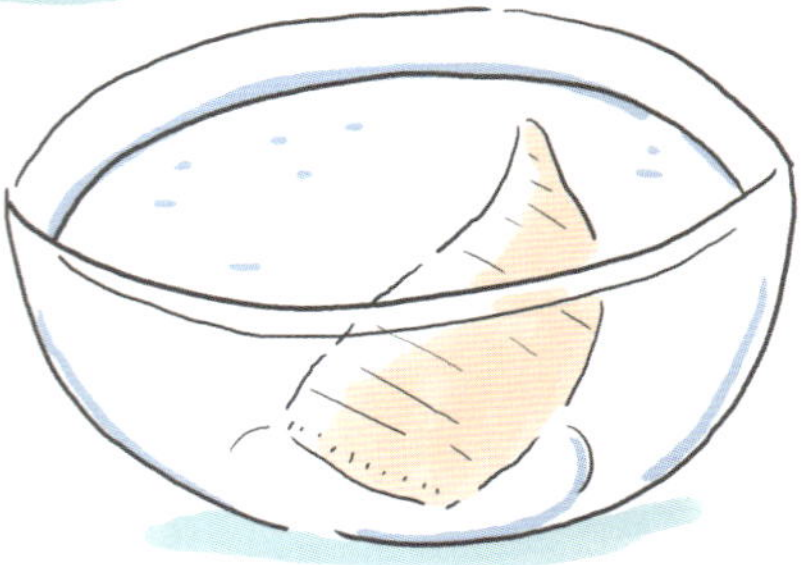

使い切れない時は、水に浸けて冷蔵庫で保存できます。

黄色い皮から根まで利用しつくしたい
健康・健脳野菜

タマネギ

玉葱

効き目
高血圧・動脈硬化・肩こり・不眠症の解消など

タマネギには、ニンニクやネギと同様に、アリインという物質が含まれ、これにアリナーゼという酵素が働いてアリシンとなってビタミンB_1と結合してアリチアミンになる。この物質はビタミンB_1に比べて20倍以上吸収されやすく、腸の働きを助けます。

百歳以上になっても元気に働く長寿者は、必ず腸が丈夫でB_1を腸で合成できる力をもっているという。この腸の働きを助けるもののひとつにタマネギがあります。

食欲不振、便秘、不眠、活力減退など、食べ過ぎ、飲み過ぎや、アンバランスな食事でB_1が不足して起こることが多いので、タマネギが有効とされるのもそのためです。酒飲みはビタミンB_1不足になりやすい。その上、酒の肴が刺身、肉などの動物性食品や、甘いものが多いと一層マイナスとなる。タマネギを食べるとアルコール障害を防ぐことにも役立つ。

細胞が硬化すると血圧が高くなる。この硬化は老化にもつながる。タマネギは血液の流れをよくして体を温め、コレステロールの吸収を抑えて血圧を下げる働きもする。ことに茶色の外皮にその効能が多い。

皮にはケルセチンという物質が多く含まれ、抗アレルギー作用があるので喘息やアトピーにも大切です。とても捨てられない部分です。うちの料理教室では干して薬草茶とともに煎じて使ったり、だしをとる時に一緒に煮出したり、カレーやスープ、煮込みものなどに一緒に煮出して有効に使います。ぜひ大切にお使いください。

精白したり、漂白したり、添加物加工した食品などを食べていると、ビタミンB_1不足になります。最近は過労死なども多くなり問題になっています。過重労働だけでなく食べ物の偏りと加工食の多食、血液の酸性化による汚れ、ビタミン不足はより深刻になっていますが、あまり表に出てきません。タマネギは肉の毒消しもするし、神経のイライラを鎮めるので頭脳の働きを助け、安らぎを与えてくれます。寝る時に枕元にタマネギの輪切りを置いて寝ると、精神安定剤となり不眠に効ありとされています。

クスリになる使い方

タマネギの生食

【強壮・便秘・胆石】薄く切り、生のまま食すると胃腸の働きを強め、心臓を丈夫にします。胆石には、きざんで食べると溶かす効果があります。

タマネギの表皮の煎じ汁

【高血圧・肩こり・動脈硬化・めまい・不眠】表皮20gと水1000ccを半量に煎じ、これを一日量として内服。オオバコ・ドクダミを加えるとより効果は大きい。

タマネギの表皮の粉末

【湿疹・喘息・アレルギー】表皮を粉末にして飲む。

美味しくいただくには

◆タマネギのだし

タマネギ1個にニンニク1かけの割合でみじん切りにし、植物油でじっくりと炒める。茶色になり、ニンニクの臭みが抜けるまで1時間くらいとろ火でゆっくりと。何か仕事をしながらでも時々かき回し、べたべたになるほど炒める。甘くて風味ある美味しいだしができます。炒める時は、根や頭の部分も全部使います。一度にたくさんつくって、カレー、スープ、みそ汁のだしに使ったら、健脳と健康で病人にとってもスタミナの増強になる。

肉の消化を助ける「トマトのある家に胃病なし」

トマト

蕃茄《ばんか》・赤茄子・珊瑚《さんご》樹《じゅ》茄子《なす》

効き目

疲労回復、健脳、毛細血管強化、造血など

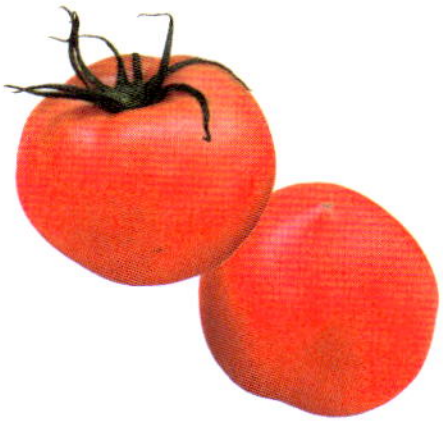

ヨーロッパでは「トマトのある家に胃病なし」ということわざもある。トマトにはさまざまな有機酸が含まれていて、食べ物の消化吸収を促すから、疲労回復にも有効です。特に肉を多く食べる人には肉の消化を助けます。ためしに生肉の上にトマトの輪切りをのせておくと、肉は軟らかくなっています。

トマトには必須アミノ酸でうま味成分のグルタミン酸が多く含まれています。グルタミン酸は脳細胞の働きを強める。記憶力や集中力アップ、認知症の予防も期待されています。毛細血管を強くするビタミンPや、造血を助ける葉酸なども含まれています。

また、赤い色素に含まれるリコピンも注目されています。活性酸素の働きをおさえる抗酸化作用があり、ガンの予防効果が高いといわれています。

美味しくいただくには

年中出回っていますが、太陽の光をたっぷりあびて育った新鮮なトマトを夏の暑い時に食べることが、体の生理とも合い、薬効も大きい。ただトマトは夏の野菜ですから、暑さを防ぐため、体を冷やす作用もあることを覚えておきましょう。

トマトは加熱しても成分は有効。カボチャとも相性がよく、タマネギ、ニンニクをみじん切りにして油でよく炒め、完熟トマト、ニンジン、カボチャ、タマネギをゆっくり煮込むと、大変うま味のあるシチューができます。

寒冷地原産　体を温め、スタミナ強化に効く

長ネギ

長葱・葱白《そうはく》

効き目
血液浄化、発汗・利尿作用、胃腸病・冷え性・むくみの改善など

東日本では白い部分が多い「根深ネギ（白ネギ）」、西日本では主に緑の部分を食べる「葉ネギ」が一般的です。他に、香りの強いネギ、小ネギ、軟らかいネギ、太ネギ、甘味の強いネギなど、全国に多くの伝統品種がつくられています。原産地はモンゴルあたりの平原とか、シベリアの極寒の地ともいわれる。極寒の地の野菜であることにより大きな耐寒力がある。この体を温める作用は、内臓の働きを盛んにし、血液浄化をよくするから、基礎体力を増強しスタミナ強化をします。

発汗、利尿も促され、痰の排出も促進されるので、体内の余分な水分や過剰なタンパク質性老廃物も速やかに排出します。それにより血液は浄化され、新陳代謝は盛んになる。

このためネギを常食していると、胃腸病、冷え性、むくみが治り、不感症、陰萎も解消して脱毛予防にも役立つ。

緑色の部分にはビタミンAやミネラルが多く含まれています。さらに緑の葉の内側にあるぬめりは、免疫力を高めてくれます。

漢方ではネギの白い部分は「葱白《そうはく》」といって、発汗、解熱、健胃、喉の痛みを和らげる、気持ちを安定させるなどの働きがある。熱いみそ汁やソバ、うどん等に生の白根を薄い輪切りにして薬味に使うのは、栄養の吸収を助ける大切な古人の知恵です。

特有の辛味は、硫化アリルが含まれているためです。この硫化アリルはビタミンB_1と結合することで、分解酵素であるアノイリナーゼの作用からB_1を守り、効果を高

める作用があります。その上ビタミンB_1の吸収をよくして、無駄なく利用されるようにしてくれます。

ビタミンB_1不足になると、炭水化物が消化不良になり、乳酸などの老廃物が停滞してしまう。すると疲れやすく根気がない、イライラする、冷え性などの障害が起きやすくなります。

また、白米や白パンなど精白食品や食品添加物などばかり取っていると、まちがいなくビタミンB_1不足になって、年中眠く、疲れやすくなります。こういう時は、ビタミンB_1の効果を高めるネギを食べるとよい。

ネギは現代日本人の体質改善に非常に役立つ食品なので、大いに利用しましょう。

クスリになる使い方

ネギみそ

【風邪】風邪の引きはじめの頭痛や鼻詰まりにも、みそにネギの薄い輪切りと少々のおろしショウガを加え、熱湯を注いでかき回して身ごと飲んで寝ると、卓効があります。

生白ネギ・あぶり白ネギ

【咳】白ネギを5～10㎝ほどに切り、布で包んで鼻孔に当てて呼吸すると咳が止まる。

【喉の痛み】ネギの白根を二つ割りにして火であぶり、しんなりしたのを喉に当てて包帯をしておくと治る。

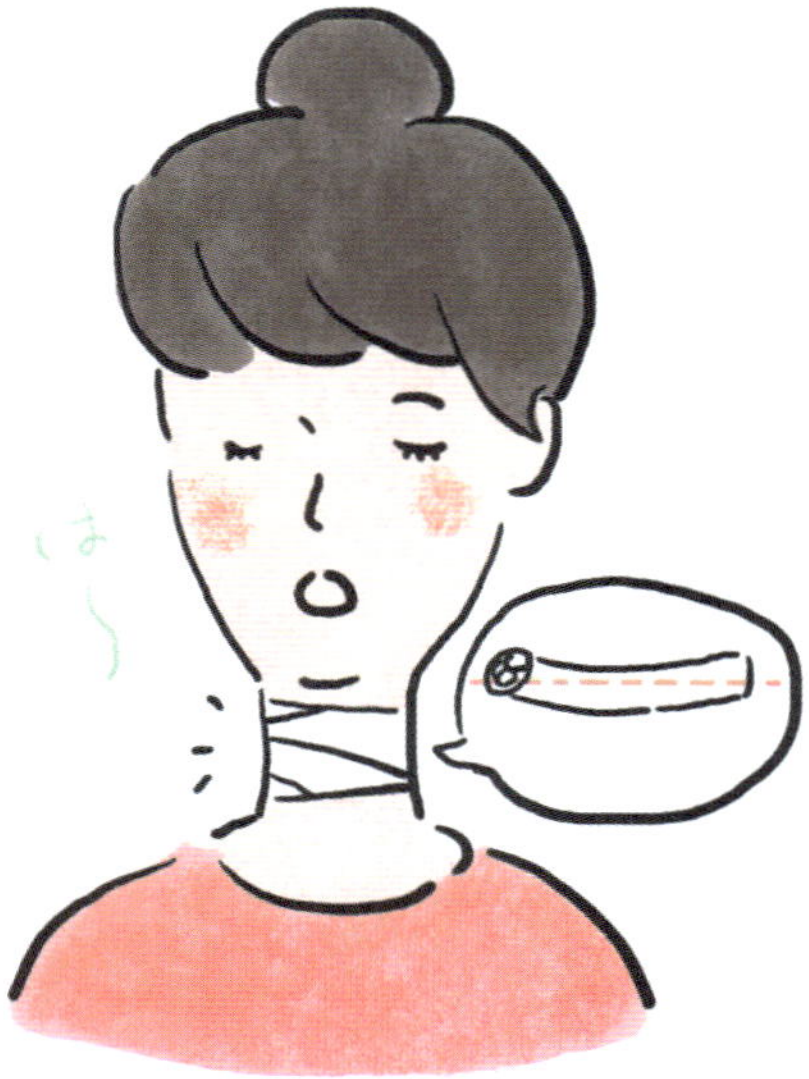

ネギの煎じ汁

【不眠症・風邪・発熱】ネギを煎じて飲むか、細かく刻んでドンブリにたくさん入れ、生みそを加え、よくかき混ぜて熱い所を飲みます。

不眠症の場合は生ネギに生みそをつけて食事の時に食べてもいいでしょう。

【赤ちゃんが乳を飲まない時・小水の出ない時・便秘の時】白ネギを母の乳で煎じ、その乳を少しずつ口に注いでやると治る。

【リウマチの痛み】ネギ150g、カラシ粉360g、大麦1カップを布の袋に入れて、水1・8リットルくらいで煮詰め、その汁で温湿布すれば卓効が得られる。

白ネギのスープ

【病後の衰弱の回復】白ネギ、ニンジン、ジャガイモなどをよく刻んで水から煮たスープは、虚弱で弱った人の栄養補給に非常に助けとなる。

美味しくいただくには

ネギはなるべく生食か、生に近い状態で利用したほうがいい。

みそ汁、ソバ、納豆などにもネギの白い所を薄く輪切りにして入れる。お好み焼きや手づくりラーメンには青ネギをたっぷり。

斜めに切ったネギをさっと油炒めして、だしと醤油をかけて卵でとじると美味しい。

豆腐ステーキは、豆腐の水気を切って厚切りにし、ニンニクの薄切りをフライパンで炒め、豆腐の両面を焼き、刻みネギとカツオ節をのせて醤油をかけて蒸し焼きにします。小麦粉をまぶして油で両面を焼いて、刻みネギとカツオ節と醤油で食べてもいい。

「ニラがゆ」はお腹をこわした時の特効食

ニラ

韮・韭・加美良《かみら》

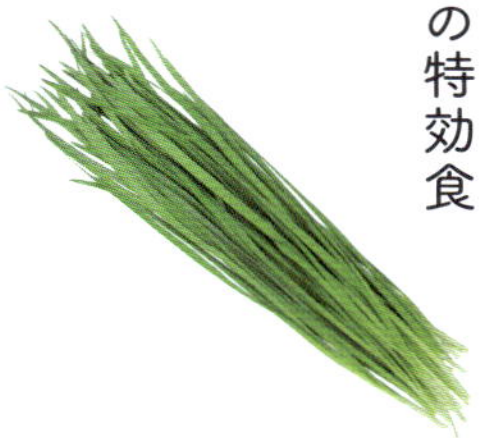

効き目
便秘・下痢・腹痛の解消、殺菌・防腐作用、貧血・精力減退の改善など

ニラは、山野に自生し、日当たりのよい庭のすみにでも植えておくと一年中次々に新芽を出す、とてもありがたい緑黄色野菜です。

昔から、ニラを食べると体が温まり、便秘、下痢、腹痛に特効があるといわれてきました。

お腹をこわした時の「ニラがゆ」「ニラおじや」は特効食です。石田三成が戦に負けて山野をさまよい下痢がひどくなった時、ニラがゆを食べて治したといいます。

特有の強い臭気の成分は、硫化アリルの一種のアリシンで、殺菌・防腐作用があり、腸内の有害な細菌を防ぎ、腸の働きを盛んにしてくれます。臭いの気になる人は、ウメボシを食べると取れます。

ニラには揮発性油が含まれ、腸の中をきれいにして有効菌を繁殖させる働きがある。

鉄分も多く、貧血や鼻血の出やすい体質の人にもよい。出血しても凝血しやすくなるからです。

栄養分もカロチン、ビタミンB_1、ビタミンB_2、ビタミンC、ビタミンEが豊富で、生殖機能を盛んにするので男性の精力減退にもよい。

クスリになる使い方

ニラのすりおろし

【下痢止め・整腸】根をすりおろし飲むとよく効く。

ニラ汁

【止血・しもやけ・神経痛】ニラを揉んでしぼり、しぼり汁を患部につける。

ニラの煎じ汁

【痔】ニラを煎じた汁で患部を洗う。

ニラの塩揉み汁

【湿疹】葉を塩揉みして患部に当てる。

【切り傷】生葉7~8枚をすり鉢ですり、ダイズ粒ほどの塩を入れてよく揉む。そのしぼり汁を傷口につけてしばる。

美味しくいただくには

ニラは柔らかく濃い緑色のツヤのあるものが養分も詰まっています。

ニラを常食していると風邪を引きにくく胆石の予防にもなりますから、汁の実、卵とじ、炒め物など、さまざまに調理の工夫をして利用しましょう。

◆ニラ雑炊

昆布・カツオ節のだし汁にみそで味つけし、玄米ご飯を入れて煮込みます。そこにニラを入れて熱い所をいただくと、体の底から温まります。整腸、下痢止めにもなります。

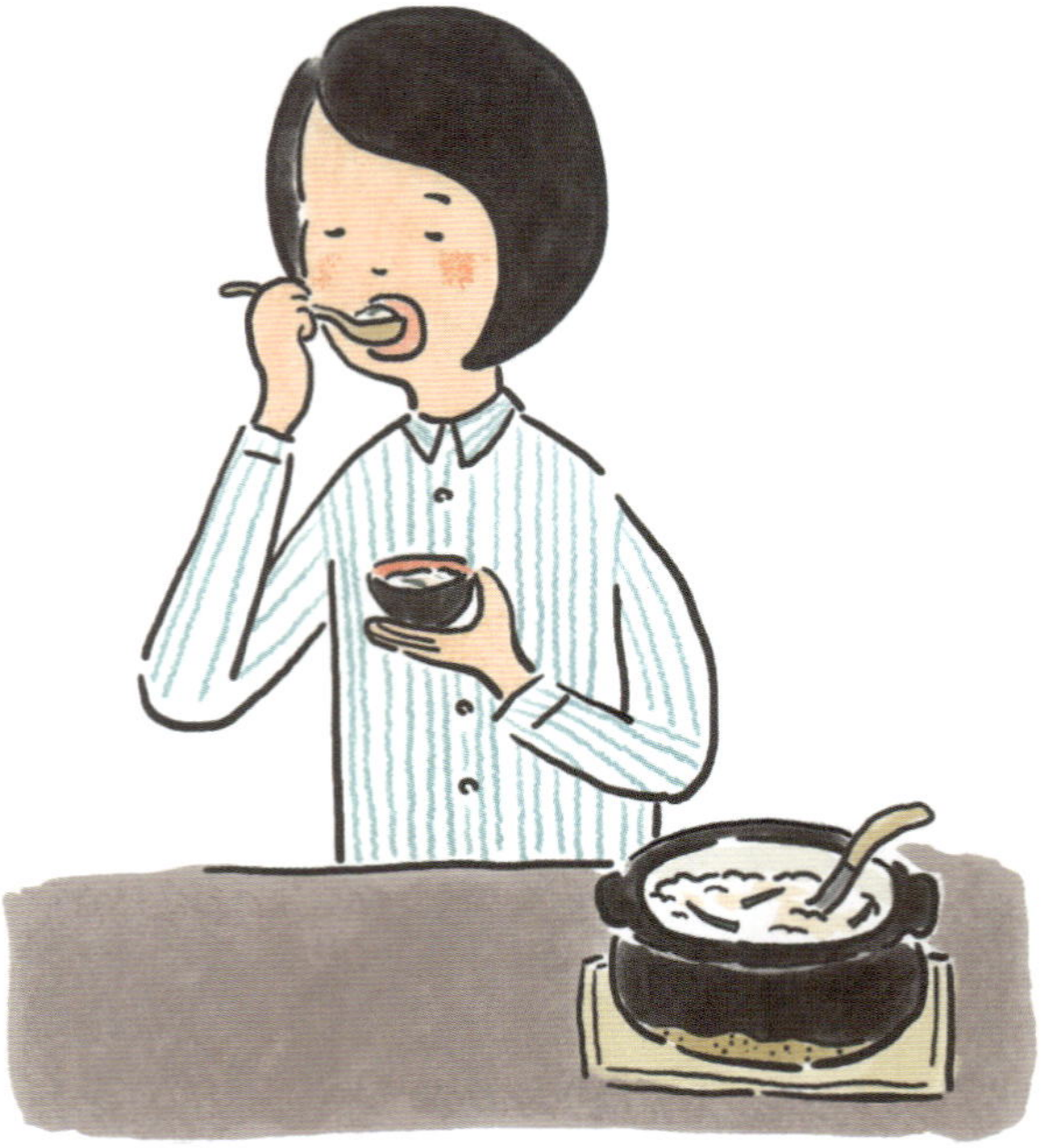

ガンに効く、疲れ目に効く、冷え性に効く

「野菜の王様」

ニンジン

人参・胡蘿蔔《こらふ》

効き目

強肝、胃潰瘍・ガン予防、目の疲れ・喘息・冷え性改善など

ニンジンは昔から野菜の王様といわれ、ニンジン好きな人は丈夫だといわれています。

志摩半島の海女は昔からの伝統食を食べ、酸素マスクなしで海に長くもぐりますが、特にニンジンを食べると海に潜った時に力が出るといいます。肝臓が強化されるからでしょうか。

長寿研究の近藤正二博士は、全国各地を歩いて調査した結果、岩手県の二つの村でニンジンを食べるか食べないかの違いだけで一方は長寿村、一方は短命村になっていたといいます。

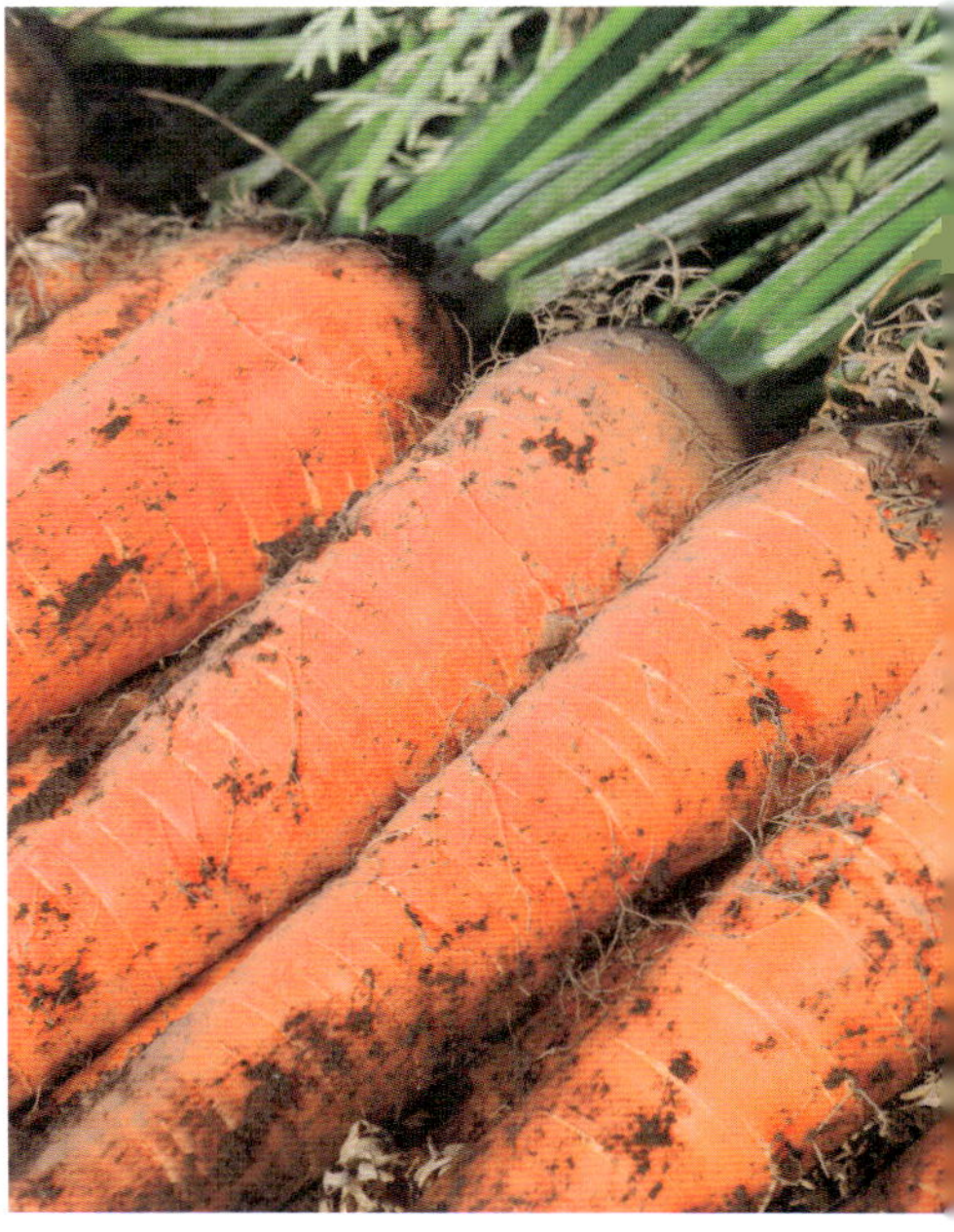

また、よくニンジンを食べている人は、肺ガン、前立腺ガンになりにくいといわれています。ところが不健康をぼやく人に、肉や砂糖好き、ニンジン嫌い、野菜嫌いが多いのも困ったことです。

ニンジンの色はカロチンという色素で、ビタミンAと同じ働きをします。

ビタミンAがなぜガンに効くといわれだしたかというと、Aは肝臓の働きを助け、毒素や老廃物を出す大掃除

の役目をするからです。ことに公害や食品添加物など現代人は、ガンになる要素を多くもっている。その害から守るために肝臓を強化して血液を浄化し、脂肪の燃焼を助けることも大きな力です。

ニンジンはまた、粘膜の抵抗力を強めるため、目の疲れ、喘息、胃潰瘍の予防にもなる。

ビタミンEも含み、体を温め、細胞に活力をつけます。血液の循環を助け、冷え性にも効果がある。

副腎皮質ホルモンの分泌を促し、ストレス、肌あれ、脱毛の予防にも効くので、病弱な人は努めて食べるようにしましょう。

クスリになる使い方

ニンジン料理

【貧血・冷え性・低血圧・心臓病】血液を浄化し、造血が促進され、細胞に活力をつける万病によいスタミナ食です。

【夜盲症・目の疲れ・美肌・疲労回復】常食していると、ビタミンAが補給され、治ってきます。

美味しくいただくには

ニンジンをすりおろして植物油をたらして醤油をかけて食べる。

また、ニンジンをごく細い千切りにして、梅酢1にベニバナ油2の割合で、ハチミツを隠し味くらいに少々混ぜた梅酢ドレッシングをかけて食べるのも美味しい。

ニンジンの葉も、カルシウム、ビタミンB_1、Aや、日本人に不足しがちなリジン、ステオニンも含みます。

硬い葉ですが、捨てないで、薄い衣をつけて天ぷらにしたり佃煮にしたりするとよいでしょう。

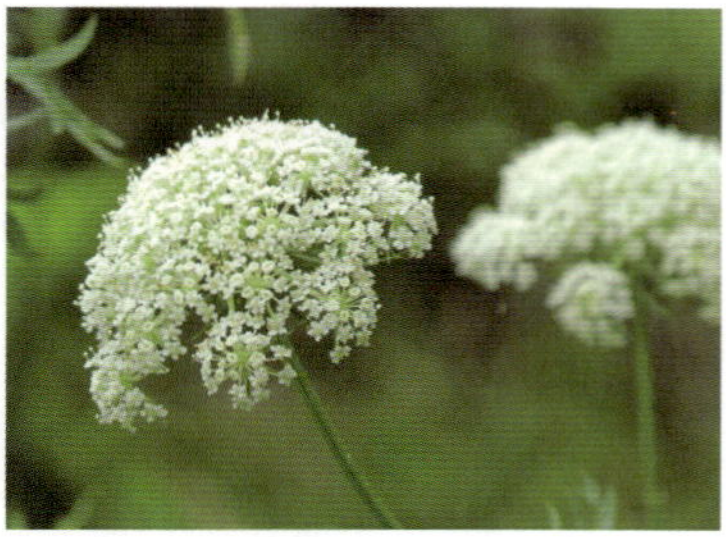
ニンジンは初夏にドーム状の花が咲く

甘い物、動物性食品が好きな人に
“最強の毒消し”

ニンニク

大蒜・葫・葱蓐

効き目
疲労回復、血液循環・消化吸収・ホルモン分泌の促進など

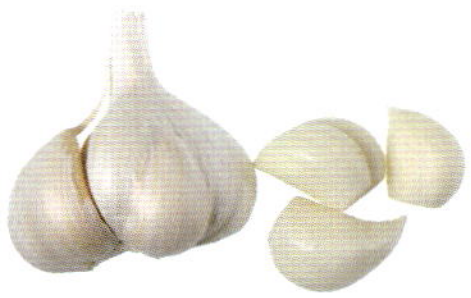

ニンニクは、疲労回復の特効薬として、また精力がつく食品として昔から知られています。

①毛細血管を広げ、血液循環をよくし、活力を高める。②消化を助け胃腸の活動をささえる。③ホルモン分泌を助ける。④寄生虫駆除や強力な殺菌作用がある。⑤ビタミンB類の吸収をよくし、細胞を元気づけ、全身の気力を増す——という薬効に富んでいます。しかし、強烈な臭いは好きな人もいますが、たいていは敬遠されます。

臭みを抜くためには、熱を加えると臭気をつくる分解酵素も飛び、薬効も変わりません。

ニンニクにはアリチアミンといってビタミンB_1に結びつく成分があって、腸内でビタミンB_1の合成を助け、有効菌を育てる、大変重要な働きをします。

甘いものや白米の食べ過ぎはビタミンB_1不足になるから、食生活の中にビタミンB_1が多いニンニクを効率よく利用したら、健康向上にも大いに役立ちます。

ニンニクのビタミンB_1は他の食品と違って余分にとっても排泄されず体にとどまり、精力をつける成分を保護する役目があり、強精の働きをします。

腸が汚れ雑菌が増えると、アイノリナーゼというビタミンを分解して無効にする酵素もあります。

動物食や砂糖過剰、大食、食品添加物で汚されると、このアイノリナーゼが増え、不健康の元をつくります。

腸が汚れてしまっている人は、どんなにビタミンを多くとっても腸でこわされてしまいます。でもニンニクは、これに負けないで効力を発揮します。この弱った腸にも働くというのですからたいしたものです。ガンにも有効

というのも、こんな所に理由があります。
ただし、高血圧や腎臓病の人は、逆に血行がよくなり血圧が上がるので、取り過ぎは要注意です。過食は視力を弱め、空腹時に食べると胃を荒らすので、少量ずつを常食するようにします。

クスリになる使い方

ニンニク料理

【健胃・消化促進】胃の粘膜を刺激して、胃液の分泌を促し消化を助けます。腸の吸収作用も助けるので、下痢、食べ過ぎ、便秘に効き、食欲増進などの力になります。

【冷え性・動脈硬化】血管を拡張して温かい血液を送り込めるので体全体が温まります。

ニンニク汁

【風邪・百日咳】ニンニクをつきつぶして、湯冷ましを加え、10時間程度置いてから、ふきんで汁をしぼり、これを茶さじ1杯ずつ、2時間おきに飲むと、頑固な咳も治まります。

ニンニク湿布

【蓄膿症・鼻血】ニンニクをおろしてガーゼなど布に伸ばし、足の裏の土ふまずに貼りつける。皮膚への刺激が強いので、長時間貼っていると火傷のようになるため、ヒリヒリしてきたらとる。

【毒虫さされ・皮膚病】ニンニクを輪切りにして、患部に貼りつける。長時間貼らないこと。ヒリヒリしてきたら取る。ものもらいには、ニンニクを必ず焼いてつぶして貼りつける。

美味しくいただくには

ニンニクの臭みを取るには、こがさぬように1時間くらいかけてよく炒めることです。

強火で急ぐと臭みが消えず、甘味も出ない。熱をじっくり加えると、成分の炭水化物が分解されて、砂糖の甘味の5〜6倍の甘さを出し、美味しいだしになります。

また、ニンニクのみじん切りと同量のタマネギのみじん切りを、植物油で茶色くベタベタになるまで気長によく炒めると、臭みが抜けて甘味が出る。弱った病人など、このだしでスープやシチュー、みそ汁などをつくると、美味しくて元気をいただける。このだしは、「あなたと健康社」の料理教室でも盛んに利用している。

◆ニンニクの醤油漬け

たくさんのニンニクの皮をむき、醤油に漬けておくと、醤油が美味しくなります。納豆・おひたしなどにも合います。臭みもなく、力が出て元気になります。

醤油は使った分だけ足して何回でも美味しく使え、強壮としてもおすすめです。

3カ月〜1年くらい経ってニンニクが黒くなると、ニンニクの臭みも取れて、美味しくなります。これを一日2〜3粒食べると胃腸のためによく、病弱な人にもよい食品です。

◆焼きニンニク

薄皮のまま黒くなるほど焼くと、栗のように甘味が出て美味しくなります。これを2〜3個食べれば、胃腸病ほか慢性病の人によい。これをつぶしてガーゼに塗って貼りつけると、おできや火傷に効果があります。

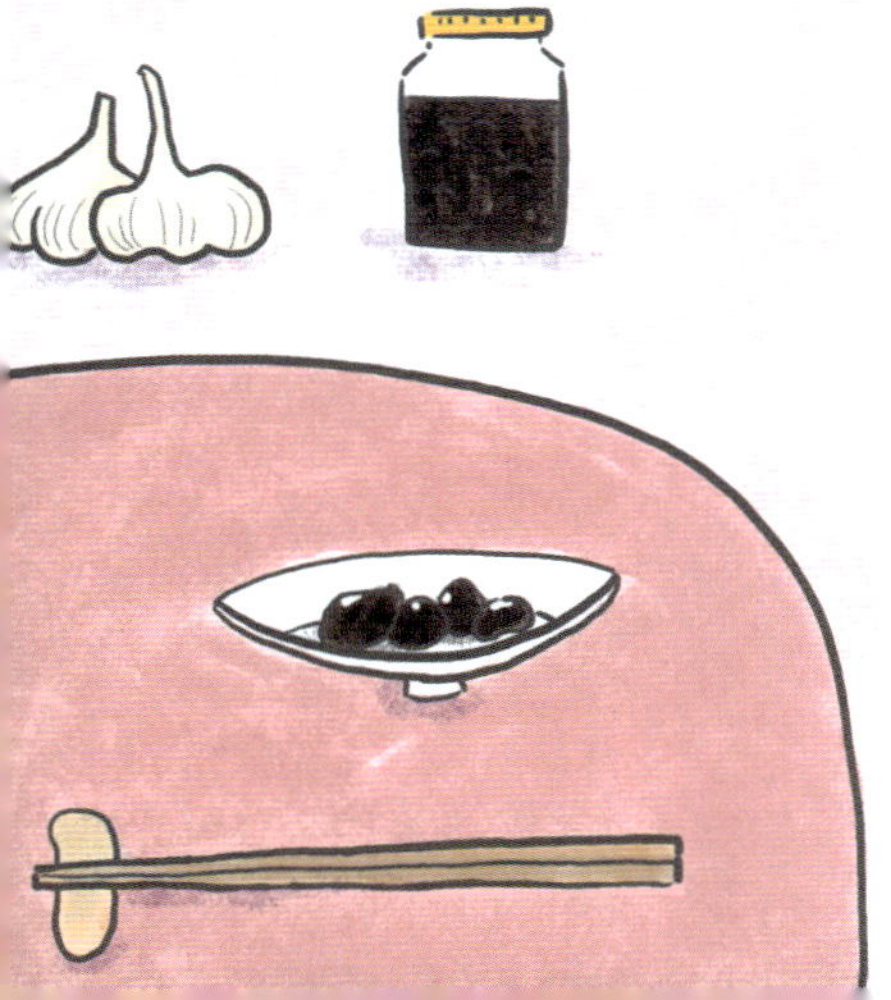

ベランダのプランターでも育てやすいビタミン・鉄分の補給食

パセリ

和蘭芹

効き目
眼病・歯槽膿漏の改善、動脈硬化・脳卒中の予防など

古代ギリシャ、ローマでは、パセリは食中毒のクスリとして使われていたという。この特有の強い香気は、ピネン、アピオールという精油成分で、このおかげでパセリの葉には虫がつきにくい。また腸内でも有害なバクテリアが繁殖しにくい。

葉緑素も多く含まれていて、血液中の酵素成分と結びついて解毒する働きもある。

刺身のツマやお料理の青みに使われて、たいてい食べ残されて捨てられるが、これはまことにもったいないことです。私はパーティなどでは野菜が少なめなので、パセリをつまんでよく食べるようにしています。

パセリにはミネラル、ビタミンの含有量の割合が大変高く、特にビタミンA、ビタミンC、カルシウム、鉄分が多い。

ビタミンAは粘膜の働きを強めて病気に負けない防衛力を高めるので、パセリは眼病に卓効をもっている。

ビタミンCは細胞と細胞をしっかりつなぎとめるために欠かせない成分で、組織を引き締め、歯槽膿漏やしもやけ予防をする働きもあります。

カルシウムは神経細胞の過敏さを予防し、イライラやノイローゼなどの防止に役立ちます。日本の土壌は雨とともにカルシウムが海に流れてしまい、慢性的に不足気味です。

鉄分も多く、赤血球をつくって脳に酸素補給をする健脳食といえます。これらの相乗効果で、パセリは動脈硬化や脳卒中の予防にも役立つのです。

美味しくいただくには

パセリはステーキなどにも少々つけ合わせてありますが、動物性タンパク質の中でも肉は酸毒化しやすいので、中和するにはとても追いつかない量です。

パセリなら佃煮などにして、緑黄色野菜をたっぷりとらないと、ビタミンA、C不足で病気のもとを育てることにもなる。

生活の積み上げが健康にも不幸にもなることを忘れないでいきましょう。

パセリは、ベランダのプランターや鉢植えでも簡単に育てられます。自然栽培の新鮮なものを食べましょう。パセリジュースや青汁にしてもよいでしょう。

◆パセリのふりかけ

パセリ（3束）の葉を取り、ザルに入れて熱湯にくぐらせ、すぐに水にとる。しぼって水気をとってからみじん切りにする。熱湯に通さず生のままで切ってもよいが、葉が飛び散るので注意する。

フライパンにゴマ油をひいて、刻んだ葉とちりめんじゃこを入れて炒めて醤油で味つけし、パラパラになったら火を止める。ひねりゴマ（すりゴマ）をかけて完成。

しばらく保存もできます。

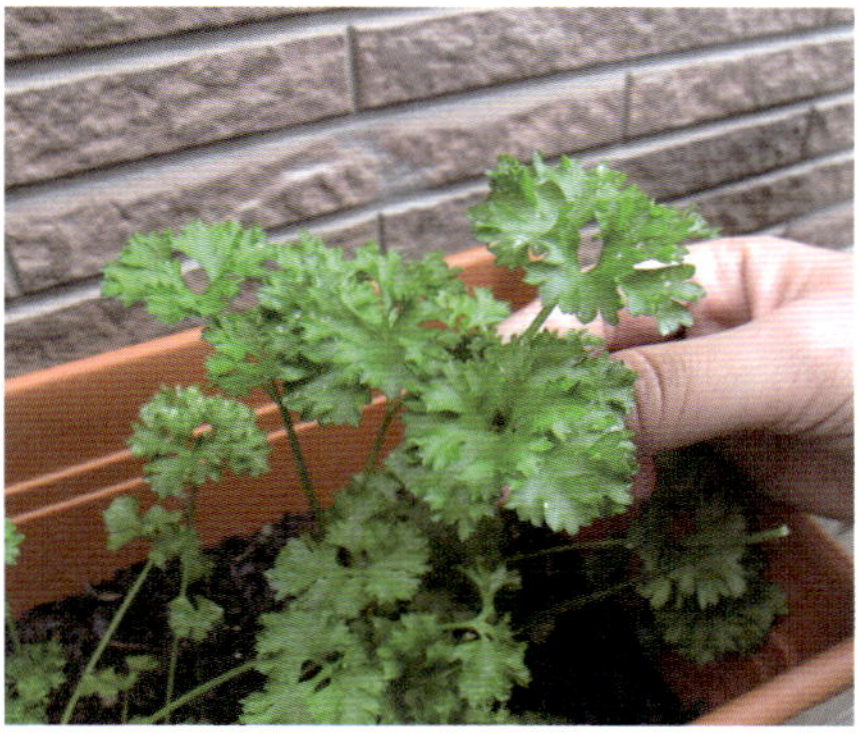

パセリはプランターなどで手軽に育てられる。あまりに日が当たる場所で育てると、葉が硬くなってしまうので、半日陰がよい。

イボとりから制ガン効果まで——
毎日少しずつ食べたい人類最古の穀物

ハトムギ

鳩麦・川穀《せんこく》

効き目

イボとり、神経痛・リウマチ・糖尿病の改善、美肌など

ハトムギは数珠玉《じゅずだま》に似ています。雑草のように強く育ち、収穫量の非常に多い穀物です。古くから中国や日本では、日常食として手軽に利用されてきた食品です。

昔からイボとりの妙薬としても知られ、ハトムギ粉に少しお湯を加え丸めてイボに貼っておけば、1週間ほどでとれます。

イボは上皮細胞が増殖したもので、ガン腫と同類だともいう。体質が悪化すると、ただのイボがガン腫に増殖しやすくなります。だから、イボにいいならガンにも有効なのは不思議なことではないでしょう。実際に、胃ガンや子宮ガンなどに効果があるといわれ、ハトムギの制ガン作用は注目されています。

ハトムギには特有の粘りがあります。粉を水で練って焼くと、餅のようにふくれます。成分的にはタンパク質や不飽和脂肪酸（リノール酸、リノレン酸）が多く、脂肪代謝を正常にする作用がある。

ミネラルや酵素などの有効微量成分が多く含まれ、総合的に働きます。こうした有効微量成分が多く含まれて

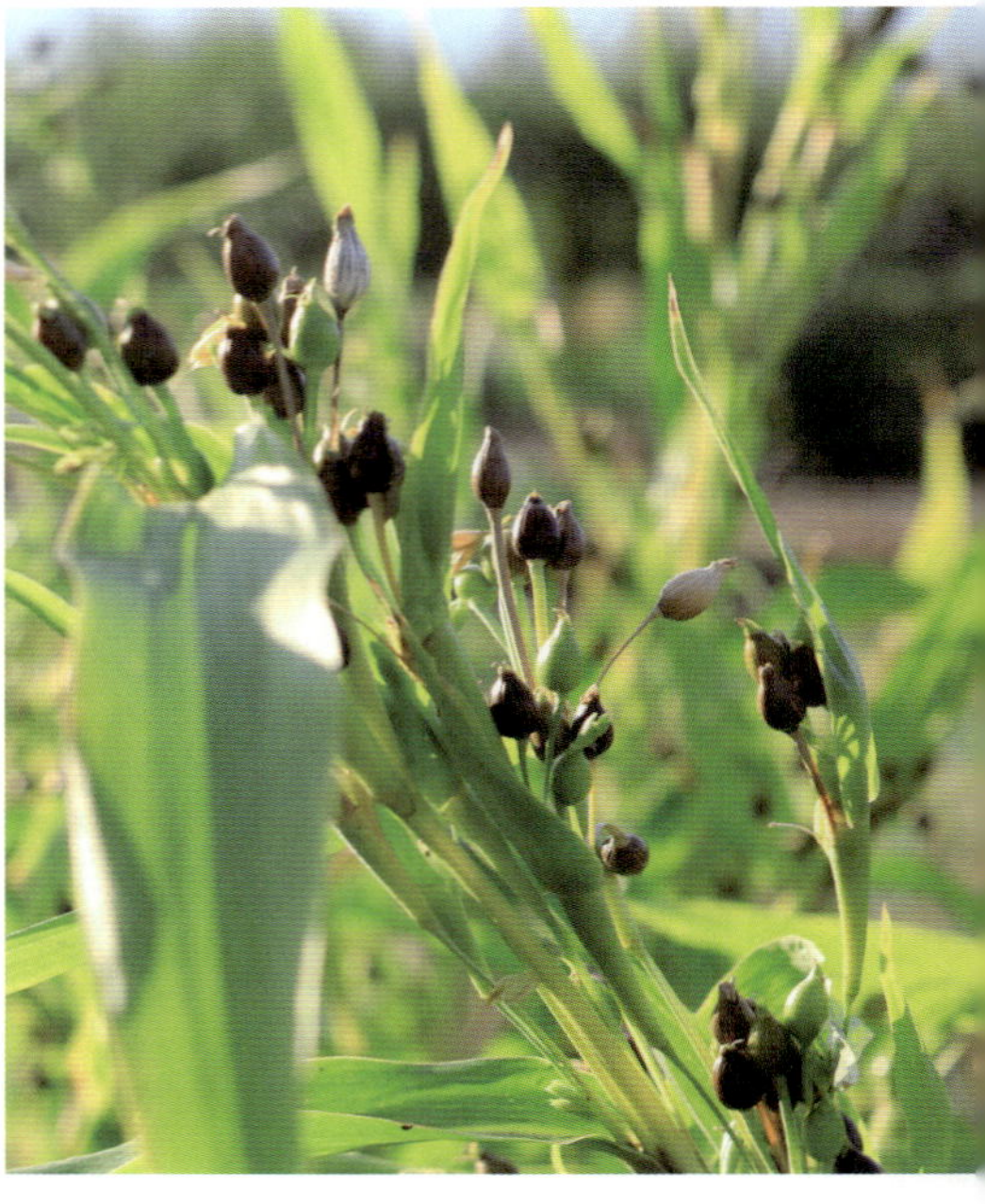

いるので、人類最古の穀物といわれています。むくみをとり、神経痛、リウマチ、糖尿病、脚気にも有効。健胃効果も大です。

皮膚や粘膜など、体の外側の組織を活気づける特徴をもっているので、肌のきめを細かくし、色黒、サメ肌も治す美容効果も大きい。

こういうと「それっ」とばかりに皆ハトムギに飛びつくでしょう。でも三日坊主でなく気長に続けることが大事で、一度にどっさりとって食べ過ぎると逆効果です。少量ずつ毎日続けるからこそ効果があるのです。

クスリになる使い方

ハトムギの煎じ汁

【胃もたれ】ハトムギを煎じた汁を飲む。

ハトムギの粉末

【イボとり】ハトムギの粉末を水で溶いて患部に当てるか、ハトムギをつぶして貼るだけでもよい。

美味しくいただくには

ハトムギは雑炊にすれば、特有の苦みも苦にならなくていい。玄米より硬いので、普通の鍋で炊くと3時間はかかるが、ポットにカップ半分くらいのハトムギを入れ、熱湯をいっぱい入れてひと晩おくと、翌朝には軟らかくなっています。鍋に移して、ネギ、ニラなど好みの野菜を入れ、自然みそで調味して、これを玄米ご飯と混ぜて雑炊にする。

また、粉末のものは無漂白の小麦粉を混ぜて天ぷらの衣に使う、団子にしてみそ汁に入れる、お好み焼き、パンの生地に入れる、また野菜スープの中にすいとんにして入れるのもいいでしょう。

粒なら、煮て入れるなどいろいろ工夫して、美容に健康に役立ててください。ハトムギは粒状も粉末も自然食品店などで売っています。

春一番の山の幸は、香りと苦味が体内をきれいにする

フキノトウ

蕗の薹

効き目

健胃、健肝、去痰、解熱など

残雪の下から顔を出し、一番早く春を告げる山の幸です。全国各地に自生していますが、香りと苦味は寒冷地のものほど強いようです。市場で出回っているものは、栽培品種が多く、香りは少ない。

「春の血には苦味をとれ」といわれるように、春は食べ物の苦みで肝臓の働きを助けて毒消しをする時期。冬の間に体内に溜まった老廃物を外に出すフキノトウの働きは大きい。肝臓のクスリといわれるのもこのためです。

春一番に出るフキノトウを食べておくと、その年は大病をしないと、昔から大切にいただいてきました。

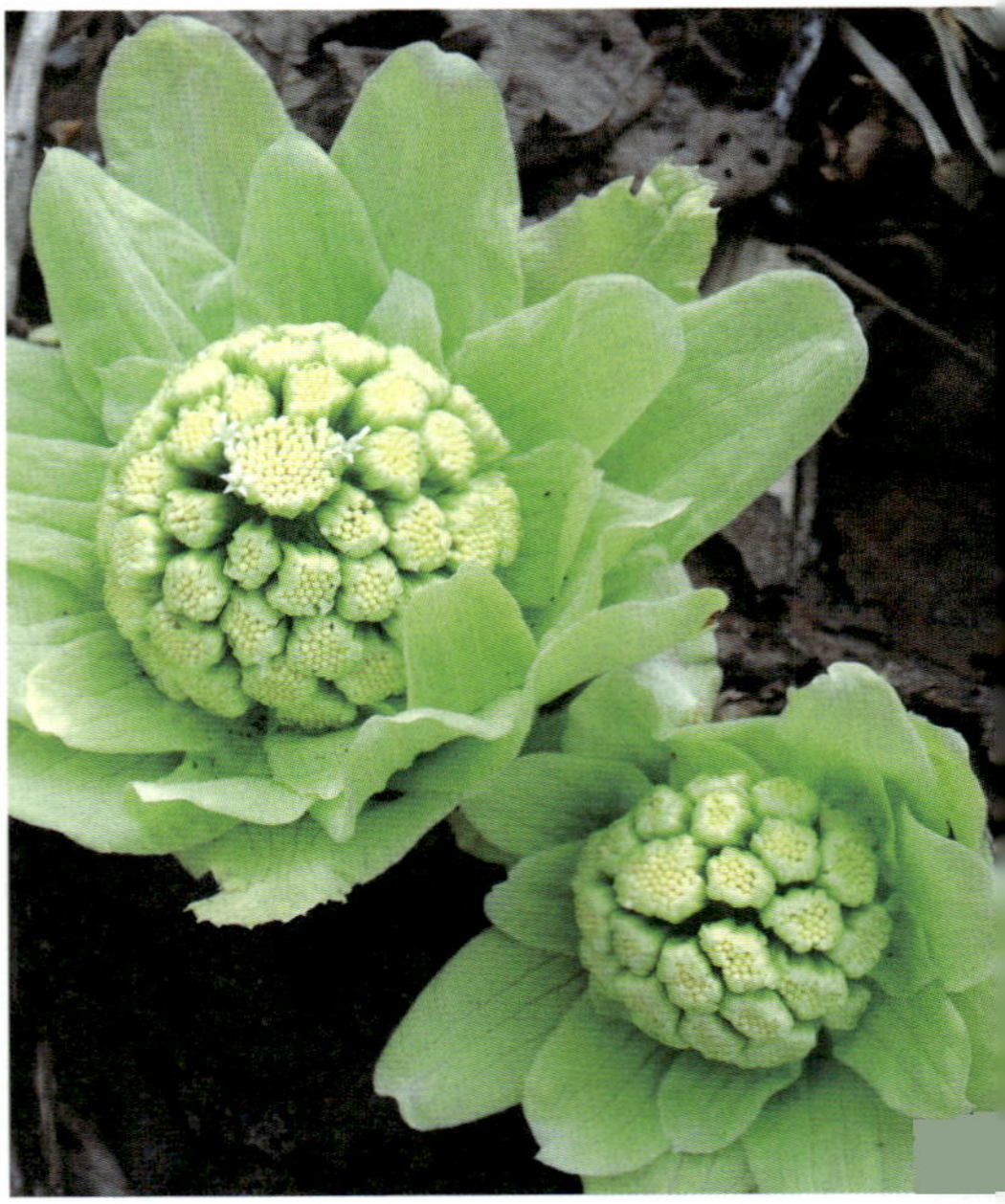

フキノトウには、ビタミンやミネラルが多く含まれ、抗酸化作用をもつポリフェノールもあります。抗ヒスタミン、抗アレルギー作用もあります。ほかには咳止め、去痰、健胃などに役立つ漢方薬としても大切に使われます。

日に干して乾燥させると保存できます。一日量として10gに水400cc（2カップ）を加え、沸騰したらとろ火で約半量に煎じ、3回に分けて食間に飲みます。胃を

丈夫にし、解熱、風邪の時のうがい薬にもなります。疝《せん》気《き》、腺病質を改善し、妊娠中の咳にもよい。

また呼吸器の弱い人、肺結核の人にもよく効きます。漢方の医書には、肺を温め、咳を治し、痰を消し、肝を洗い、目を明らかにし、中風（風が虚に乗じて体内に入る状態）などの症状を治すとあります。

クスリになる使い方

フキノトウの煎じ汁

【気管支炎・喘息・結核】3月頃採取した花の開いていないつぼみを煎じて飲む。

フキノトウのしぼり汁

【魚の中毒】生のしぼり汁を飲む。
【虫刺され】生のしぼり汁を塗る。

美味しくいただくには

フキノトウは、花の開かないつぼみの時が、一番栄養が豊かです。これをそのまま佃煮にすると、ほろ苦くて美味しい。天ぷらでもよし。天ぷらは香りを楽しむために塩味がうれしい。

また、さっとゆがいて刻んで油で炒め、みそで味つけしてフキみそをつくっておいても保存がききます。

含め煮は、だし汁に薄味をつけた中でゆっくりと煮含める。このほかにも、三杯酢で和えたり、みそ汁の具などにすると、鮮烈な香りを加えます。成長したフキノトウの茎の部分を佃煮にしても美味しい。

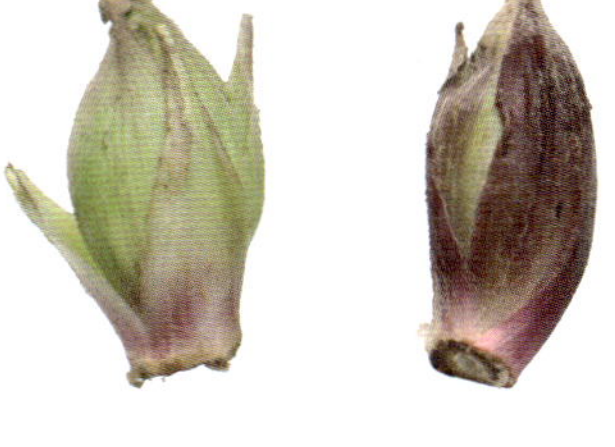

フキノトウは、つぼみの時が食べ頃。

腸内をきれいにする「麦とろ」がおすすめ

ヤマイモ

山芋・薯蕷

効き目

消化促進、糖尿病の改善、強精など

ヤマイモの体力強化、病気予防効果は古くから知られていて、平安時代の医術書として今なお有名な『医心方』には、「ヤマイモを食べると気力を増し、五臓を充実させる。その結果、病を防ぎ、体も軽くなって寿命を延ばす」と書かれている。

また、正月の松の内にヤマイモをすりおろしたとろろを食べると、中風にかからないと昔からいわれてきました。餅の食べ過ぎの害を抑えるための知恵と思われます。

『医心方』にあるヤマイモは、野山に自生する「自然薯《じねんじょ》」のことです。長いもので1～1・5mにもなる。普段スーパーでみかけるものはヤマトイモ（イチョウイモ）とナガイモ、ツクネイモで、これらを総称してヤマイモと呼んでいます。また、よくとろろにして使うので、とろろ芋ともいいます。

一般的に出回っているヤマトイモは、平べったく粘り強さがある。ナガイモは栽培種のヤマイモですが、栄養や効能には大きな違いはありません。

「むかご」とよばれるヤマイモの赤ちゃんも食材として使われます。

昔からヤマイモを食べると精がつくといわれていますが、これはヤマイモに含まれる多くの酵素あってのこと。酵素は腸内細菌の働きを助け、腸粘膜の働きを高めるので、しっかりした体細胞がつくられるからです。

ヤマイモのねばねばはムチンという成分で、タンパク質を効率よく消化吸収させ、血糖値の上昇を抑える働きがある。漢方では糖尿病の治療薬に使われています。

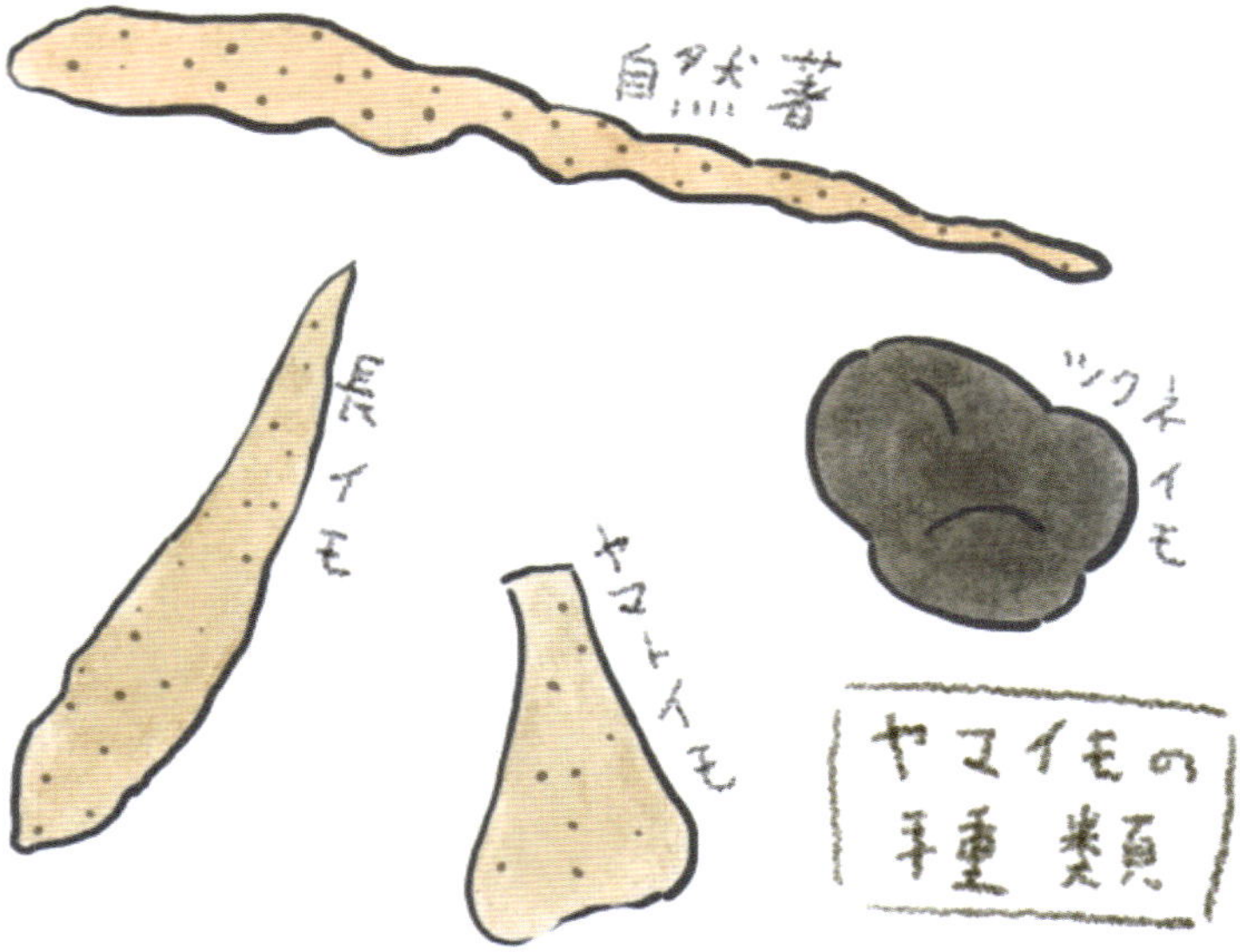

美味しくいただくには

ヤマイモをよく洗い、皮ごとすりおろし、濃いだし汁やみそ汁などで伸ばしたのがとろろ汁です。

ヤマイモの酵素は熱を加えると酵素作用が失われるので生ですりおろし、とろろ汁をつくる時のだし汁は、人肌位に冷ましてから加えます。

人気の「麦とろ」は、ヤマイモの成分に加え、麦飯の中の大麦に食物繊維がたっぷりあり、腸内の通じをよくすると古くから知られてきました。玄米ばかりでなく、たまに麦とろで腸内を掃除するのも大切なことです。

生のまますりつぶしたヤマイモを海苔で巻いて包み、醤油でいただいてもいい。

納豆にやまかけにすれば、納豆の酵素の働きも加わって健康的なおかずになるし、生ですりおろし、薄焼き卵や海苔といっしょに醤油でいただくのも簡単で美味しい。

すばらしい自然からの贈り物

ユズ

柚・柚子

効き目

風邪予防、胃腸病・リウマチ・神経痛・冷え性の改善など

スダチ、カボスもユズの親戚です。冬至の日にユズ湯に入ると、一年中風邪にかからないといわれますが、ユズの季節にはこのすばらしい自然のプレゼントを工夫して、上手に使いたいものです。

風呂に入れて体を温めるだけでなく、胃腸の働きを助けたり、ガンや治りにくい慢性病にも効果があるので、色々な料理に利用するとよいでしょう。

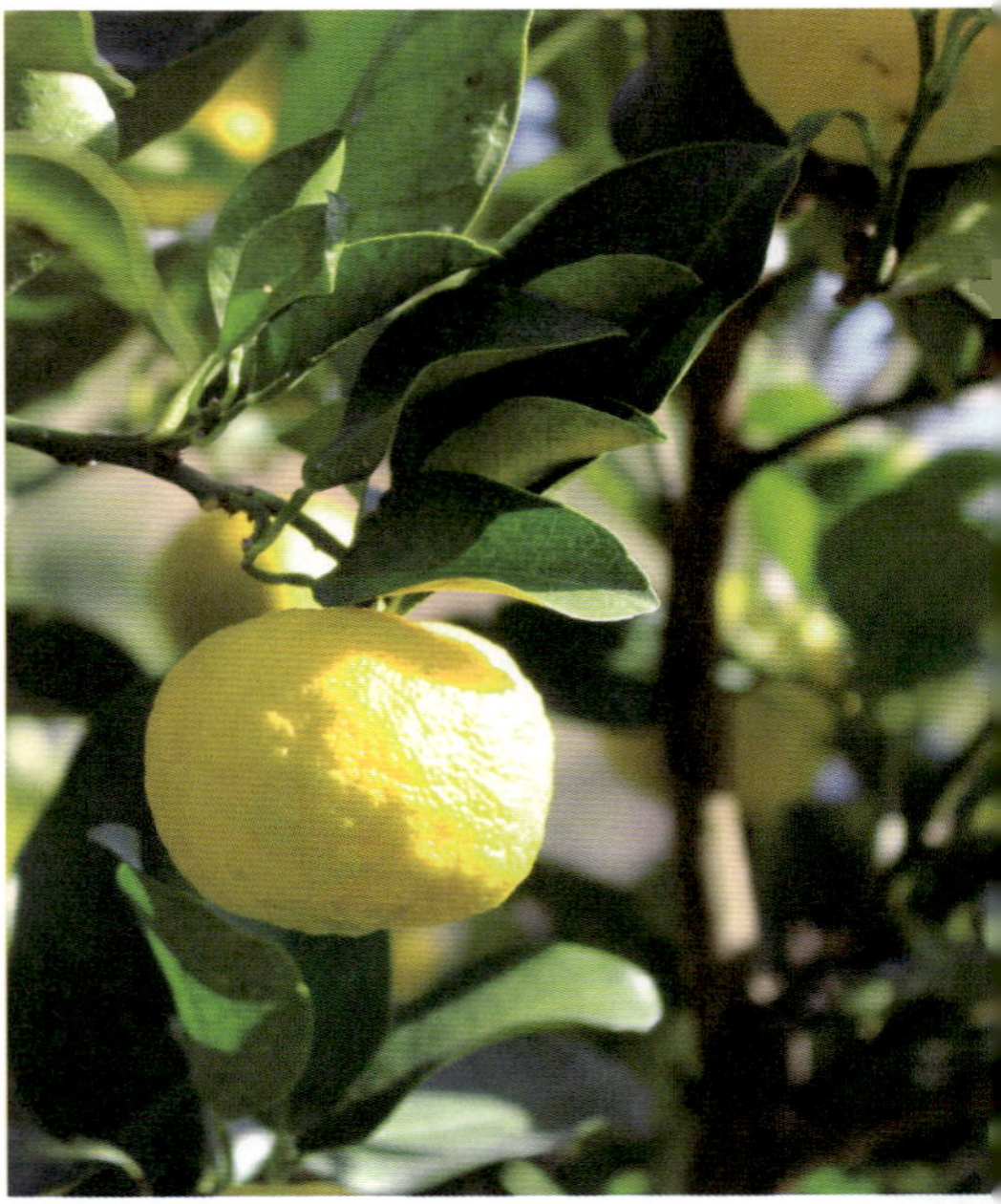

クスリになる使い方

ユズの種

【魚の骨が喉に刺さって取れない時】種を砕いて熱湯をさし、少しずつ飲みます。ユズの種と南天の葉を煎じて飲んでもよい。

ユズの種の薬用酒

【ガンや治りにくい慢性病】ユズの種を焼酎に漬けると、中からゼリーのようなペクチンが出て、とろりとした液体になります。はじめは苦みがあるが、だんだん甘味に変わり、香りのいい、美味しい薬用酒になる。

ユズの皮のお風呂

【リウマチ、神経痛、冷え性、腰痛】ユズの成分のうち、精油などが皮膚を刺激して血行をよくします。

ユズの皮の煎じ汁

【流産、産後の腹痛】皮を煎じて飲む。後産《あとざん》のおりない時は、種を砕いて飲みます。

美味しくいただくには

熱い汁物の吸い口に、ユズの皮をちょっと入れると香りで美味しくなり、食欲不振も助けます。

また、ユズを2つに割って、中身を取り、黒ゴマにみそを練り込んだゴマみそを双方につめ、それを合わせてホイルに包み、火にかけて、ユズのお尻が少し焦げる程度に焼く。ユズの香りのうつったゴマみそを玄米ご飯や半搗きご飯につけて食べると、消化不良、胃腸病によく効き、風邪にかかりにくく丈夫になります。

もちろんユズみそ（皮を細かく切ってゴマ油で炒め、みそを入れ、さらに炒め黒砂糖少々、みりん少々で味をととのえる）にして食べてもよい。

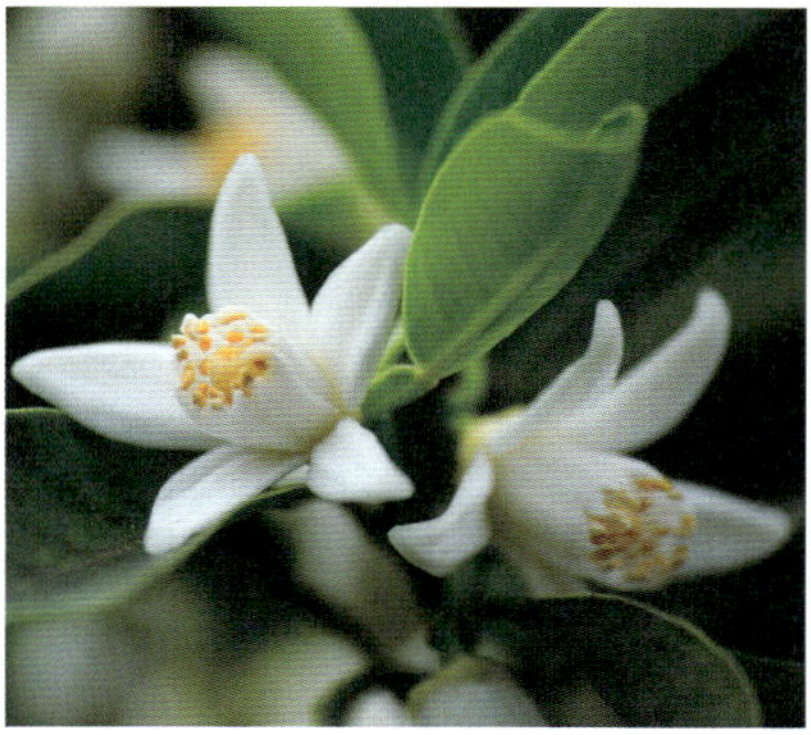

初夏に五弁の白い小さな花をつける。とてもかわいらしく、芳香を放つ。ユズは、観賞用の花木としても人気がある。

一日10粒でビタミンB_2不足分が補える

ラッカセイ

落花生・南京豆・唐人豆《とうじんまめ》

効き目

貧血・冷え性の改善、強肝など

ナッツ類の中でも一番なじみの深いものはラッカセイ（ピーナッツ）でしょう。ひとつかみでご飯2杯分のカロリーがあり、栄養価が高く栄養バランスのとれた食品といわれています。

ラッカセイの約半分が脂肪ですが、コレステロールは含まれておらず、脂肪の約8割が不飽和脂肪酸です。

ナッツ類を食べる人に長寿者が多いといわれるのも、この不飽和脂肪酸のリノール酸やオレイン酸、α-リノレン酸がバランスよく含まれているのに加えて、ビタミンEが血中のコレステロールを下げる働きをするため、動脈硬化などの成人病にかかることが少ないからでしょう。

ラッカセイはまた、脂肪のほかタンパク質、ビタミンB_1、ビタミンB_2をたっぷり含んでいます。これらが血行をよくして、貧血、冷え性、しもやけなどの改善の助けになります。

新陳代謝を盛んにするので、青野菜、海藻などと一緒にとると、太りすぎの人にもよいでしょう。

日本人はビタミンB_2が不足しがち（白米食ならなおのこと）なのですが、ラッカセイを一日に10粒食べればその不足分は補われます。またB_2には解毒作用があるので、肝臓の強化にもなります。

美味しくいただくには

酒のつまみにラッカセイはよく合いますが、美味しいからとポリポリたくさん食べ過ぎると、血圧を上げることになるので要注意です。

一度にたくさん食べると胃への負担も大きく、胃腸障害を起こすことがあります。

豆類はアルカリ性ですが、ラッカセイは酸性だということも知っておきましょう。

ラッカセイを幼い子に食べさせた後、喘息のようになってしまった例があります。ラッカセイが気管支に詰まってしまったのです。

幼い子は体力がないし、よく噛まないので、フッと流れ込むように気管支に入ってしまいやすい。気管支に詰まったラッカセイを手術でやっと出したお子さんもいました。

「3歳以下の子にはラッカセイを食べさせるな」と昔の人はいい、一般常識になっていました。今は情報が多すぎて逆に伝わらず、知らない人が多くなりました。

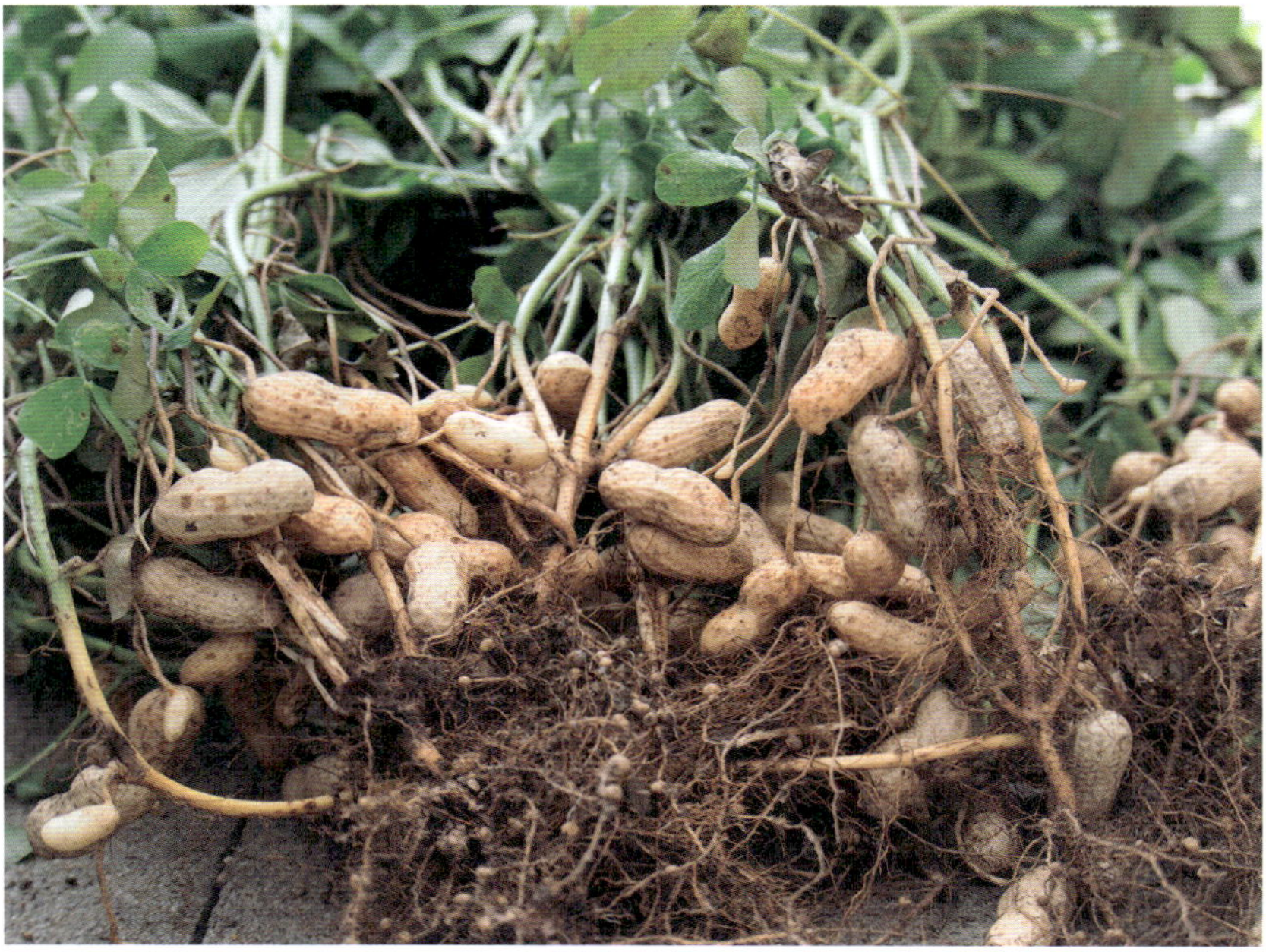

ラッキョウ漬けで、難を避ける

ラッキョウ

辣韮・薤

効き目
整腸作用、冷え性・生理痛・神経過敏・心臓病の改善など

ラッキョウは、梅やニンニク同様の薬効植物です。むしろニンニク以上の薬効です。ウメボシとともに血液浄化をしてくれる大切な食品のひとつでもあります。

日本人にはラッキョウが体質に合うものとして、昔から大切にされてきました。奇病、疫病の流行時には、昔はラッキョウ漬けを食べると難を避けるといわれたほど。ミネラル、酵素が多く、整腸、毒下しをして新陳代謝を助けるのです。

腸の汚れは吸収力を弱め、血液を汚すため、肝臓・腎臓にブレーキをかけてしまう。これは全身弱体、不健康のモト。健康で長寿の方は必ず腸が丈夫で、吸収力も豊かで、血液もきれいで流れもいい。脳に酸素もまわり、頭の回転もいい。したがって心も安らかです。

冷え性、生理痛、イライラ、心臓病、神経過敏などにも効果があります。

ラッキョウはビタミンB_1の吸収を助け、カルシウムが体内で働く助けにもなります。

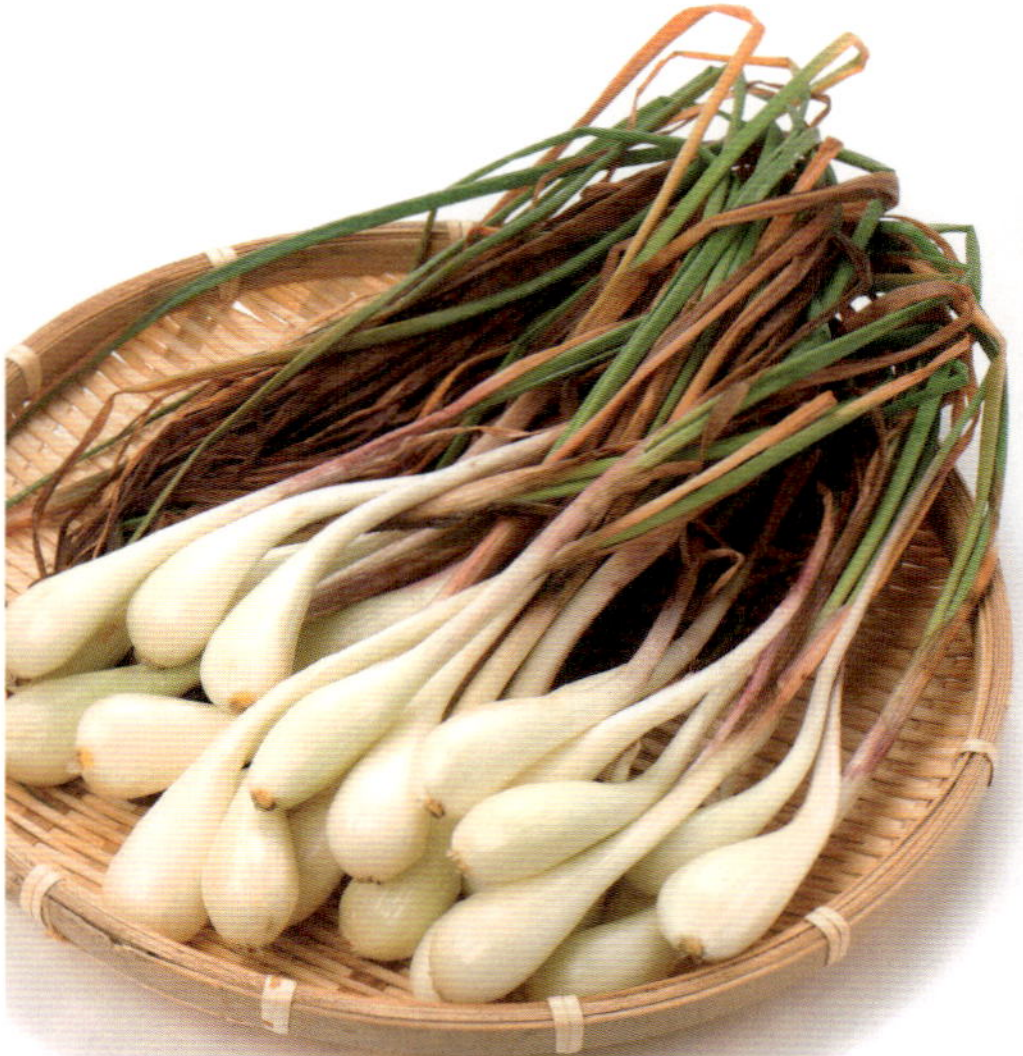

美味しくいただくには

ラッキョウは、泥つきのままおいておくとすぐ芽が出てくるくらい、活力がある植物です。味の良し悪しは鮮度が決め手になるので、活気のあるものを選びましょう。手に入れたら、すぐに泥を洗って海水くらいの濃度の塩水に浸ける。忙しくて本漬けできなくても、塩水に浸けておけば芽が出ないので大丈夫です。

甘酢漬けで食すことが多いが、病弱者は塩漬けか、だし昆布と一緒に醤油漬けが、細胞に活力をつけます。

◆塩ラッキョウ

泥を洗い落としたラッキョウ（ひげ根も頭も切らない）2kgに200gの自然塩と、かぶるくらいの水を入れ、落とし蓋をして密封して冷暗所に保存しておきます。1週間〜10日位で臭みも取れて塩ラッキョウのできあがりです。長期保存の時もこのままでいいし、後から甘酢漬け、しば漬け、醤油漬けなどに加工します。

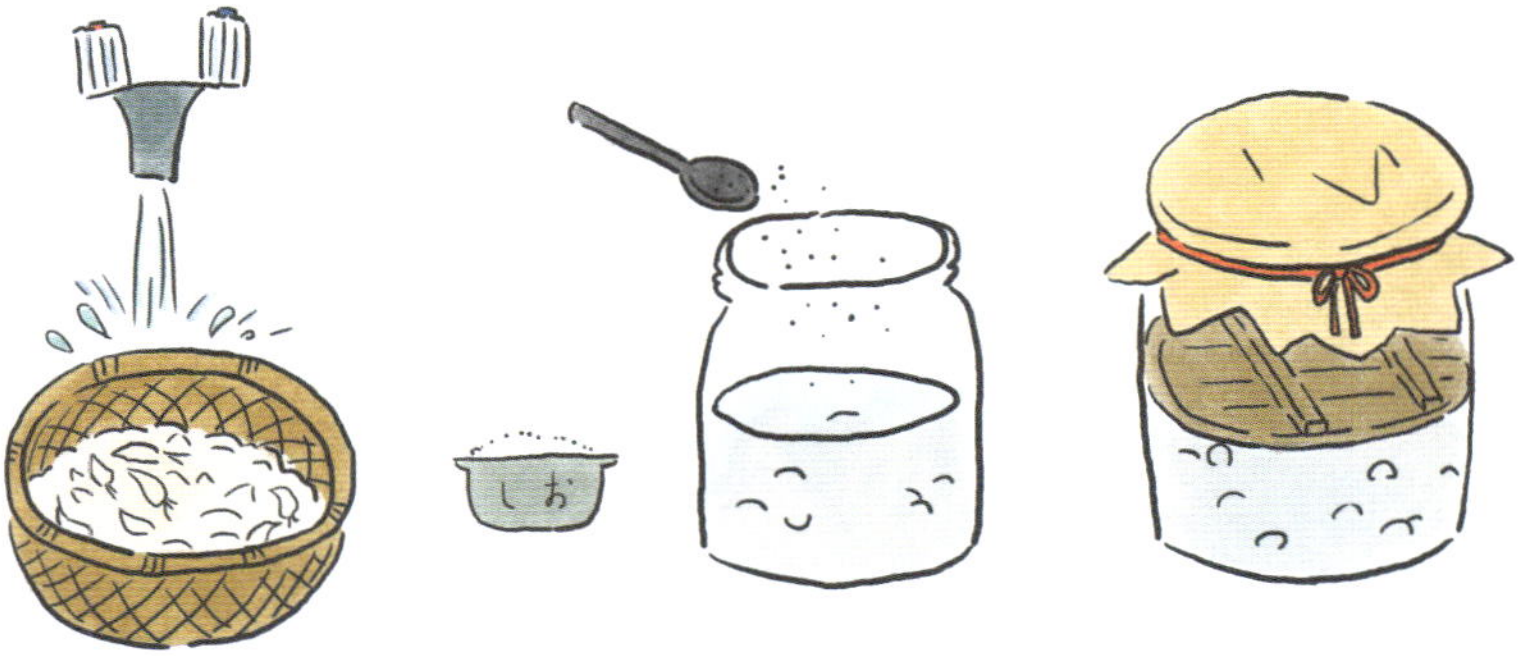

①洗う。

②ヒゲ根と頭つきのラッキョウを水気をふきとって漬け込む。

③密封して冷暗所へ。

◆ラッキョウの甘酢漬け

塩ラッキョウ4kg、梅酢1・4リットル（7カップ）（梅酢は塩分が異なるので加減する）、ハチミツまたは三温糖3カップの割合でつくります。

前頁の塩ラッキョウを2週間目にザルにあげて水を切り、上下を切って形を整え、日光に当てて干してから広口瓶などに移す。漬け汁にハチミツまたは三温糖を入れ、一度煮立たせて溶かしてから冷まします。これをラッキョウがかぶるくらいに注いで、赤とうがらしを2～3本入れて紙蓋をして保存します。

◆ラッキョウのいきなり漬け

一次漬けをしない醤油漬けです。手軽にすぐできるし、甘ったるいだけの市販品に比べてぱりぱりと歯ごたえもよく、ラッキョウの美味しさに目覚める味です。

ラッキョウをきれいに洗って茎を落として水を切る。清潔な瓶に入れて、ラッキョウがかぶるくらいの醤油を入れます。好みでみりん、自然酢少々、細切りの昆布を適宜入れると美味しい。

1週間から10日ほどで辛味も取れて食べられますが、日もちがあまりしませんので、1カ月くらいの間、歯ごたえのあるうちに楽しむ食べ方です。

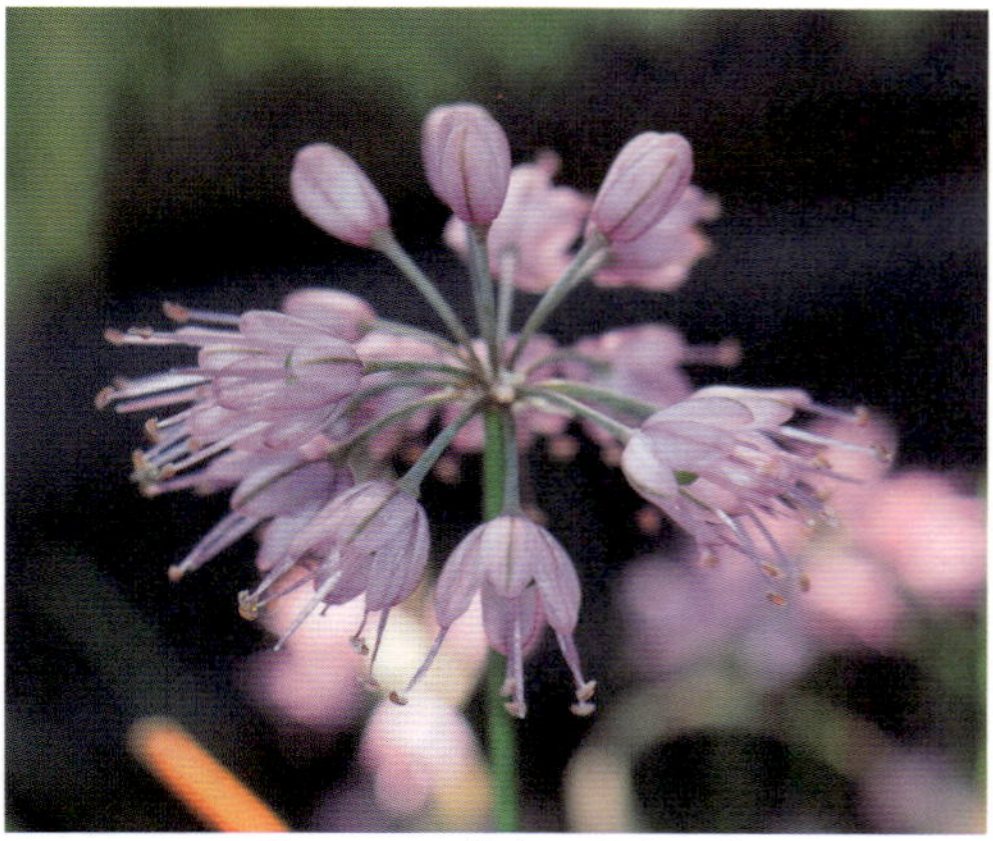

ラッキョウは秋になると紫色の見事な花を咲かせる。

活力増強　出血性の病気の救急療法にもなる

レンコン

蓮根・藕

効き目

気管支炎・喘息の改善、喀血・胃腸出血・子宮出血を止めるなど

レンコンは細胞を活気づけ、底力を増強する大切な野菜です。また、気管支炎、喘息の助けになります。

ことにレンコンの節は大切で、自然食品店では「コーレン（香蓮）」として売っています。捨てないで、みじん切りにして、みそ汁などに入れて食べましょう。

喀血、子宮出血、胃腸の出血には、「救急療法」として有効です。レンコンをすりおろし、熱湯を注ぐと葛湯のようになります。これに少量の黒砂糖と自然塩を加えて飲むと、出血を止めるのです。自然醸造の醤油で味つけしてもよい。

冷え性の人は、レンコンステーキを食べるのもいい。レンコンを皮ごと5㎜位の輪切りにして、ゴマ油で両面を焼き、自然醸造の醤油をさっとふりかけてしみこませるだけ。しゃきしゃきした歯ざわりは珍味です。寒い時はなお助けてくれます。

クスリになる使い方

レンコンのしぼり汁

【風邪・咳・疲労】レンコンをすりおろし、そのしぼり汁盃1杯に熱湯を注ぎ、塩または ハチミツで味をつける。

【胃潰瘍・結核・婦人病の出血】皮つきのまますりおろし、しぼり汁を飲む。

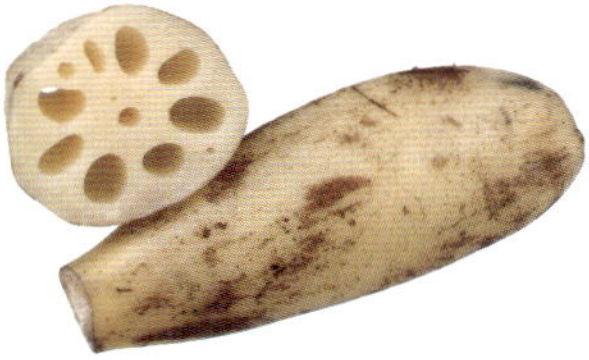

玄米

台所は薬局。その薬局の中心となるのが玄米です

効き目

健康全般・毒素排出など

「台所は薬局」とは、私がいつもいっている言葉ですが、その薬局の中心となるのが玄米。玄米がどれほどすばらしい力をもっているかは、白米と比較してみればすぐに分かります。

玄米の果皮と種皮は、脂肪、タンパク質、セルロース（繊維質）などの大切な成分を含んでいます。特にセルロースは、それ自体では消化しにくい成分ですが、他の食べ物の消化吸収を助け、腸の働きを促進し、便秘を解消します。しかも、セルロースの一部は、腸内細菌の作用を受け、ビタミンB_1、B_2、B_{12}などに生合成される効果があり、整腸作用を助け、病気を予防する。特にガンの予防、治療に大きな役割を果たす。

また、デンプン層と胚芽には脂肪、タンパク質、ビタミン類、ミネラルなどが含まれています。特に胚芽は、米のいのちが宿っているもっとも重要な部分で、ビタミンB_1、B_2、B_6、E、ニコチン酸、パントテン酸、葉酸などを含む天然の栄養素の宝庫。

それにひきかえ白米は、大切な果皮も種皮も胚芽も除かれてしまい、ただカロリーがあるだけの胚乳がその主成分となっています。胚乳はほとんどがデンプンで、ミネラルもビタミンももっていません。燃焼した後、消化分解しない部分が残り、焦性ブドウ酸や乳酸という中間代謝産物を出す。これらはこのままでは体に害を与える物質で、血液を酸性化し、悪影響を生じさせます。

現代は、「自然の恵みである米の本質を発揮することのない」白米をわざわざ主食にして、食べています。半病人が多くなったのは、玄米を精白した真っ白い米を食

べているからといっても過言ではありません。

玄米は体にとってプラスとなる成分をいくつも含んでいます。そのひとつがイノシトール。このイノシトールは肝臓を強める働きがあり、老廃物を体の外に排泄する大切な役目を果たしています。

また、γ-オリザノールという成分も含まれており、これは神経の働きを強める役目があります。ことに自律神経の調整には非常に大切な成分です。これによって自律神経がよく働くので、内臓も強められ、新陳代謝も盛んになります。

玄米を毎日食べれば、神経の働きを活性化する力があるので、集中力や忍耐力がつき、さらにイラついていた神経も鎮まり、落ち着いた気持ちを取り戻せます。

また、玄米に含まれるフィチン酸は、ストロンチウムやセシウムという物質と結合して中和し、老廃物を体の外に出す性質があります。このストロンチウムやセシウムは、放射性物質に含まれる成分。注意していても、今は公害、薬害は完全には防げない時代です。そのためにも、玄米・菜食は大事な基盤。不要物を排出してくれます。また、ウメボシと一緒に食べると、ウメボシのクエン酸の働きも加わってさらによい。

クスリになる使い方

玄米スープ

玄米を洗って乾かしてから、から煎りし、7倍の水を入れて煮る。土鍋で煮るとふっくらと仕上がるのでおすすめ。これを裏ごししたのが玄米のスープ(玄米の重湯)。

例えば、なかなか吐き気がおさまらない時でも、玄米スープを飲むとよく効きます。口にするものは一切受けつけない時でも、玄米スープはたいがい大丈夫で、吐き気もおさまります。

美味しくいただくには

「玄米・菜食」の基本

玄米は、どんな体質の人でも、どの季節に食べても、体質改善の効果が確実に表れます。慢性病や神経を病んだ病的症状は、大モトは栄養の偏りによって生まれるもの。ですからたいていの病気が、生命力に満ちあふれる玄米を食べることによって快方に向かうのは、当然の話。

玄米を中心とした自然食＝玄米・菜食を取り入れることで、より豊かな人生を切り拓いていけます。

玄米・菜食の基本は次のとおり。

①主食は玄米。すりゴマをご飯にふりかけて食べるのが基本。

②自然発酵のみそと昆布、煮干しのだしでみそ汁をつくる。具は老廃物を流す根菜類、例えばゴボウ、ダイコン、レンコンなどや緑の葉野菜、ネギなどを適宜入れる。海藻を具に入れるとなお強力な放射能対策になる。

③漬物は手作りで発酵させたものがよい。ぬか漬け、醬油漬け、タクアン、白菜漬けなどがおすすめ。酵素の働きで、腸内有効菌を育て、抵抗力を強める。

④自然干しのウメボシを毎日食べる。

⑤良質の植物性タンパク質である豆類を食べる。

⑥レンコンやゴボウなど根菜類は毒素を排出し、胃腸や肺の助けになる。細胞も活気づけるので、煮物やきんぴらなどに工夫して使う。

⑦動物性食品は、小魚、白身の魚、川魚をとる。

⑧疲れた時は、ウメボシに醬油で適当に味をつけて、熱い番茶（できれば山の晩茶）をさして飲む。

⑨飲み物は、緑茶よりも番茶やハトムギ茶、ドクダミ茶を飲む。スギナ、ヨモギ、ビワ葉などを配合してもよい。

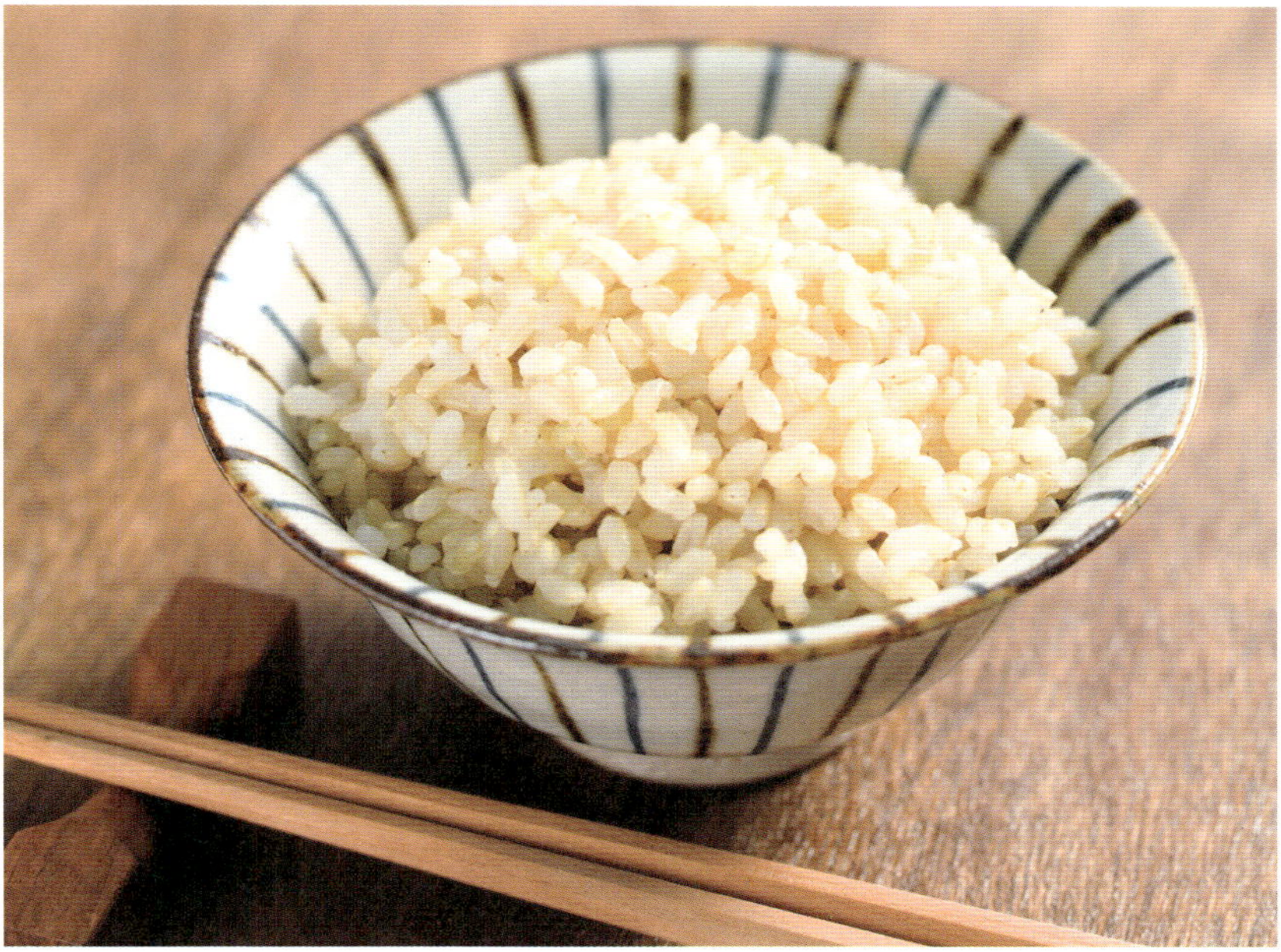

玄米の美味しい炊き方

◆圧力鍋で炊く場合

①玄米を2～3時間、水に浸けてから炊く。

②圧力鍋に入れて玄米1に対し、水1・1から1・2倍の水加減にし、塩をひとつまみ入れる。

③強火にかけて沸騰して圧力がかかり、おもりが回り出したら1分ほどおく。その後、弱火にして25分ぐらい炊く。

④火を止めて10分ほど蒸らす。鍋の底を少しの間冷水につけると、おこげもきれいに取れる。

＊水加減を正確にするため、玄米は洗ったらザルに取る。

＊幼児やお年寄りには、一度炒ってから同様に炊くと、外の皮も柔らかく食べられる。

＊水加減を増し、沸騰時間や、弱火で炊く時間を長くすると、あっさりめのフワッとした美味しいご飯が炊ける。

◆圧力鍋に土鍋を入れて炊く場合
①1合ぐらいの少量を炊く場合は、玄米1合をサッと洗い、ザルにあげて水をきる。
②玄米と水1・1合を釜飯用の土鍋に入れ、2〜3時間つけておく。
③圧力鍋の外鍋に水5合分を入れて火をつけ、沸騰してきておもりがカタカタと動きはじめ、シューッという音がして吹き上げてきたら、火を少し弱くして40〜50分炊く。
④そのまま蒸らす。

◆土鍋や厚手の鍋で炊く場合
①玄米は一晩水に浸ける。
②玄米1合に対して水1・8合の水加減で、塩ひとつまみを加えて炊く。
③はじめは強火で、沸騰しはじめて3〜4分したら、火を弱めて水がなくなるまで炊く。
④プツプツと表面に穴があいてきたら1〜2分強火で炊き、米と米の間に残っている水分を吸収させてやると、ふっくらしたご飯になり、少しキツネ色のおこげができる。
⑤火を消して2分ほどしたら、蓋を取って蒸気を抜き、また10分ほど蒸らすと、香ばしく甘みのある、美味しい玄米ご飯ができる。

*炊く時に、玄米の中にクロマメ、ダイズ、アズキ、ハトムギ、雑穀などを少量入れて炊くと美味しいし、栄養的にも良質になる。

*鍋は、土鍋が一番美味しく炊ける。

自然塩・太陽干しの古いものほど酵素が生きる

ウメボシ

梅干し

効き目

殺菌・整腸作用、胃ガン予防、動脈硬化予防など

日本の風土の中で育ったウメボシは、日本人の生理と自然に結びつき、大切に食されてきました。病気で何も食べられない時でも、おかゆにウメボシで元気になりました。

私は結核にかかった時、熱が下がらず毎日、苦しんでいましたが、ある時、ウメボシとシソを熱い番茶に入れて飲んだら熱が下がり、助けられました。それまではウメボシは大嫌いでしたがそれからは大好きになり、母が教えてくれたように心を尽くしてありがたく手作りをするようになりました。

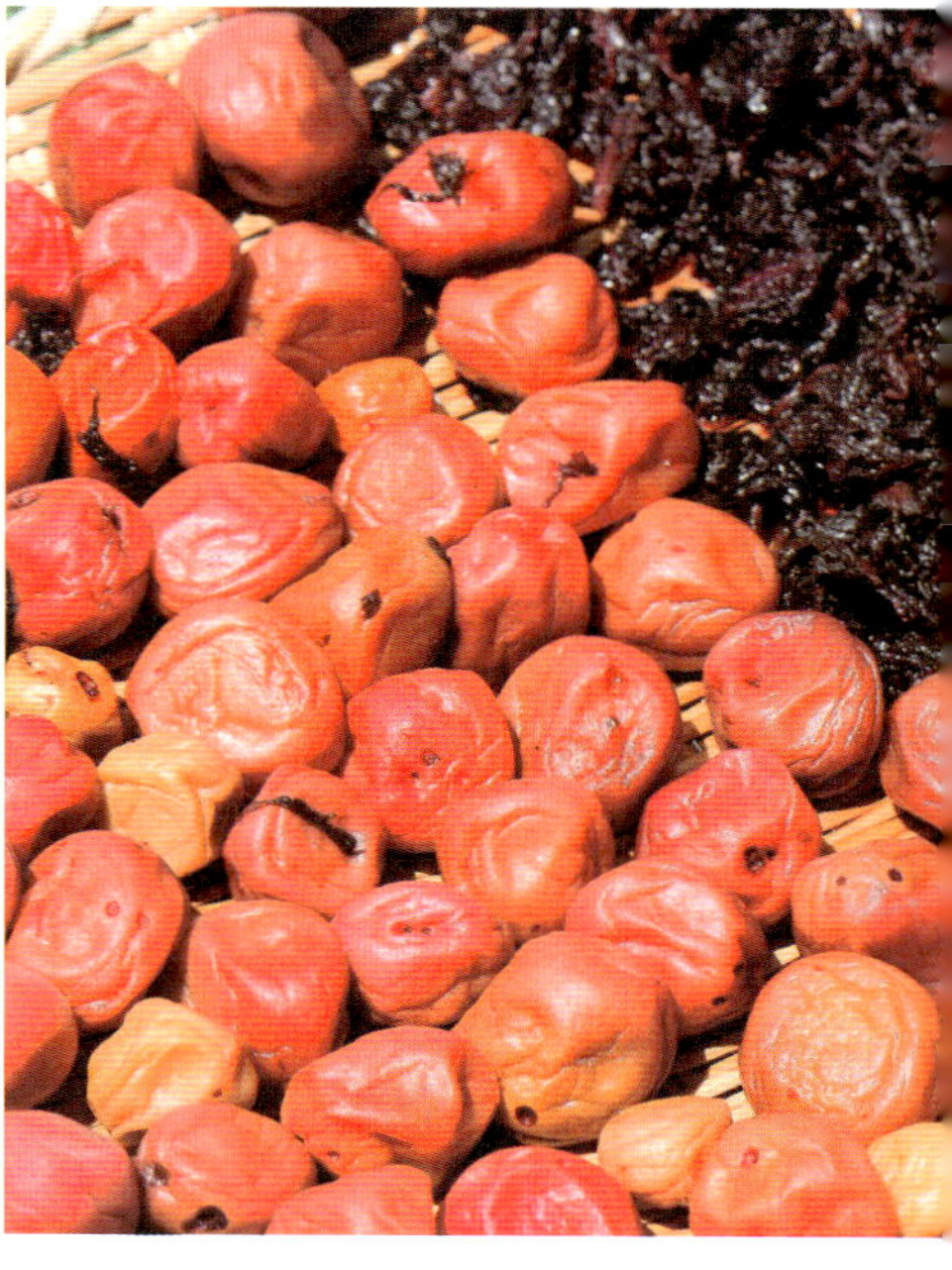

「あなたと健康社」の料理教室でも手作りを奨励します。ウメボシを漬けない人に「手塩にかける」という尊さは分かりません。自分でウメボシを漬けてみて感激し、わが子のように抱いて持ってくる人もいます。

ウメボシは殺菌・整腸作用が素晴らしい。感染症や食あたりの時、ウメボシを食べ続けると助けられる。旅先の水あたりでもウメボシを食べておくと害を受けない。夏の熱中症の予防、菌が活動する時期も、弁当に入れる

と菌の発生を止め、体内の疲労素も中和して、血液を浄化してくれます。

胃ガンについて、1994年にWHO（世界保健機関）は、ヘリコバクター・ピロリ菌が確実な発ガン物質であると確定しました。日本人の場合60～70％の人がこのピロリ菌に感染していると見られていますが、ウメボシがピロリ菌のほとんどを死滅させることが解明されたそうです。

ウメボシはクエン酸、リンゴ酸が多く、この強い酸味が唾液の分泌を促し、胃酸の分泌もよくし、腸の働きを助け、腸の有効菌を育てる。整腸とともにカルシウムの吸収を助けるので、全身の血行を促し浄化もする。

原発事故で心配されているストロンチウム、セシウムなども、ウメボシのクエン酸が玄米とともに中和し、体外に出す働きをする。

広島・長崎の原爆被害でも、玄米自然食とウメボシで助けられた人が多くいたそうです。

また、ウメボシには動脈硬化を抑える作用もある。実験の結果、血液中の血小板の塊も少なくなり、血液の流れがサラサラになることが確認されました。

しかし、塩抜きしたウメボシではその効果はありませんでした。

朝にウメボシを食べておくと、一日中整腸作用を助けてくれます。腸内にたまった老廃物を出し、異常発酵して毒素が出るのを防ぎ、全身の機能を助けて丈夫にするので、常食するといい。

また、胃酸の分泌を正常にするので、胃弱、胃酸過多症、逆に低酸症《ていさんしょう》（胃酸欠乏症）にも大きな力になります。胃ガンなども低酸症の人が多い。こんな人は特に毎日ウメボシを食べるように心がけることです。

加工食品を多くとっている人の体には、添加物が多くたまり、有効菌が育ちにくい。公害の影響も小さくありません。しっかりと塩漬けしたシソ入りのウメボシは、公害による毒を流し、有害な雑菌を殺してくれます。

クスリになる使い方

梅肉エキス →182頁

【風邪・発熱・便秘・低血圧など】梅肉エキスを湯に溶いて飲む。

ウメボシ番茶

【血行促進・疲労回復】ウメボシ1個を湯呑に入れてほぐし、熱い番茶（無農薬番茶か薬草茶）をさして種だけ残して飲みます。種は割って中の核を食べる。ガンのクスリになる。

梅しょう番茶

【下痢・胃腸障害】ウメボシ1個におろしショウガを辛くならない程度に少々混ぜ、熱い番茶をさして飲む。

ウメボシの黒焼き →180頁

【風邪・疲労回復】細胞を活気づけ、血行を助け、ボケ防止にも。ひきつけ、歯痛、歯槽膿漏にもいい。

ウメボシを貼る

【指の腫れ・火傷・傷・ひょうそやトゲ立ちなど】指に貼っておくと治る。

船酔い、車酔いには、ウメボシを食べてへそにも貼れば予防になる。

こめかみに梅肉を貼ると頭痛を抑える。爪のトゲ立ちでも梅肉を貼ると中からトゲが引き出されて、化膿せず痛みも取る。

腹痛にはおへそにウメボシを貼り、上から温灸をすると治る。

受験や何かで頭や心を使う時にも、おへそに貼っておくと落ち着きます。

美味しくいただくには

本来のウメボシは、自然農法で化学肥料や農薬を使わないで育ったウメに自然塩と赤ジソの葉を入れ、太陽に三日三晩干したものです。

古いものほど薬効が大きい。時間のエネルギーとともにバクテリアが多く働き、酵素活動を助け、腸の中で有効菌の生産を助けます。

市販品は大量生産ですから干していない。塩漬けにして干すと重量が半減するから、重量を減らさないように工場で食品添加物で味つけ、色つけ、香りつけをし、防腐剤入りの液の中に入れる。こうした浸し梅をウメボシといっているのがほとんどです。

手作りほどいいものはない。手作りを口にすると、自然がもたらす愛と思いやりの尊さが身にしみます。

ジュースや梅酒は青梅でないと酸味のあるさわやかさは育たないので、青梅を漬け込みます。

ウメボシ用に漬け込む梅は、少し黄色みがかった時がよく、青いと美味しい風味も出ません。

梅酢（ウメボシをつける時に出た汁）は胃痛やどうしても止まらない下痢でも、このまま飲んで治るし、酢の代わりに酢の物、マヨネーズ、梅酢ドレッシング、お寿司などに利用すると、腸の有効菌を育て、カルシウムの吸収や腎臓の働きを助けるのです。

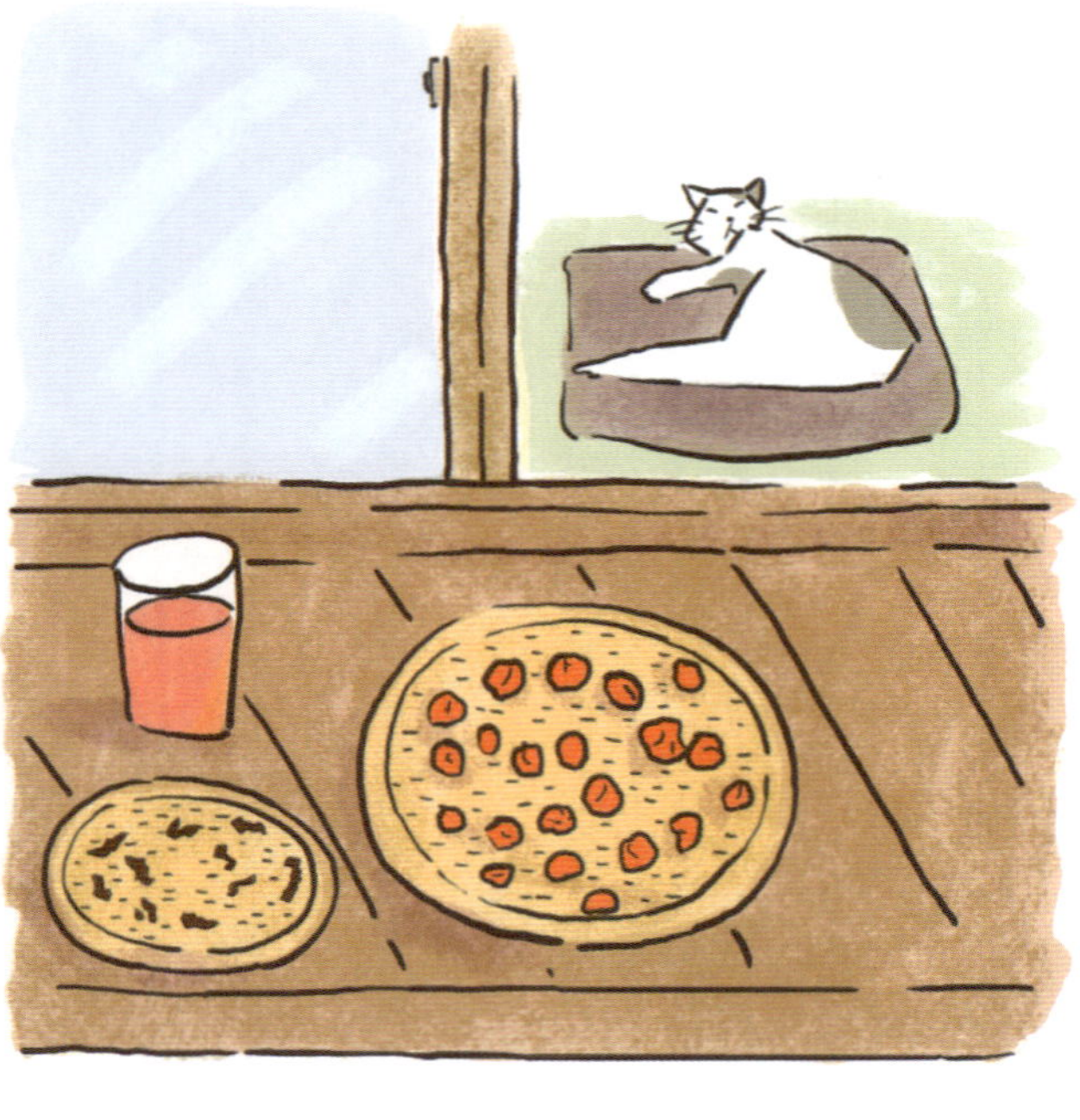

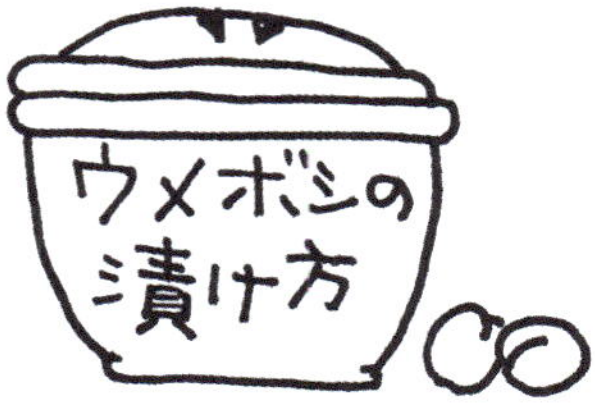

用意するもの
アオウメ3 kg／赤ジソ300g／自然塩600g（内、赤ジソ用60g）
容器（カメか陶器製）／重石6kg（青梅の2倍の重さ）

1. アオウメを芳香が出て黄色くなるまで置いてから、ヘタを取って水で洗い、一粒ずつ水気をよくふきとる。

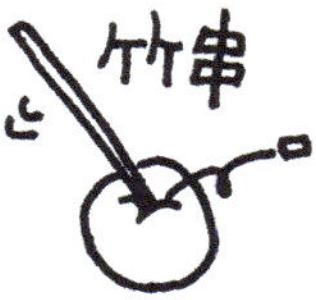

2. キレイにした容器に塩（アオウメの18％位）とアオウメを交互に入れて漬ける。

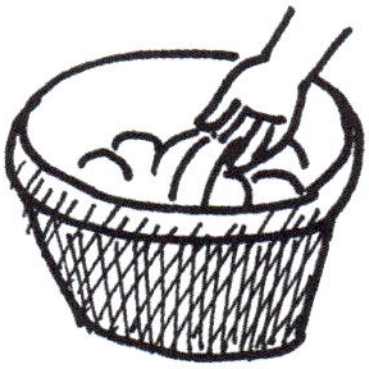

3. 落とし蓋をし重石を置く。紙で覆い紐で縛る。ウメ酢が上がってくるのを待ち（白ウメ酢）、赤ジソが出る時期まで冷暗所に。

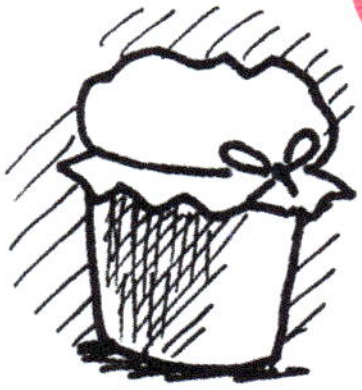

4. 赤ジソを洗い、塩でもみ、アク汁を出して捨てる。2回繰り返す。黒い汁がでてきます。

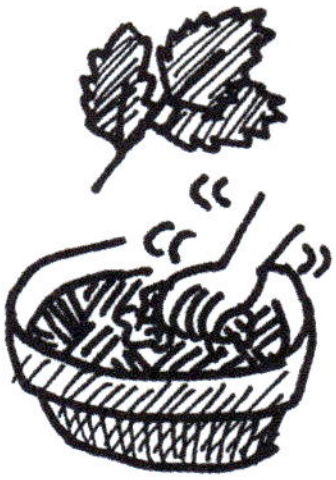

5. ウメを上げてもんでアクを抜いた赤ジソの葉を白ウメ酢の中でよく混ぜる。この時、ウメ酢がキレイな赤になる。

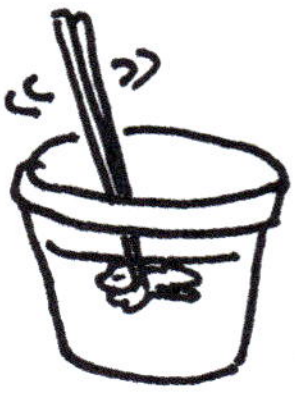

6. 上げたウメと赤ジソを混ぜて漬け込み、アオウメと今度は同量の重石をして冷暗所に置く。

7. 土用の晴天の時期に三日三晩干す。赤ジソ、ウメ酢も一緒に干す。

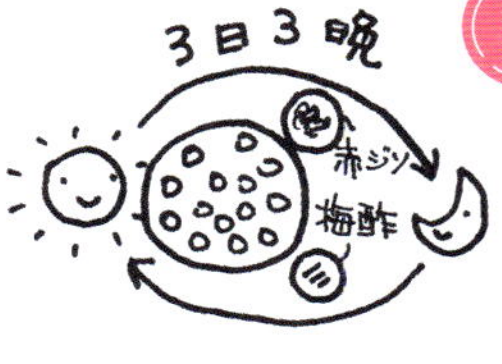

8. ウメと赤ジソを容器に戻し、赤いウメ酢は一部ビンにとり、料理に使う。重石をしないで蓋をして保存する。

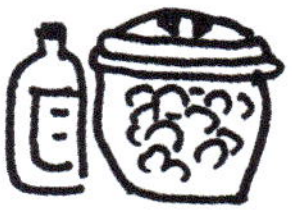

＊白ウメ酢が欲しい時は、赤ジソを入れる前にとる。ウメ酢は絶品のドレッシングになります。

第3章

〔病気・症状別〕のクスリ箱

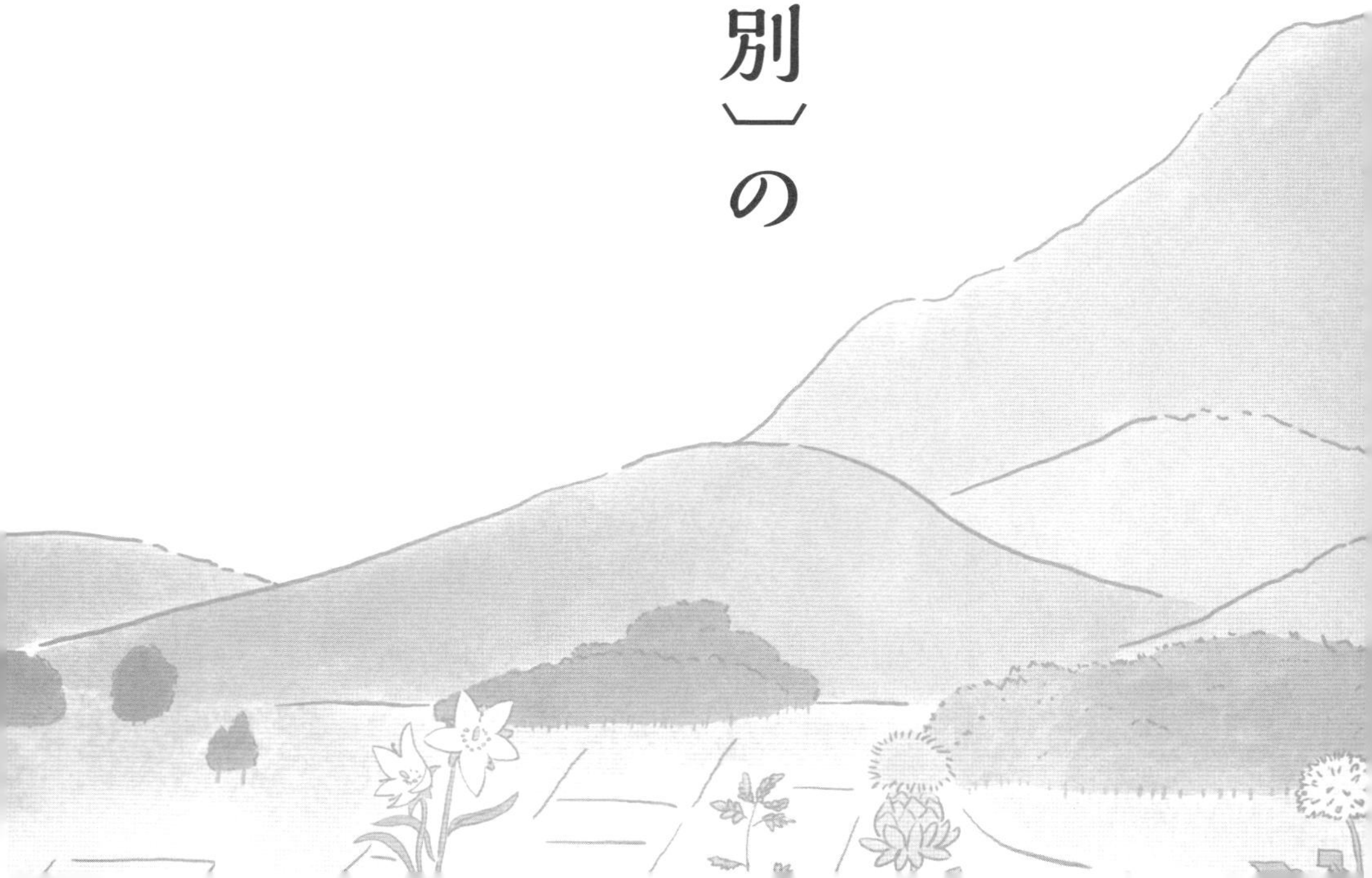

アトピー性皮膚炎

ステロイド薬やアレルゲン除去食より まず内臓の傷みをとる食生活を

アトピー性皮膚炎は、大変な勢いで増えています。

出てきた表面の症状を気にしてその治療で苦しみ、ステロイド系の副腎皮質ホルモン剤を使っても、除去食などをしても治らない。ステロイドを使うと嘘のように症状は消えるが、それは一時的なものので神経をマヒさせるだけ。後になって薬害に苦しむことになり、二次的病原を引き起こして長引くと、一生治らないことにもなります。

よく理解してほしいのは、皮膚病は表面の皮膚だけが苦しんでいるのでなく、内臓が傷み苦しんでいるということです。

皮膚は肺とともに、大きな呼吸器の役割をもっています。しかし、皮膚の細胞がうまく働けずに毛穴がふさがって呼吸できないというのは、細胞を育てる食べ物に問題があるということです。

また、腎臓や肝臓が働いて尿や大便を排出し、体液やホルモンや呼吸の調節をしているわけですが、腸が汚れていると、血液の浄化も酸素活動もできません。

ここまでになるには、食の乱れが必ずあります。大切なことは、まず食を正すこと。自分の好みのままに甘いものを多くとったり、また牛・豚・鶏などの肉類、刺身、牛乳、油っこい大きな魚などの食べ過ぎや飲み過ぎが必ずあります。

最近は幼稚園や保育園の幼児にアトピーの子が多く、「皆がそうだから、体質だから」と思っている親も多いようです。幼い時からとか、母親の体内からアトピーをもって生まれてくるのは、胎教の大切さを知らない母親が、添加物入り加工食品や、ケーキ、ジュース、チョコレートなど、好みのままに食べて血液を汚し、それを胎児が受け継ぐのが原因のひとつです。母親の食生活や日々の生き方、考え方に問題があるよ、との天からのお手紙です。

幼児は難しいことは分からなくても、「これは神様がくださったんだよ」と心やさしく話しかけられ、体によい自然の食べ物を食べて美味しいと感じれば、正しい食事を取ることに対して素直に努力します。そして早く治ります。

自然の食べ物が内臓をつくり、細胞一つひとつを育てるのです。食こそ「いのち」だということを忘れないでください。

自然療法の食事では

主食…玄米、または半搗き米のご飯に、必ず、すりゴマをかけてよく噛んで食べること。アズキ、クロマメ、アワ、キビ等の雑穀を少し混ぜるのもいい。

副食…色の濃い菜っ葉類、ことにニラがいい。それにレンコン、ニンジン、ゴボウ、ダイコン、タマネギ等の根の野菜を食べること。海藻はビタミン、ミネラルの王様なので必ず毎日少しずついただく。ヒジキの炒め煮、だし昆布と煮干しのだしでつくったみそ汁にワカメを入れ、だしをとった昆布で佃煮をつくって少しずつ毎日食べる。コンニャク、アズキ、納豆、ウメボシ等は毒消しです。

食薬（強化食）…梅肉エキス（182頁）を毎日3回、アズキ粒1粒くらいずつ飲む。子どもは半量でいい。

アトピーに限らず〝できもの〟一切には、採取しておいたドクダミを煎じて毎日お茶代わりに飲むといい。吉野葛の本物（ジャガイモデンプンではない）を葛湯にして飲む。これも毒消しをします。

野草・野菜を使った手当て法

全身の血液の流れを助けるために、茹でたコンニャクで肝臓、腎臓を温め、脾臓を冷やす手当てをする（194頁）。1週間ごとにショウガ温湿布（196頁）と交互にするとよい。ひどい時は芋パスター（サトイモ湿布・198頁）にビワ葉やスギナのみじん切りを混ぜて脾臓を冷やす。

ベトベトの皮膚炎には、スギナの煎じ汁にタオルを入れて絞ったもので拭くと、突っ張らずらくになります。

小児の場合はガーゼで拭いてあげたり、かゆい時に洗ってあげる。ビワの葉やヨモギの煮汁だけでもいい。ビワ葉温灸（190頁）は、手当てで体の血行をよくしてから、毎日朝晩やる。温灸はかゆみも取ってくれます。また、セイタカアワダチソウのお風呂は、かゆみ取りになるし、薬害も出し、助けます。

かゆい時は決して手でかかず、ダイコンの薄切りでこするようにすると、かゆみと熱も取ります。入浴は石鹸を使わず、糠袋で洗うか、薬草の煮出し汁で洗ってもよい。

◆セイタカアワダチソウのお風呂

採集は9月中旬頃から黄色いつぼみが出てくる頃、酵素の多い時にします。

日本手ぬぐいかサラシで布袋をつくり、日に干して乾燥させたセイタカアワダチソウを入れて水から沸かします。1日目はお湯の色が薄黄色に、2日目はだいぶ濃くなり、3日目は底も見えないくらいになります。その頃が、酵素の繁殖も進み、一番いい入り頃になります。

このお風呂は、アトピーのかゆみを止め、炎症も取る。湿疹等も助ける。膠原病、リウマチ、腎臓病の人が、ステロイド系の副腎皮質ホルモン剤を使って薬害で苦しんでいたのが治ってきます。干したヨモギを煮込んで、ヨモギ風呂もかゆみをとる。

◆スギナパスター

スギナの生葉をすりつぶして小麦粉でパスターにして、そのままさらしなどに包み患部に貼る。または青汁をつけてもよく効きます。長年アトピーで苦しんだ人が、食改善とスギナで治った例も多い。

◆スギナ酒

スギナを瓶に入れ、ひたひたになるくらいに35度のホワイトリカーか玄米焼酎を入れて、1～3カ月ほど置くとできます。スギナ酒をカット綿に浸み込ませて、患部に湿布する。

化粧水の代わりにつけると肌もつるつるし美白効果もあり、また頭のフケや抜け毛も予防する。

スギナ、ドクダミ、ヨモギ、セイタカアワダチソウ、その他の薬草など、身近にある自然からのいただきものは、自然治癒力をよみがえらせ、心身のバランスを整えてくれる素晴らしい力がある。

◆ドクダミエキス

100gの乾燥したドクダミ（生の葉でもいい）を水に入れて1時間半ゆっくり煎じたら、葉がトロトロになる。これをこして汁を土鍋で煮詰めたらボッテリしたエキスができます。これは梅肉エキスのようにドロリとしたものではないが、臭気はなく苦味がある。

◆ヨモギオイル（186頁）

アトピーのかゆみも取るし、カサカサの時はこれをすり込むとしっとりして治ります。

アトピーで皮膚がジクジクの時は、ビワの葉焼酎漬を薄めて、ガーゼでふき取ってからやさしく塗りましょう。焼酎漬けはしみるので、幼児の場合はビワ葉煎じ汁か、山の晩茶でふき取ります。

胃炎

食品添加物・動物性食品・心の不安定が胃を刺激する

日本人には、胃腸病や胃ガンが多いといわれます。生まれつき胃腸の弱い人もいれば、不摂生の不調をうまく手当てできなかった人もいます。

しかし、なんといってもその原因で多いのは、不自然な生活と運動不足。食品添加物や動物性食品の食べ過ぎなど。さらに、胃は自律神経とつながりが深いから、イライラしたり心がふさがると神経が働かなくなり、胃腸に影響が出てきます。

自然療法の食事では

主食…食欲がなく喉が渇く時は、玄米を7倍の水で煮た玄米スープに塩で薄く味をつけ、よく噛んで食べる。玄米スープ、ソバスープ、アワがゆなどは、穀類をから炒りしてからつくるとよい。穀類をから炒りしてスープにしたものは、重症患者に効果がある。玄米餅を焼いて軟らかくして雑煮にしたものもよい。

副食…キャベツの炒め煮など。キャベツにたくさん含まれるビタミンUは抗潰瘍性ビタミンといわれ、抽出されて市販のクスリにもなっています。しかし確実に潰瘍を根治するためには、キャベツそのままを食べてバランスのとれた有効成分をとるほうがいい。

キャベツのカルシウムは吸収しやすく、崩れた細胞の補修をし、潰瘍を治すとともに骨のカルシウム補給を促す。ビタミンCも潰瘍に有効です。ビタミンCは粘膜や内臓の出血を防ぐ作用をもっているから、ジュースにしたり、生でサラダにするのもいい。

風邪

食欲のない時は、無理に食べずに胃腸を休めて毒素を出す

何かを必死にやって気が張っている時には風邪を引かない、というのは、自律神経が活発に働いているからです。

気持ちが緩んだりイライラ、くよくよしたりという時には、自律神経は働きにくい。そのうえ、大食・過食で胃腸が疲れていると、年中、風邪を呼び込むことになります。

我が家では、風邪かなと思ったら、足浴で汗を出し、熱い梅番茶かウメボシの黒焼き（180頁）を飲んで、ビワの葉をひたいに貼り、温かくして寝ます。すると早く治ります。

食欲のない時は食べ過ぎているということです。栄養より今は休ませてくれとの胃腸からの信号です。食事を軽くするか、一食抜かしたほうが、体に負担がなく早く回復します。

自然療法の食事では

主食…間食をやめ、玄米にすりゴマをたっぷりかけて、よく噛んで食べる。ウメボシを一日2個食べ、腹八分目にして身を軽くする。

副食…栄養をつけようと、肉・卵・バターなどの酸性動物食を食べると、治癒が遅れます。お腹を空にして毒素を出したほうが早い。菓子・果物・刺激物の過食も避けること。

食薬…野草の青汁がよい。

【シソ】干したシソの葉3gを煎じて1日分として飲む。咳には、生葉をすりつぶし、ガーゼでしぼった汁を飲む。

【ユキノシタ】葉を12～13枚乳鉢ですりつぶして、しぼった青汁を飲む。

◆ウメ葛湯

葛粉大さじ1を水少々で溶いておき、水200cc(1カップ)でよくかき混ぜながら透明になるまで煮て、葛湯をつくります。天日干しウメボシで味つけして食べると、よく温まり早く治ります。本葛粉(ジャガイモなどのデンプンではない)は体を温めるので冷え性にもよい。

熱い番茶にウメボシを入れ、自然発酵の醤油を少々落とし、熱いのを飲むのもいい。

◆ゴボウ汁

治りにくい風邪には、ゴボウ30gを生のまますりおろし、自然醸造のみそ(古いほどよい)を混ぜ、おろしショウガ少々を混ぜて熱湯を注いで熱い所を飲みます。腸内細菌の活動も盛んになり、全身の細胞が動きだし、体内毒素も老廃物も流してくれるので、風邪もすっきり治ります。

風邪ばかりでなく、疲れがたまった時にも、便通をよくして元気を回復してくれます。

野草・野菜を使った手当て法

◆豆腐パスター(200頁)

高熱の時は、豆腐パスターを薄くのばして額に貼り、2時間ごとに取り替える。

豆腐パスターのつくり方は、水切りした豆腐をよくつぶし、一割くらいのおろしショウガと、つなぎに小麦粉を混ぜます。量は、豆腐の水分がたれてこない程度。

これを木綿の布に伸ばし、豆腐がはみ出さないように包みます。そして熱のある所に貼ります。内部の毒素も引き出すので、氷を当てるよりも気持ちよく解熱します。

花粉症

肝臓・脾《ひ》臓を温め、腎臓を冷やす

何年もひどい花粉症で苦しんだ52歳のある女性は、小さい時からほとんど病気をしたことがないほど健康体だったようですが、三十代頃からひどい花粉症に悩まされるようになりました。

目は大変かゆくて赤くなり、鼻水はポタポタ落ち、両方の鼻が詰まって苦しいので口呼吸になり、喉まで炎症が起きてしまいました。いつも37度台の微熱があり体は全身だるく、頭はボーッとして思考力、集中力がなくなり、家事をはじめ何をするにも大変で、精神的にも落ち込みました。

抗アレルギー薬、点眼、点鼻薬を使い、心身の養生も大事と、精神安定剤や安眠剤も飲みました。また鼻炎がひどい時は、即効性があるというスプレー式の点鼻薬を使い続け、頭がフラフラになって何回か倒れたことがありました。一時的に症状は落ち着きますが、毎年同じような状態が繰り返し続き、その上、だんだん冷え性になり、健康から遠のく感じがして悩んでいました。

結局、今まで自分本位に食べたいものを食べたいだけ食べた結果、肝臓、腎臓の働きが低下。胃腸も消化吸収が大変になって老廃物を流し切れずにアレルギー体質になり、花粉症にもなってしまったのです。

また、ステロイド系抗炎症薬や抗生物質などの使い過ぎが、腎臓、肝臓を傷め一層、治りにくくしたのです。

この女性には、食生活をまず根本から見直すこと、そしていくつかの「自然療法」をご紹介し、結果、花粉症の不快な症状を克服できたようです。

自然療法の食事では

主食…玄米か分搗き米にして、アズキ、クロマメ、ハトムギ、雑穀などを入れて炊き、ゴマ塩をかけてよく噛んで食べます。この〝噛むこと〟によって食べ過ぎず腹八分目で十分になります。

副食…緑黄色野菜、根菜類、野草、豆類、海藻、発酵食品を中心に、小魚、白身の魚も多少入れてもよい。手づくりした本物のタクアン、みそ漬け、ウメボシなどは抵抗力がつくので毎日少しずつ食べるとよい。甘いものや果物は、食べ過ぎると細胞をゆるめるので、できるだけ避け、食べたい時は黒砂糖やハチミツを少量使った手づくりのものを食べる。

野草・野菜を使った手当て法

内臓の働きを助けるため、肝臓、腎臓にコンニャク温湿布（194頁）をする。脾臓は冷やしますが、特に微熱がある場合は脾臓に芋パスター（サトイモ湿布・198頁）やカラシ湿布（ピリピリしてきたらとる）をする。肝と目、腎と耳鼻は経路でつながっているのでコンニャク温湿布は毎日するといいが、体が慣れてしまうのでショウガ温湿布（196頁）、ビワ葉温灸（190頁）に替えてするのも効果的です。足浴、半身浴も全身を温めます。

目、鼻のかゆみには、人肌程度の番茶に自然塩を少量入れ、蒸し洗いをする。また適温に温めた塩番茶でタオルを温め、目の上に置いて湿布をすると、優しい温熱がかゆみを軽減します。鼻を洗うのもよい。ショウガ湯を含んだタオルを叩きながら適温にして、鼻に当てて湯気を鼻の中に入れる。炎症がある時、鼻の中は粘膜が乾いているので、かゆみ、鼻詰まりによい。目、喉、耳下腺にも合わせてするとさらに効果的です。ビワ葉温灸も目、鼻の周りや喉、耳下腺、こめかみ、百会《ひゃくえ》（頭頂）にする。

下痢

氷菓・果物・酒類の取り過ぎ「陰性下痢」と動物性食品・加工食品の取り過ぎ「陽性下痢」

下痢には大きく分けて、陰性と陽性とがあります。

陰性の下痢は、氷菓子・甘味・果物・清涼飲料水・酒・瓜類の過食が原因で、これらをよく食べたり飲んだりする人がなりやすい。

陽性の下痢は、動物性食品や加工食品の取り過ぎ。打撲や衝突による刺激の場合もある。

どちらの場合でも、手当ては同じでよい。

自然療法の食事では

主食…半搗き米、玄米餅の雑炊、ニラまたはネギ入りみそ雑炊、半搗き米すりゴマむすびをひと口100回くらいよく噛んで食べる。


副食…みそ汁（ネギ、ニラ、ヤマイモなど）、ニラのおひたし、ウメボシ、ゴマ豆腐、葛粉を使った料理などは特によい。

ダイコンのみそ汁に焼き玄米餅を入れて軟らかく煮て、ダイコンおろしと数の子少々を添えて食べてもよい。

濃いとろろ汁やヤマイモの千切りに青海苔をかけて食べる。ヨモギ餅、タンポポみそ、フキノトウの煮物などを日頃から食べるようにするとよい。


食薬…ツワブキの葉を煎じて飲む。また、若葉をみそ汁にして食べても体内から浄化し、妙効があります。

梅肉エキス（182頁）を白湯に溶いて飲む。ウメボシ2個におろしショウガ5gを混ぜ、熱い湯または番茶をさして飲む。

6～8月に採取し干したゲンノショウコ20gを一日量として、3回食後30分以内に温服。特に大腸炎に効く。

ハスの根に食塩少々加えて煎じて飲む。または根のしぼり汁でもよい。

タンポポの花の咲く前の根を干して煎じて飲むのもよい。

野草・野菜を使った手当て法

ショウガおろしを混ぜた干し葉湯で腰湯（202頁）をする。

お腹と肝臓・腎臓をショウガ温湿布（196頁）やコンニャク温湿布（194頁）で温める。

ビワ葉温灸（190頁）も効果が大きい。

高血圧

血管が硬く狭くなる状態が長く続くと、脳出血・心筋梗塞・腎不全にも

個人差もありますが、普通は最高血圧が１４０㎜Ｈｇ以上、最低血圧は90㎜Ｈｇ以上のことを高血圧といいます。

直接の原因は、血管の内壁にへばりつくコレステロールです。これが血管を硬化させ、狭くします。

高血圧の人は一般的に、精力的でバリバリ仕事をするタイプが多い。また精神面ではイライラ、不平不満が多くなると、神経を圧迫し細胞の働きも悪くなり、血圧が上がる。安らぎの平常心が大切です。

高血圧が長く続くと、脳卒中、脳梗塞、狭心症、心筋梗塞、腎不全など合併症にもつながるので要注意です。肩こり、めまい、頭痛、耳鳴り、疲労感などが現れてきたら前兆信号です。

血液は心臓だけの力で流れるのではなく、末端の血管では肝臓や筋肉の助けで血液を送り出しています。その肝臓や筋肉も酸素不足では動けない。肺が働いて酸素を体内に送り、二酸化炭素を排出し、その助けが心臓につながる。

血液を再生し、浄化して全身に回すのは腎臓です。それぞれ助け合いで支えられて健康は保たれているのです。

では、この働きのおおもとは何か。それは食べ物です。全身がスムーズに働けるような血液をつくる食べ物を送ること。

食べたい、飲みたいで自分の都合や欲に任せて生きるのか、お天道様からいただいた命を大切にいただくのか。ここにその人の生き方、考え方が出てくるとすれば、病気の根は心だということになります。

自然療法の食事では

主食…玄米食が一番です。玄米が難しいなら、胚芽米に、キビ、アワ、ヒエなどを一緒に炊き込んでもいい。必ず、すりゴマのふりかけをたっぷりかけてよく噛むこと。これは細胞に活力をつけ、血液を浄める。

副食…ニンジン、ゴボウ、レンコン、ラッキョウ、タマネギ、セロリなど。パセリもクスリになりますので、佃煮にして食べる。その他の野菜も彩りよく根と葉を抱き合わせて利用する。

ヨモギのたくさん入った玄米餅、海藻もクスリになる。肉食を多くした人は、果物、トマト、瓜類、生野菜などをいただくと、硬化した細胞を中和することになる。みそ、醤油、酢、塩も自然のものを使用する。

禁ずるものは、肉類、油っこい赤身の魚、白砂糖が入った加工品一切、アルコール類、刺激物、食品添加物入り加工食品。

間食をやめ、一日2食、または3食を腹八分によく噛んで食べる。

飲み物…山の晩茶、ハコ茶、ビワ葉茶、その他、ドクダミ、ゲンノショウコ、ヨモギ、イチョウの薬草茶を体調に合わせてブレンドして飲むとよい。梅肉エキス（182頁）、ヨモギエキス（70頁）もよい。

野草・野菜を使った手当て法

肝臓、腎臓の働きが悪くなっているので、コンニャク温湿布（194頁）、またはショウガ温湿布（196頁）をする。

入浴は腰湯か足浴（202頁）。もし全身浴がしたければ、ぬるいお湯に短く入るか、シャワーにする。手当てをしてからの入浴は避けること。

◆ヨモギの青汁

生葉をとって、これに水を少し加えてよくすって青汁をとり、布でこして盃1杯位を、朝晩、食前に飲むと特効がある。

これは万病のクスリで、高血圧、ガン、糖尿病その他の慢性病によい。

◆クワの粉末

乾燥したクワの葉を粉にして40g、炒り黒ゴマの粉5gを飲む。

◆シャクナゲの煎じ汁

シャクナゲの葉を煎じて飲むと尿の出がよくなり、頭痛、高血圧によい。腎臓にもよい。

◆ナズナの煎じ汁

ナズナの実、茎、葉、根を一緒に陰干ししたもの10~15gを煎服。

骨《こつ》粗《そ》しょう症

カルシウム剤を飲むより断然有効な、カルシウムの吸収をよくする「手当て」

骨粗しょう症は骨量の減少で骨が弱くなって、すが入ったような状態になり、そのために骨が曲がったり骨折しやすくなる症状です。

骨量は女性ホルモンによって保たれていますが、閉経によってそのホルモンの働きが悪くなり、さらに高齢者になるとカルシウムの吸収率が低くなるので、骨粗しょう症が起こりやすくなります。

いろいろな病気で長年薬を飲み続けていた五十代の主婦の方や、仕事が忙しいからと外食やインスタント食品、加工食品などの多い食事を続けていた四十代の女性も何度か骨折したという。この2人のように、クスリや添加物、食のゆがみなどによって骨粗しょう症を引き起こしてしまった人も多い。

骨粗しょう症から圧迫骨折になった八十代の女性は、背中、腰などの痛みで体を動かすことができなくなりました。

医師からは、カルシウム剤を飲み、抗炎症剤を貼って安静にしているようにいわれたそうです。

カルシウム剤を摂取しても、改善するわけではありません。食事や手当てをとおして自分の体の状態と向き合い、血行をよくし、細胞を活気づかせて、体内から変えるべきです。

自然療法の食事では

主食…玄米か分搗き米に雑穀を入れ、ゴマをかけてよく噛んで食べる。腹七分目にするとよい。

副食…緑黄色野菜（小松菜、春菊、カブやダイコンの葉、ニラ等）、根菜類（ダイコン、ニンジン、ゴボウ、レンコン）を中心に、海藻類（ヒジキ、ワカメ、昆布、のり）、小魚など。

カルシウムは体内に吸収されにくくなっているので、カルシウムの吸収を助けるビタミンDの多い切り干しダイコン、干しシイタケ、キクラゲ、干しエビなども合わせて食べること。

また、納豆はビタミンKやその他の栄養も多く、骨の維持のためにもよい。

野草・野菜を使った手当て法

体を動かすことが少ないと腸の働きも低下し、便秘になりやすく、血流も悪くなるので、足浴から始め、なれたら肝臓、腎臓をコンニャクで温め、脾臓を冷たいコンニャクか濡れたタオルで冷やす（194頁）。

背中や腰にはビワ葉温灸（190頁）をし、その後にクチナシ湿布（クチナシ粉、小麦粉各大さじ2を卵白小1個で溶く）をする。

また、ビワ葉エキスでの湿布、ビワの葉を直接当てる手当てなど、痛みのある間は毎日続ける。

食事や手当てだけでなく、カルシウムの吸収や働きをよくし、骨を保護するためには、日光に当たることや、歩いたり、無理のない軽い運動も大事です。

静脈瘤《じょうみゃくりゅう》

減塩食でも糖分過多だと、リンパの流れや血流が悪化する

ある五十代の女性は、足腰が冷え、だるさやむくみ、こむら返りも起こるようになった。そのうち、ふくらはぎの表面に血管がでこぼこ出て静脈瘤といわれた。

静脈瘤は脚の冷えや運動不足などによってリンパの流れが悪くなり、血液を心臓に戻す力が弱くなることから起こります。

彼女は四十代頃から血圧が高くなったことから、減塩食を心がけた。みそ汁や煮物は薄味。だが、ご飯よりパン食。乳製品、果物、生野菜が主で、ウメボシや漬物などは食べない。またコーヒー、紅茶を飲むことが多く洋菓子、和菓子もよく買う。塩分には神経質にはなっていたが、糖分の取り過ぎが体に悪いという意識はなかった。

糖分過多の減塩では、体は冷えて細胞がゆるみ、血流も悪くなり内臓や筋力の働き、思考力も低下します。高血圧に塩は悪いと思い込んでいる人も多いが、ナトリウムは体を温め免疫力を上げる効力があり、体にとって必要なミネラルです。

動物性食品を少なくして野菜やイモ類、海藻類など血液を浄化する自然食をとっていれば、自然に体がナトリウムを排泄するので減塩をする必要はありません。

先の女性は、冷える体質の上に、偏った減塩食で血行不良を起こし、静脈瘤になったのです。

自然療法の食事では

主食…近頃は主食より副食過多になっていますが、主食の炭水化物は内臓や体を動かし、体を整えるエネルギー源です。分搗き米や玄米にクロマメ、アズキ、

ハトムギなどを入れて炊き、すりゴマをかけてよく噛んで食べる。

副食…根菜類（レンコン、ゴボウ）、緑黄色野菜（ニンジン、カボチャ、コマツナ）、海藻、豆類、魚介類、小魚など。みそや醤油、漬物、ウメボシなどの発酵食品や食物繊維は腸の働きや消化吸収を助け便秘を防ぎます。

飲み物…梅しょう番茶、薬草茶（ドクダミ、スギナ、ヨモギなど）など夏でも温かくして飲むとよい。

野草・野菜を使った手当て法

肝臓・腎臓は心臓や全身に血液を送り老廃物を体外に出す働きをしているので、コンニャク温湿布（194頁）やショウガ温湿布（196頁）で肝臓、腎臓は温め、脾臓は冷やす手当てをする。

ビワ葉温灸（190頁）は全身や下肢にし、血管の浮いている所にはあまり圧をかけないでする。温める手当てをすると、血流がよくなり心臓の負担も軽くなり下半身の血流をよくします。

体力がない時の全身浴はエネルギーが消耗するので足浴、半身浴がよい。下半身が温まり血流がよくなります。また、下半身の血流をよくするために、足首を回したり、歩いたり、布団の中でできるベンネット体操（左図）をするといいでしょう。

ベンネット体操

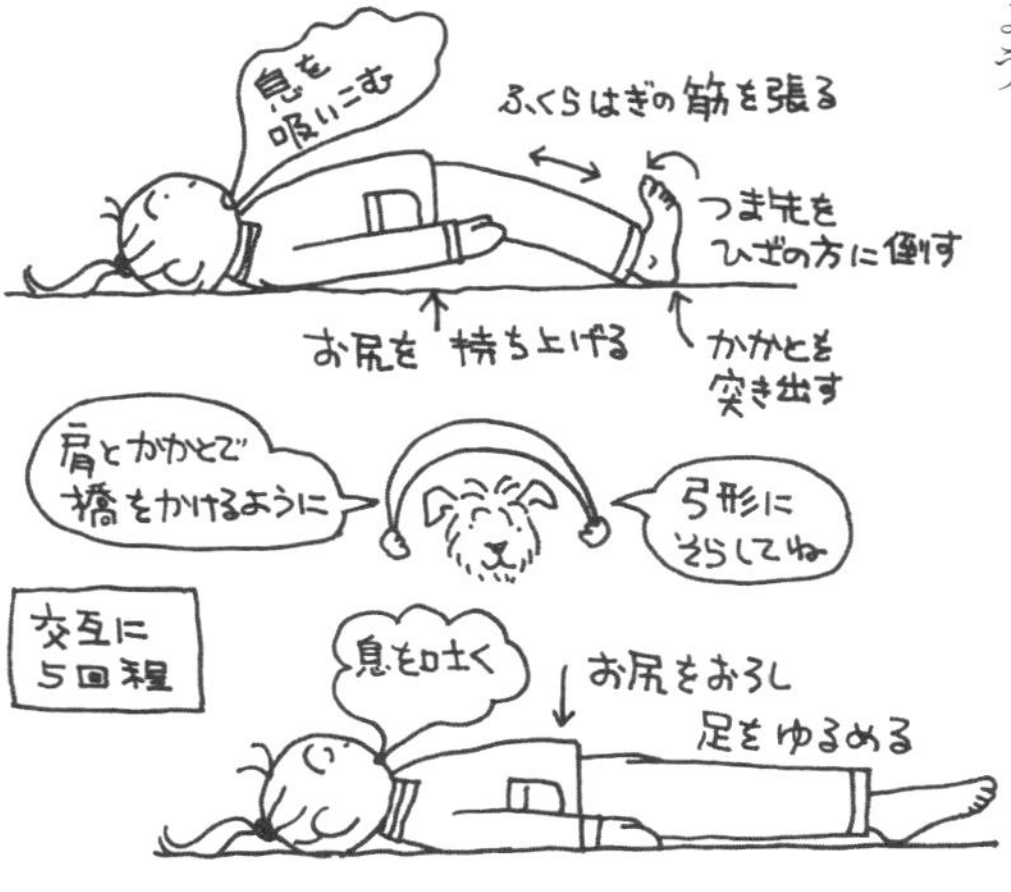

生理痛・生理不順

果物・瓜類の食べ過ぎが内臓を冷やす

生理痛や生理不順など、婦人科系の病気は年々多くなっています。

菓子類、ジュース類、瓜類、肉類、油っこい魚、果物の食べ過ぎの人がなりやすい。

特に瓜類と果物は、取り過ぎると冷え性になり、血行が悪くなるので注意しましょう。

自然食をバランスよく食べていればよくなります。

自然療法の食事では

主食・副食…玄米・菜食を心がけること。できなければ白米に、キビ、アワ、ヒエ、押し麦などを混ぜて炊き、ゴマを炒ってすりつぶして、ご飯の上にかけて食べる。

みそ汁も、煮干や昆布でだしを取り、手づくりのおいしいみそ汁をいただくことから始めましょう。

野草・野菜を使った手当て法

手当ては、ヨモギ、ビワの葉、スギナなどの薬草風呂で腰湯（202頁）をする。干したダイコン葉の茹で汁に塩を入れて腰湯にするのも効果がある。

茹でコンニャクで肝臓、腎臓を温め、脾臓を十分冷やす（194頁）。

冷え性のひどい人は、ショウガ温湿布（196頁）をするといい。血行をよくしてからビワ葉温灸（190頁）をすると、全身が温まります。

咳《せき》

オオバコ・シソ・ダイコン・クロマメ……身近にある咳の特効薬

咳は、体の中にとどまった有害な老廃物を早く体外に出そうとする作用のあらわれです。

アンバランスな食べ方や食べ過ぎ、加工食品の添加物汚染などにより血が汚れると、酸素を運ぶ力が弱くなり、炭酸ガスが老廃物を体の中に残してしまうのです。

代謝を正常にすれば、有害な物質もスムーズに出ていくので、咳も自然に出なくなります。

自然療法の食事では

◆ウメボシシソ番茶

風邪を引いた時、熱い番茶にウメボシを入れて飲むと熱とりになるが、そこにシソも入れると、咳止めや気管支の粘膜の強化になります。

シソの生葉をすりつぶし、そのしぼり汁を飲むのもいい。また、干したシソの葉6gとキキョウの根2gを200cc（1カップ）の水で煎じて3回に分服する。青ジソと炒り玄米とキンカンを煎じて飲んでも薬効がある。

◆オオバコの種

咳が止まらなくて困る時、特効があるのはオオバコの種で、咳の妙薬です。乾燥した種一日5〜10gを水200cc（1カップ）に入れて半分になるまで煎じ、食後3回に分けて飲む。小児は半量。または種を粉にして2gを飲む。

もしくは、オオバコの全草を乾燥させて、クコの根とキンカンの黒焼きといっしょに濃く煎じて、900ccの水を360ccまでに煎じて、3回に分けて温服する（これは漢方薬局で売っています）と卓効がある。

◆ダイコンおろしとハチミツダイコン汁

咳、喉の痛みや痰の切れが悪い時は、ダイコンおろしが効く。また、ダイコンを薄い輪切りにしてガラス瓶に入れ、ダイコンがかぶるくらいハチミツを入れて一昼夜もするとダイコンから汁が出てくる。このハチミツダイコン汁をなめるとよく効く。

◆クロマメ茶

クロマメは昔から民間療法で、咳、喘息の妙薬。クロマメの茹で汁に黒砂糖を混ぜて、1日数回、ちびちび飲むと不思議に咳が治まります。

貧血

赤血球のヘモグロビン減少が胃腸障害につながる

貧血の人は、赤血球のヘモグロビンが減っているので細胞に酸素を送れず、酸素不足を起こします。ヘモグロビンは胆汁の原料ともなりますから、胆汁の分泌も少ない。代わりのエネルギー源として細胞に吸収されやすい糖分を要求するため、血液が汚れて酸性になります。そして胃腸障害が悪化する、という悪循環です。細胞に酸素が不足するからストレスにも弱く、胃潰瘍、十二指腸潰瘍にもなりやすい。肝臓、腎臓も弱っているので、食事とともに外からの手当ても大事です。腸、肝臓、腎臓を中心にした手当てを根気よく続けてください。

自然療法の食事では

主食…玄米餅、焼き餅雑煮、未精白穀類。

副食…腸の働きを助けるために、発酵食品（タクアン、ウメボシ、納豆など）を毎日少しずつ食べる。

タンパク質は、豆類、豆製品、麩、木の実など。

動物性タンパクは逆効果になる。

海藻も毎日少しずつ取り入れる。

野草・野菜を使った手当て法

ウメボシに自然醸造の醤油を1～2滴たらし、熱い番茶か熱湯を注いで飲む。

お腹と腰をショウガ温湿布（196頁）する。ビワ葉温灸（190頁）はとてもよい。

便秘

柔らかい食べ物より、
硬いものをよく嚙んで食べる習慣を

便秘の症状を化学製剤のクスリで一時的に解消することはできても、体そのものは変わっていないから、便秘体質の解消にはならない。便秘は下痢より曲者です。毒素を溜め込むから難病などのやっかいな病気のモトにもなります。

体質改善にはまず血液浄化が大切で、食べ物で浄化して毒素を排泄することです。

心と神経はつながり、神経は細胞につながっています。怒り、不平不満は神経の働きを止める。体を構成する全ての細胞は、心のごとく働きます。

「食べ物を選ぶのは自分だけれど、血液をつくるのは自然の力」です。便秘のモトも、食べ物との関係は深い。

お通じをよくするためには、肝臓・腎臓の解毒器官が活発に働かなければいけません。そして胃腸の働きを強めるようにします。

胃腸の弱い人は、軟らかい物ばかり食べると胃腸はなまけて働かず、いつまでも丈夫になれない。硬いものをよく嚙んでドロドロにして食べる癖をつける。嚙まないと胃液も出ないし、神経も働かないのです。

便秘の人は、宿便が腸にしがみつき、パイプのヤニのようになっています。このために腐敗発酵して体中にこの汚れた血液や毒素が回るから、胃腸だけでなく万病の元になります。

自然療法の食事では

主食…玄米ご飯にすりゴマをたっぷりかけて、よく嚙んで食べる。玄米ご飯に日替わりで、アズキ、クロマメ、ハトムギなどを混ぜて炊き込むと一層よい。

副食…ダイコン、ニンジン、ゴボウ、レンコンなどの根菜、タンポポ、ヨモギなどの野草。シュンギク、ニラ、海藻、コンニャクなど努めて食べるようにして、間食をやめる。

ダイコン葉を細かく切って油炒めして、醤油で味つけして、玄米ご飯に混ぜて、すりゴマをふりかけて食べると胃腸の働きを助ける。

きんぴらゴボウ、根菜類・高野豆腐・昆布・コンニャクを入れた煮物、煮こぼさないで煮たうすい塩味のアズキ、ダイズ・昆布・ニンジンなどの五目煮、ひじきの煮物など。切り干しダイコン、キャベツのざく切りと油揚げの炒め煮、ダイコン葉のみじん切りと油揚げの炒め煮は、便秘の薬。

また、長く漬け込んだ漬物（ウメボシ、タクアン、青菜漬け、みそ漬けなど古いほどよい）など繊維の多いもの。ご飯ひと口におかずひと口（みそ汁1杯は別）くらいのつもりで、ゆっくり噛んで食べて、胃腸、肝臓の働きを助ける。

飲み物…番茶、ビワ葉茶、ゲンノショウコを煎じて飲む。刺激物のコーヒー、日本茶はやめる。

食薬…オオバコ全草10gとドクダミ10gを煎じて飲みます。梅肉エキス（182頁）、ヨモギエキス（70頁）も助けになります。

野草・野菜を使った手当て法

ビワ葉温灸（190頁）を背中、お腹を中心にすると大効がある。ショウガ温湿布（196頁）、コンニャク温湿布（194頁）をお腹と腰にするのもよい。全身浴より腰湯（202頁）をすると全身の血液が腰から下に集まる。その勢いで上に回り、血行を助けるので肝臓・腎臓の働きを助ける。また足浴法など体調を見て変化させながら外から助けると、次の日は気持ちよい便通がある。

クスリに頼らないで自然の力をいただく努力は、便秘だけでなく、心の改善ともなり、明るい人生に変わります。

化学薬品に頼り続けた人が、急にクスリをやめると心細いと思うなら、ケツメイシ（中国産のハブ草）を濃く煎じて飲むと、翌日から通じがよくなる。

頑固な便秘だとこれでも出ない。そんな時は、ケツメイシを炒って乳鉢で粉末にして、茶さじ1、2杯を湯で飲みます。下痢もせず、悪い癖もつかず体の栄養となり、気持ちよく出るようになります。

だが、長い間続いた便秘は、一時よさそうでもまた詰まったりします。心が詰まると体も詰まる。明るい思いを養い、根気よくあせらず気長に手当てと食事を続けると、快晴の日々となります（手当ては空腹時にすること。食事前、食間、食後1時間経ってから。また、手当てのあとは入浴しないこと）。

また食事でも手当てでも、同じことばかりしていると馴れて効かなくなります。違った方法でやってみたほうが刺激となり、内臓も働きやすいのです。

第4章

〔手当て〕のクスリ箱

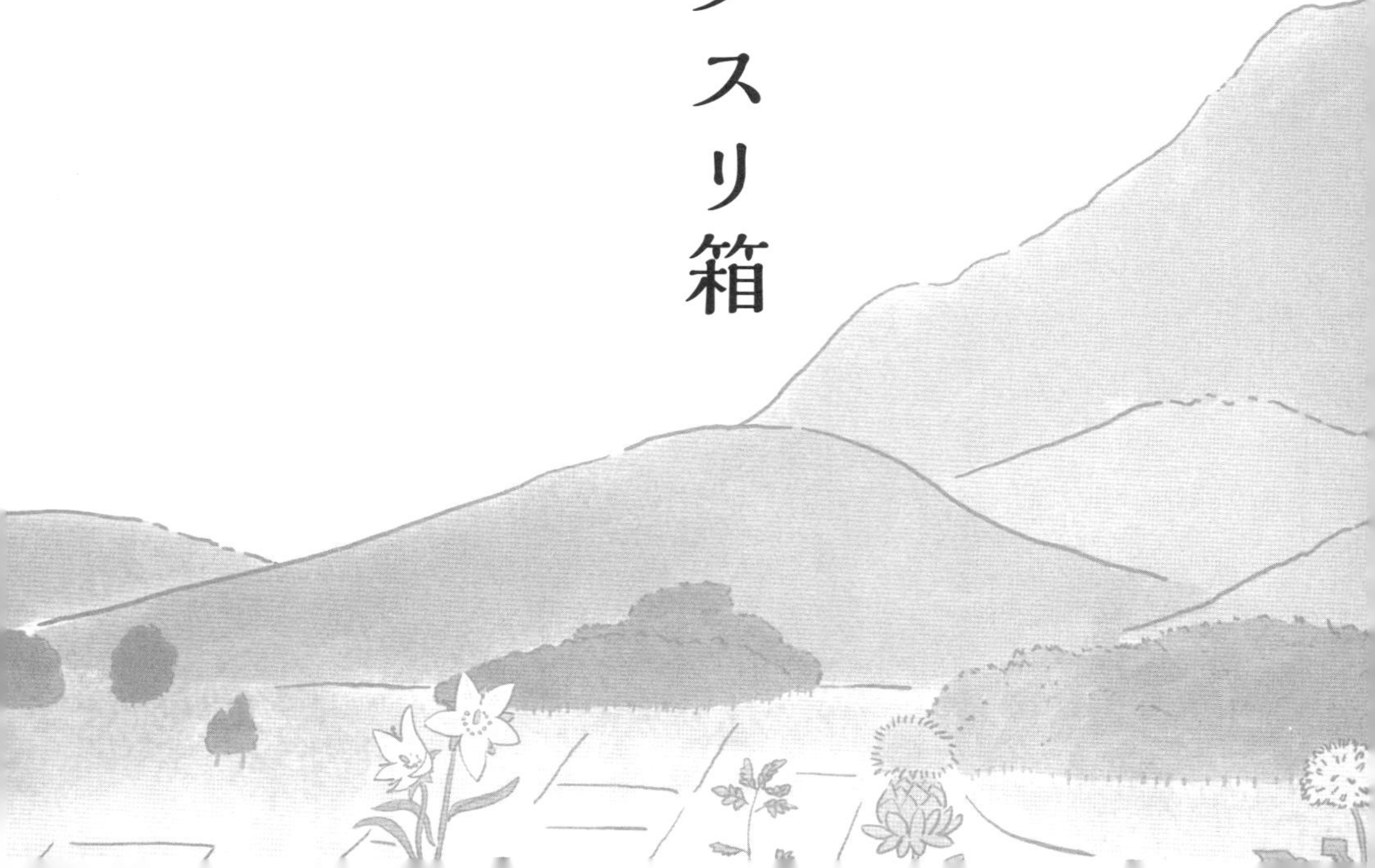

ウメボシの黒焼き

ウメボシは、台所の万能薬。日本が誇る保健食品です！

頭が痛い、風邪を引いた、下痢が止まらない、火傷した、膝を擦《す》りむいた……そんな時、ほんの数十年前までは、ちょっとしたことならクスリに頼らず、台所にある食べ物や野草などをうまく利用して手当てをするのがあたりまえでした。

そのなかで、出番が多いのは、「ウメボシ」でしょう。頭痛ならこめかみに、火傷や切り傷には患部に、種を取った果肉をペタンと貼る。風邪の時には梅肉エキス（182頁）を湯に溶かして飲む。下痢の時には、果肉にショウガのしぼり汁をたらし、熱い番茶を注いで飲む。これでだいたい治ってしまったものです。

ここで紹介する「ウメボシの黒焼き」は、細胞が活気づくため、疲労、風邪、下痢、冷え性にたいへん効果があります。また、脳の老化を防ぐので、ボケ防止になります。歯茎に塗れば歯痛をやわらげ、歯槽膿漏を改善します。はじめは黒焼きを耳かき1〜2杯から様子を見て、小さじ1杯ぐらいに増やします。疲れた時は、小さじ1杯飲むといい。風邪で熱の高い時は、一日に2〜3回、飲みます。幼児には強過ぎるので飲ませないこと。自然食品店などでも手に入ります。

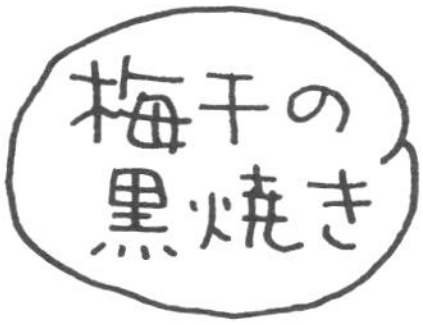

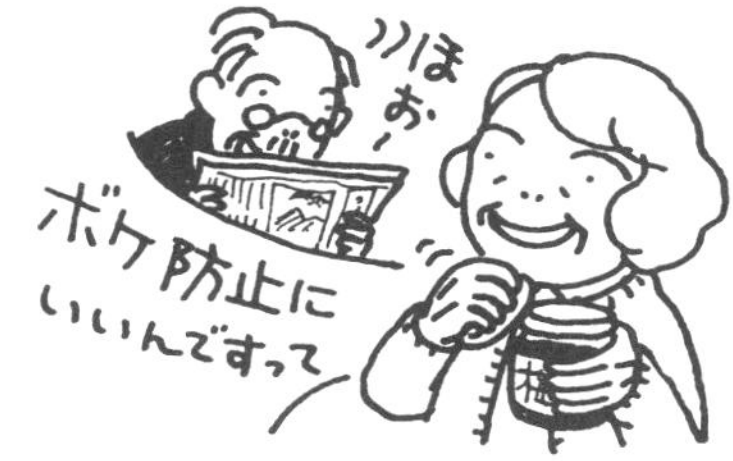

1. ウメボシをすきまなく一段に並べる。

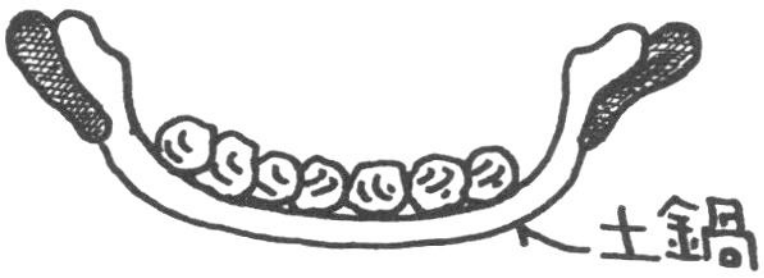

2. 練った小麦粉を蓋の穴とすき間に貼りつめて密閉し、4〜5時間火にかける。火を止めて冷めるまで置く。

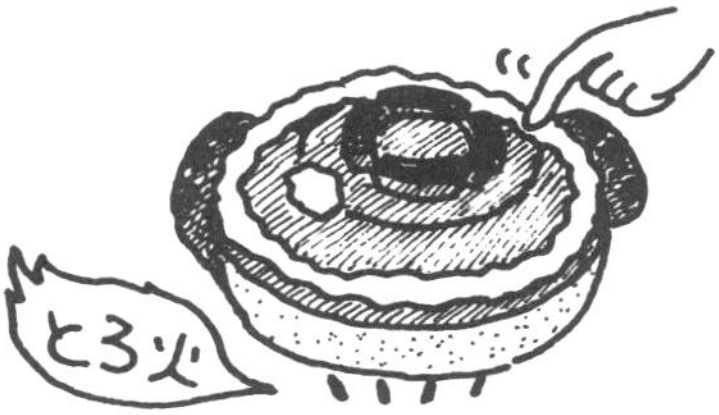

3. 墨のように黒くなったウメボシの種を取りのぞいて、すり鉢で粉にする。

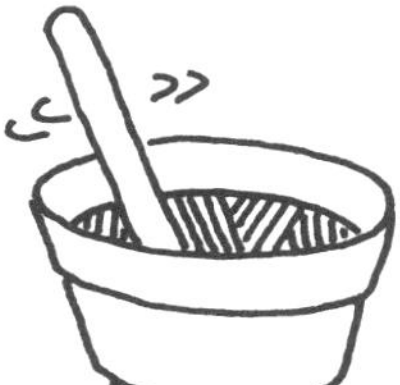

4. 陶器かガラスの容器に入れて保存。

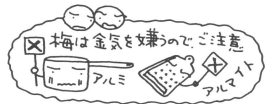

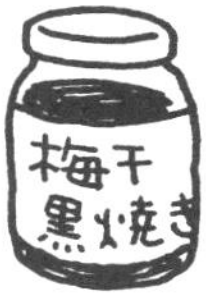

梅肉エキス

熱や風邪、体調不良、各種の病気を治す〝家庭の常備薬〟

アオウメのしぼり汁を濃縮した「梅肉エキス」は、消化器一切の妙薬。強力な働きをもっており、昔からの家庭薬です。

風邪を引いたかなと思ったら、とにかく梅肉エキスを湯に溶いて飲む。たいていの場合、大事にいたらずにすみます。子どもには、黒砂糖で味つけすると飲みやすいでしょう。

発熱、腹痛、胸やけ、下痢、便秘、高血圧、低血圧、心臓病、腎臓病、糖尿病などに効く。

また、梅肉エキスは、腸内の有効な細菌を育てるうえ、殺菌作用があり雑菌を殺すので、腸のためにも大切です。さらに、この殺菌力は、食中毒、赤痢などの疑いのある時に飲むと、たちまちよくなるほど強力です。

梅肉エキスは、自然食品店やデパートの健康食品売り場などで購入できますが、簡単なのでつくっておくと、たいへん便利です。特に、子どものいる家では必ず常備してほしいものです。

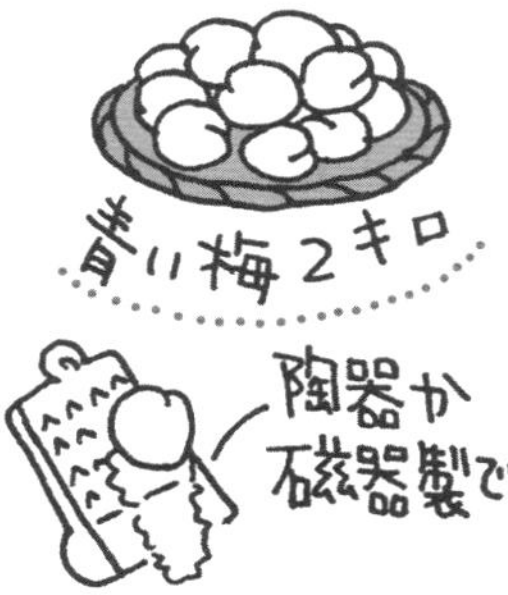

1. ウメボシ用の黄色みがかったものではなく、青いウメを2キロ用意。せとのおろし器で、アオウメをおろす。

2. おろしたものをガーゼでしぼり、青汁を取る。

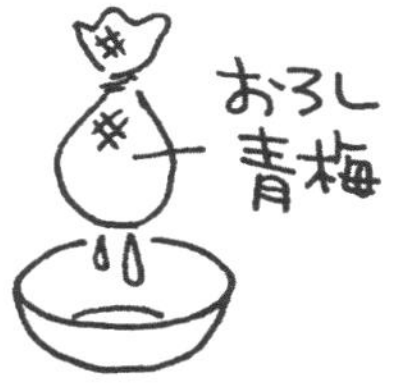

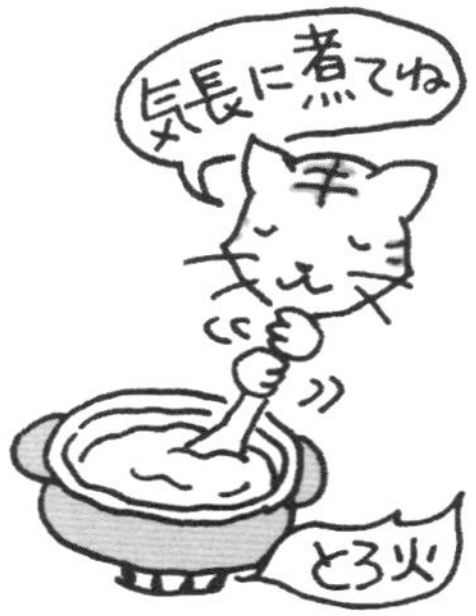

3. 汁をせとびき鍋か土鍋に入れて、とろ火で気長に煮る。一度火にかけたら、途中でとめないで、仕上がるまで煮つづけること。

4. 真っ黒く水あめ状にドロッとしてきたら、焦げ付かせないよう気をつけてよく煮詰め、火を止めてできあがり。約150gほどの梅肉エキスがとれる。陶器かガラスの容器に詰めて、何年でも保存がきく。

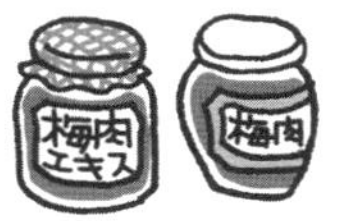

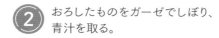

梅酒

疲労回復、毒素排出、ガン予防に。腫れもの、神経痛には湿布が効く

6月は、ウメの季節です。ウメボシを漬ける時、梅酒もご家庭で簡単につくれます。梅酒は果実酒でも健康上の助けになるので、よく勉強して自分でつくってみてください。

コツは仕込んだら動かさず、蓋を取らないで、そっと暗い所で寝かせること。もし浮き上がったウメにカビが生えても、カビのものだけ取れば大丈夫です。

取り出したウメの果肉は食べられますが、食べた後の種は割って、中の種核を元の梅酒に入れておくと、香りも一層しみ出して美味しくなります。この種核だけで梅酒をつくり、「種酒」として売り出しているものもあり、これも効果は大きい。

梅酒には、クエン酸、リンゴ酸など体内の酸性の毒素を殺菌する力がある。酵素も多く、老廃物を流し出す働きが強いので、体質に合わせてチビチビと飲みましょう。しかし子どもには飲ませてはいけません。

他にも、下痢、風邪、疲労、腫れもの、神経痛、リウマチなどの痛みには、梅酒で湿布するとよく効きます。

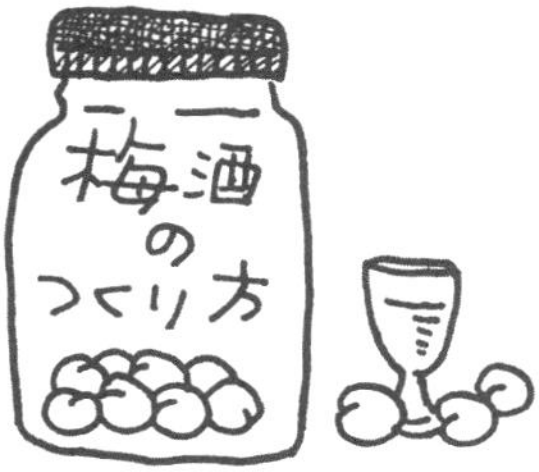

用意するもの
梅酒用のアオウメ1.5kg／てん菜糖もしくは氷砂糖(三温糖、白砂糖でもいい)1.2kg
焼酎(35度)1.8kg／広口瓶4リットルくらい

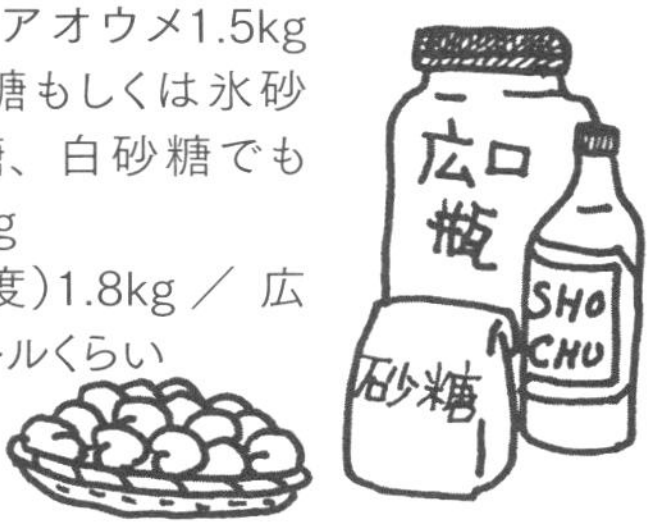

① 漬け込む2～3日前に、広口瓶に焼酎(少し残す)と、てん菜糖又は白砂糖や氷砂糖等を入れて、日に何回か振ると、焼酎と溶け合って下に沈まない。

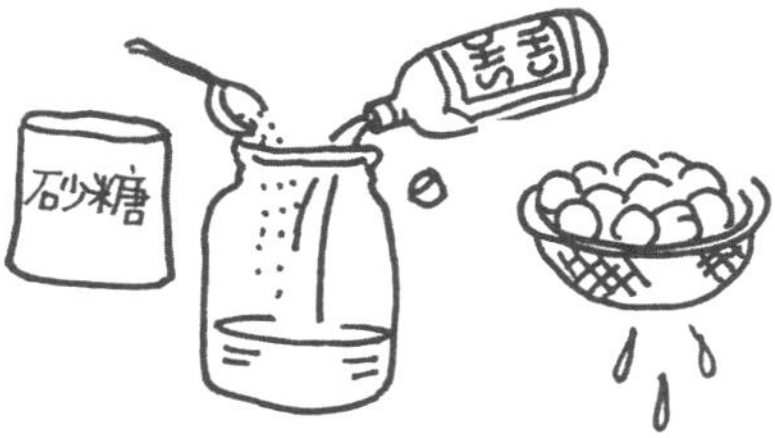

② アオウメは新鮮で傷のない、青く大きく固い梅酒用のアオウメを選びます。柔らかいものは苦味が出て不味くなります。ウメのヘタを取り、洗ってザルにあげ水気を拭き取る。ウメの成分が出やすいように、竹串で所々穴をあける。

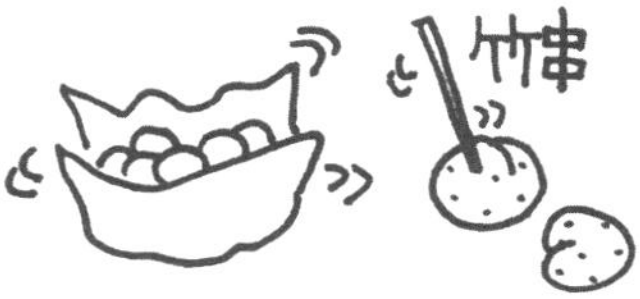

③ ①の入った広口瓶にウメを入れて、残りの焼酎も注ぎ込んで、瓶の口を密閉しておきます。

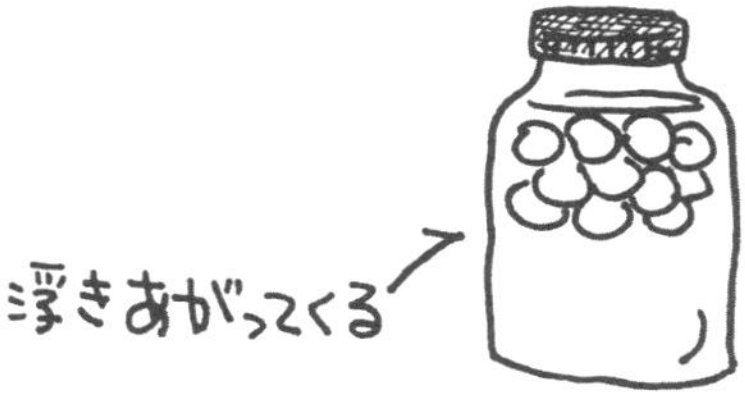

④ 5日位すると、ウメの実は上の方に浮き上がってきます。また、2週間位するとウメは水分を出してしぼんでウメボシのようになります。1カ月位すればアメ色になってきて、3カ月位で美味しくなって飲めます。長く置く程、香りもコクも出て味もよくなり、また薬効も古いもの程大きいので長期保存するのも大切です。

ヨモギオイル

アトピーのかゆみを抑え、すべすべの肌に

ヨモギを白ゴマ油に入れて抽出したヨモギオイルも、治りにくい難病さえ助けてくれる大きな力となります。

乾燥肌の人は風呂あがりなどにすり込むと、肌がしっとりします。顔に塗ればシワも伸びる。吹き出ものも治します。ひげ剃り後のぴりぴり、夏の日焼けの痛みも取ってくれます。髪につければツヤが出て、美しい髪になります。

アトピーのかゆみにも有効です。カサカサ肌もしっとりする。ジクジクしている時は、ビワ葉エキス（61頁）を薄めたものをガーゼにつけて患部を拭き取ってから、やさしくヨモギオイルを塗りましょう。ビワ葉エキスはしみるので、幼児にはビワ葉の煎じ汁か、山の晩茶で拭き取ってから塗ります。

妊婦は、お腹にヨモギオイルをつけてマッサージすると血行がよくなり体も温まります。ヨモギとゴマ油の効用でしょう。

もちろん料理にも使えます。よく伸びるので、少しあれば長く使えます。

乳化剤などが入っていないので、夏は冷蔵庫で保存。それでも時間が経つとオリが出てきますが、加熱すれば元に戻るので大丈夫です。

ヨモギオイル

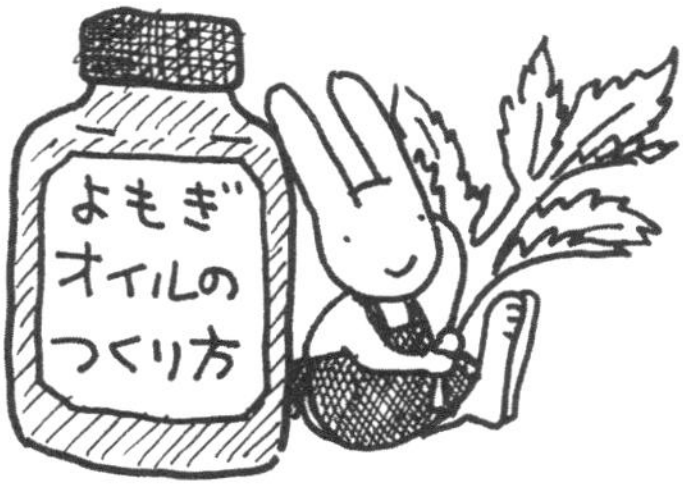

用意するもの
ヨモギ　300〜400g
白ゴマ　500cc
ゴマ油は炒っていない生しぼりのもの

1. ヨモギは洗ってしっかり水気をとり、少しだけ太陽にあてる。

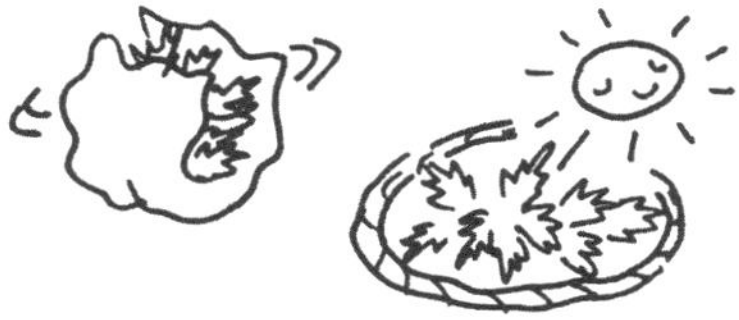

2. 土鍋に白ゴマ油を入れて、ヨモギを浸し、ごく弱火で三十分程煮て、ヨモギのエキスを抽出する。火の当りが強い時は、ゴトク等に乗せて調整する。

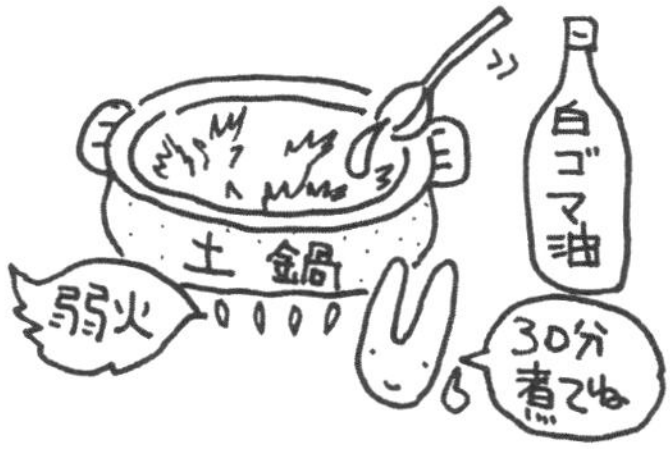

3. 熱い内に布でこして、しぼり出す。

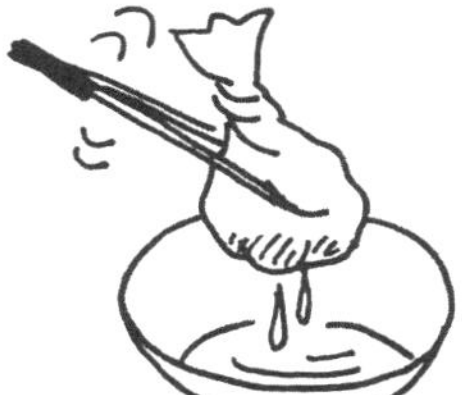

4. できたヨモギオイルは瓶に保存し、小分けにして使う。夏は冷蔵庫で保管します。

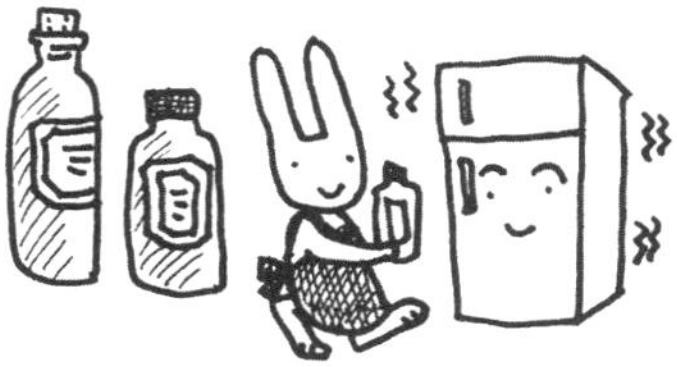

＊ゴマ油は純良のものを使う。家庭で簡単にできるので、ヨモギがある間は、ちょこちょこつくって利用しましょう。美容にも役立ちます。
＊香りが悪くなったら力が抜けるので、使うのを止めます。
＊しぼったヨモギは、佃煮にして、ゴマをまぶしていただくこともできます。

ダイコン湯《とう》

熱冷ましの特効薬

ダイコンおろしを盃に3杯、おろしショウガその1割分、醤油または塩少々（みそ汁より少し薄い味にする）、これに熱い番茶または熱湯360ccを注いで、一気に飲みます。

風邪の熱冷ましに特効があります。また、肉、魚、貝の中毒の毒消しによい。

ただし、肋膜炎・結核虚弱者はいけません。ふだん健康な人でも一日3回以上連用しないこと。後から、だるくなります。

また、ダイコンおろしの汁盃1杯にお湯を2杯の割合で混ぜ、一度さっと煮立て、塩2%を加え、一日に180ccぐらい飲みます。お小水がよく出ます。

ダイコン湯

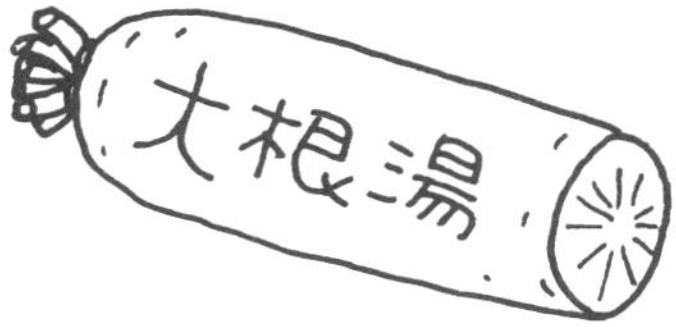
大根湯

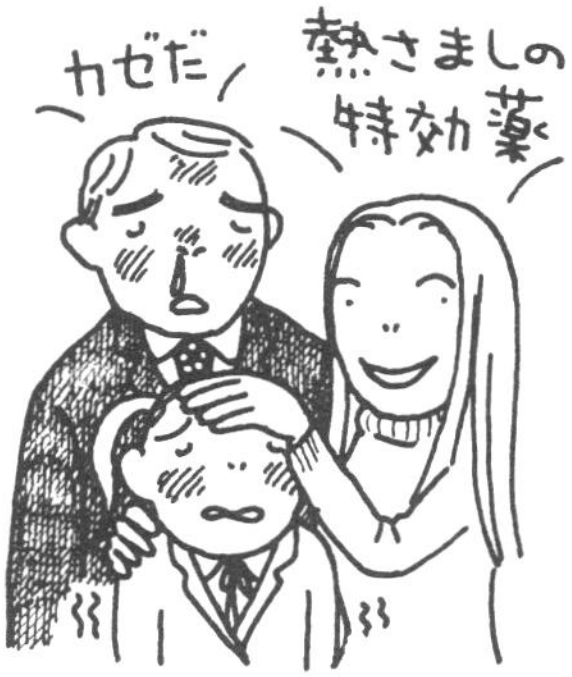
カゼだ
熱さましの
特効薬

① ダイコンおろし、
盃3杯分。

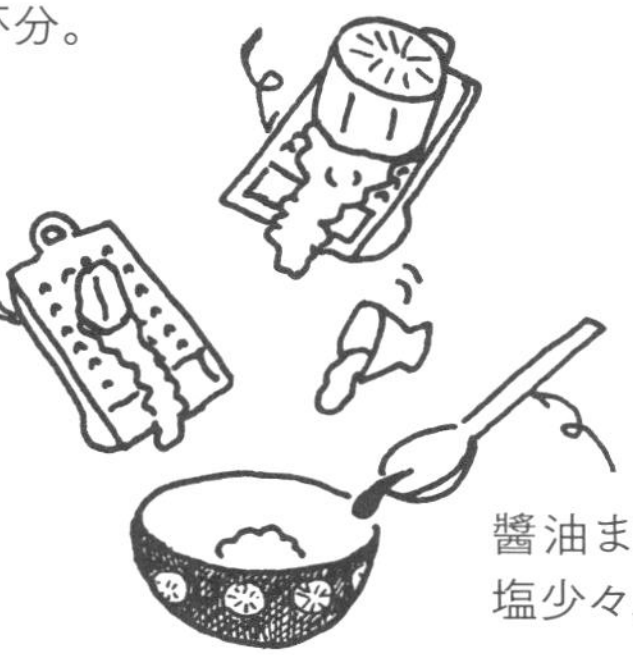

おろしショウガは、ダイコンの1割分。

醤油または、
塩少々。

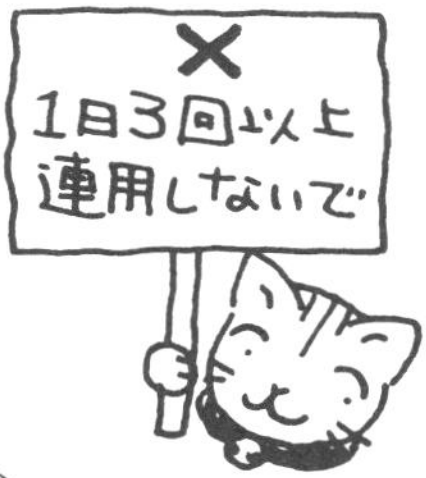
×
1日3回以上
連用しないで

② 熱い番茶、または熱湯360ccを注いで、
一気に飲む。

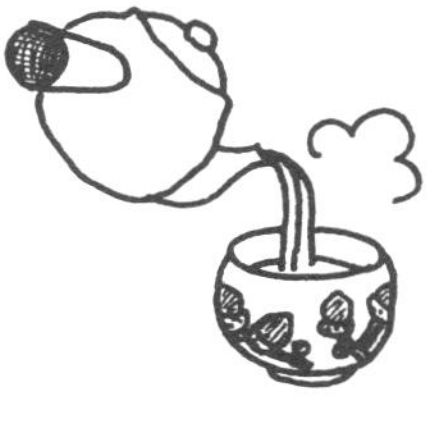

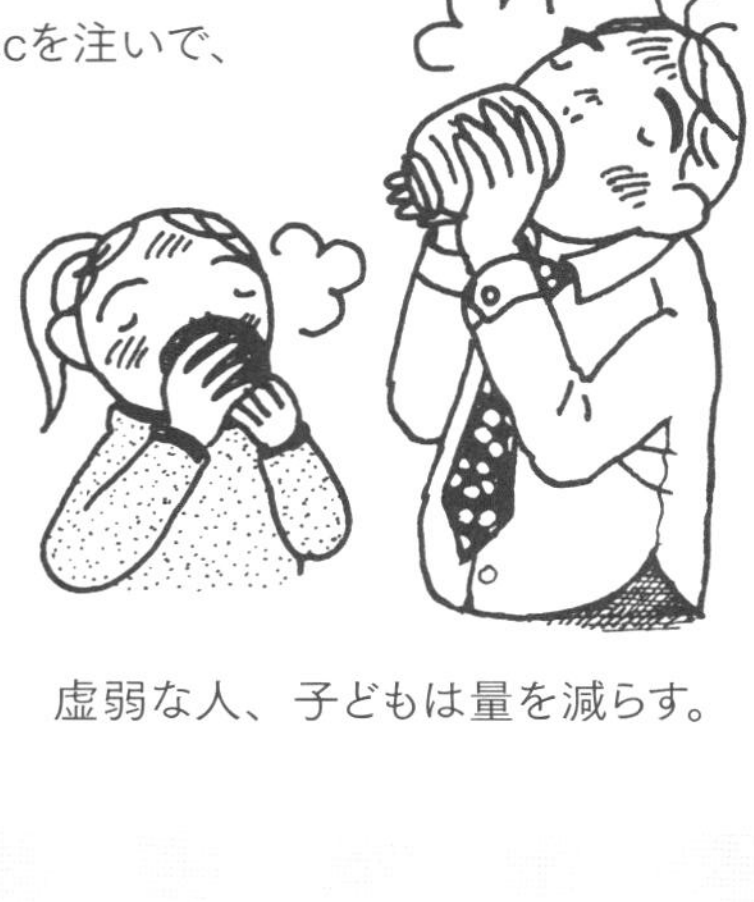

虚弱な人、子どもは量を減らす。

ビワ葉温灸

細胞に活力を与え、血液を浄化する

ビワの葉を使った治療法は、その昔、お釈迦さまがビワの葉をあぶって患部に当てる治療法を教えたことから、仏教とともに日本に伝わってきたといいます。

私も五十代で結核が再発した時、ビワ葉の温灸でいのちびろいをしました。次男が大火傷をした際も、「夜も眠れなかったほどの激痛が、ビワ葉を患部に当てて一時間ほどで、ウソのように取れた」と驚いていました。

ビワ葉温灸をすると、痛み・疲れも一度でらくになります。難病・慢性病・ガンなどには非常に効果が大きいのでお勧めしています。

煙が出ることや時間がかかることで嫌う人もいますが、本当に健康になるためには努力がいります。一時的に化学薬品で治しても、副作用で苦しんで次々と病気をつくることになります。それよりも、細胞に活力をつけ、血液を浄化させ、根本的に体質を変える重要な役割をしてくれる、これら自然の療法を信じて実行なさることをお勧めします。

温灸療法の場合、その熱は骨や一つひとつの細胞までしみ込んでいきますから、非常によく温まります。そしてビワの葉の薬効成分が皮膚の中深くしみ通り、細胞に活力を与え、血液を浄化する働きを助

けます。それは自然の恵みの尊さを体で感じとれる幸せな時間です。私も健康保持のため、また疲れた時などによく行い、助けられています。

ビワ葉温灸には、細もぐさと太もぐさがありますが、病人なら細もぐさで、ゆっくり抑圧しながら行うといいでしょう。細かい所にじっくりと気持ちよく入ってくれ、肩こり、背中の痛みも、らくになります。

太いもぐさは、ビワ葉への熱の浸透が早いし、面積も大きい。慣れた人なら、短時間で疲れが取れ、血行がよくなり、お通じも安定しますから非常に助けられます。

だが、体力が落ちていたり、また体質によっては、強過ぎてかえって疲れが残る人もいます。

私は太もぐさのほうを多く使います。体力のある人なら、このほうがいいでしょう。それぞれの体質に合わせて、体に聞きながら正しく使っていただきたいと思います。次頁から、図でやり方を説明します。

ビワの葉は、温灸が終わったら温湿布用にして、痛い所に貼ります。あとはためておいて、お風呂に利用します。

③ 基本のツボと、症状のある所に温灸。

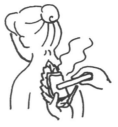

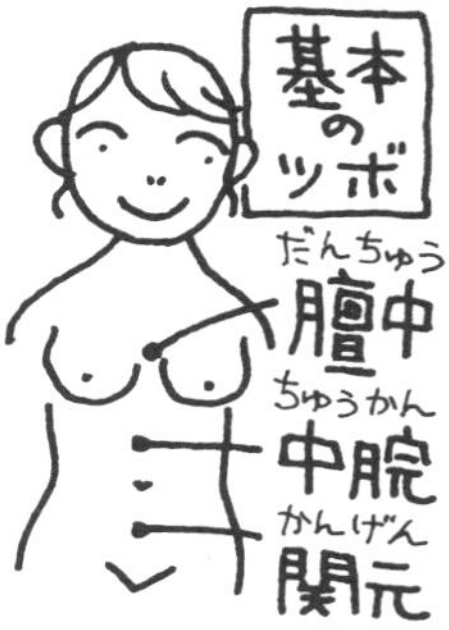

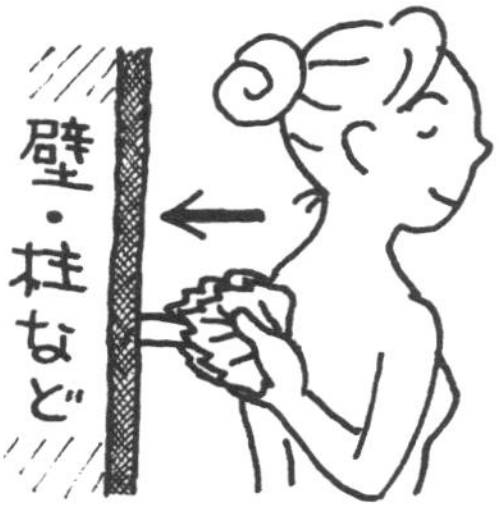

自分で背中を行う場合、ビワ葉でもぐさを包むと灰が落ちない。

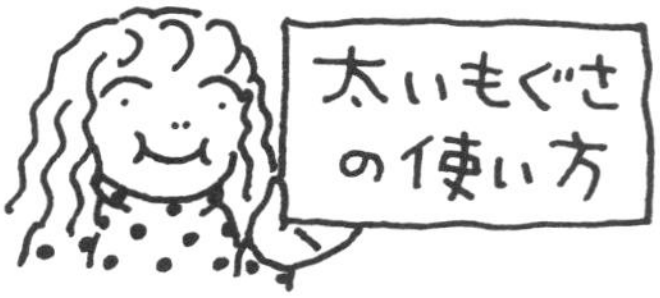

① 温灸セットにある専用の紙で箱をつくり、中に8枚折の温灸紙を敷く。

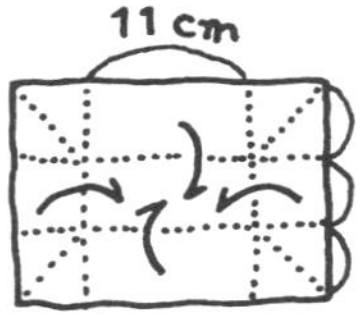

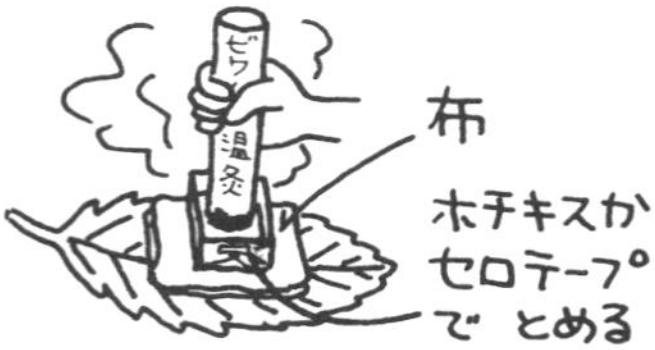

② 2本交替しながら行う。

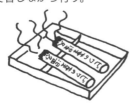

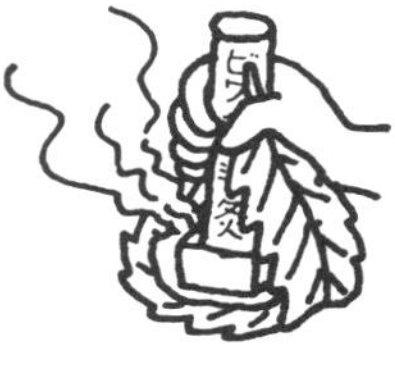

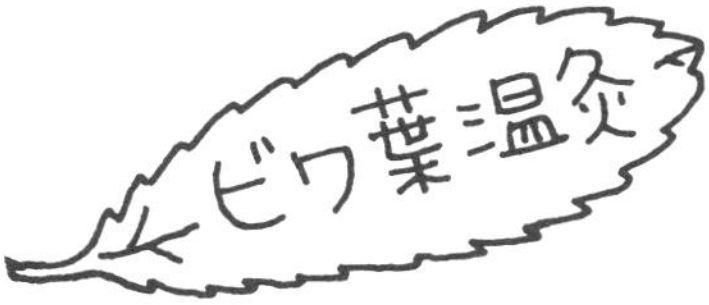

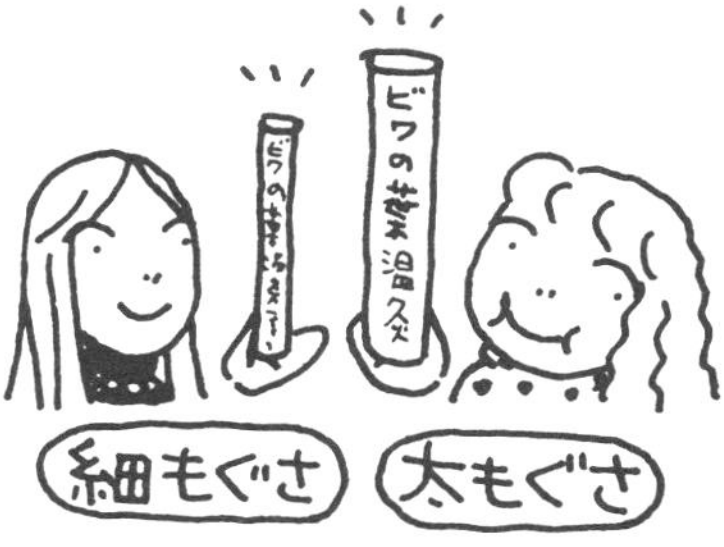

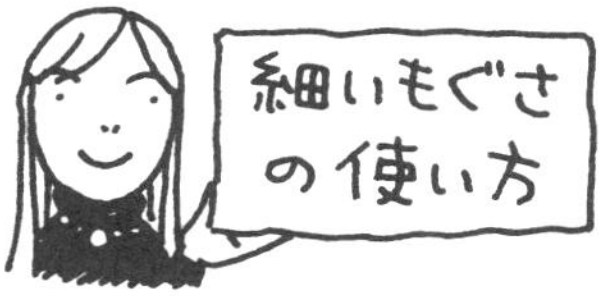

① 炎の横で回しながら火をつける。
4本用意する。

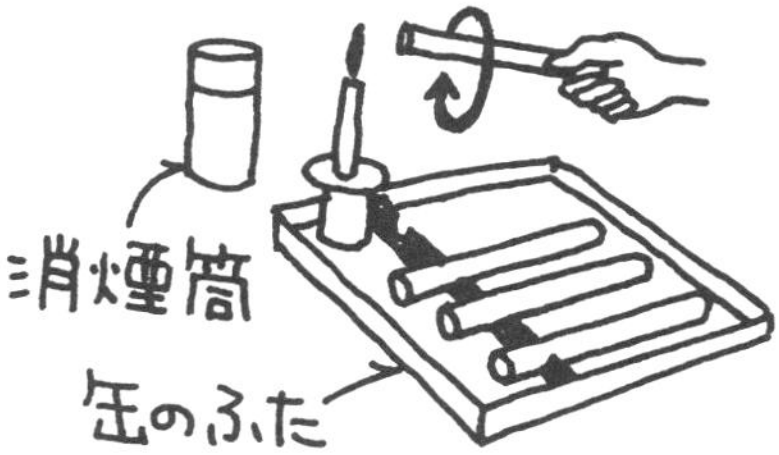

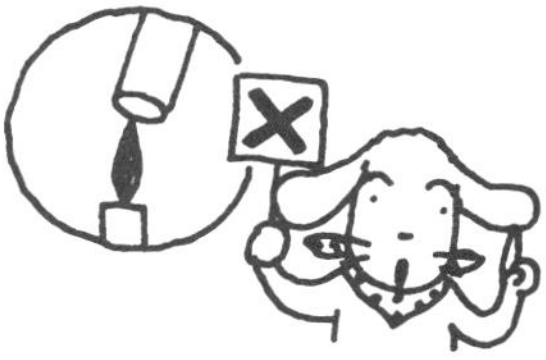

上からつけると、もぐさが
燃えちゃうよ!

② 火のついたもぐさを直角に当てる。温灸セットにある専用の温灸紙と温灸布、ビワ葉を通して、熱くなるまで圧を加えて押す。

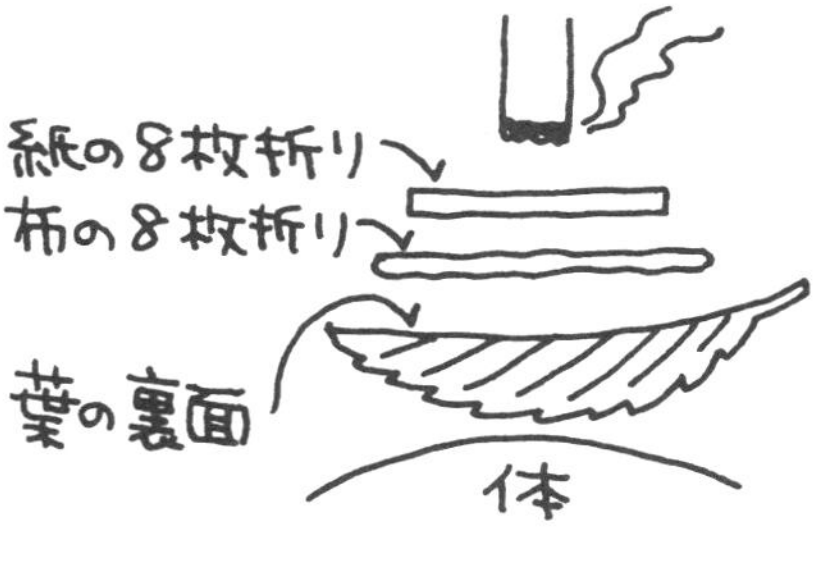

熱くなったら離し、次のもぐさに変え、次の箇所を。

コンニャク温湿布

肝臓、腎臓、脾《ひ》臓が回復

疲れた時や、病気の時は、肝臓、腎臓をコンニャクで温めます。胃腸の調子が悪い人も、風邪を引いて熱がある時も、慢性病にも、とにかく弱った体への最高の手当てが、コンニャクひとつでできます。誰もがすぐに実行でき、目に見えて効果がある、おだやかで心地よい便利な手当て法です。「コンニャクごときにそんな力があるなんて」と軽んじず、信じて実行してみましょう。その素晴らしい効果に驚かされるでしょう。

このコンニャク湿布がよく効くのは、コンニャクが熱をしっかり抱き込み、その熱が臓器の中まで浸透して、弱った細胞を活気づけてくれるからです。また、コンニャクには、ゴミや異物などを吸着する性質があるので、体の毒素を吸い取る力もすぐれています。実際、ガンの手当てに使ったコンニャクは、翌日にはとろけたようになり、肉が腐ったような異臭を放つほど。非常に強い毒出し効果をもっているのです。

体の浄化槽である肝臓と腎臓を温め、リンパ液の循環や胆汁の働きを助ける脾《ひ》臓を冷やすことで、体内に溜まった毒素や老廃物が流れ、新陳代謝が活発になり、全身が生き生きとよみがえってきます。

コンニャク温湿布

❶ コンニャク2丁をたっぷりの水から茹で、沸騰後さらに10分茹でる。

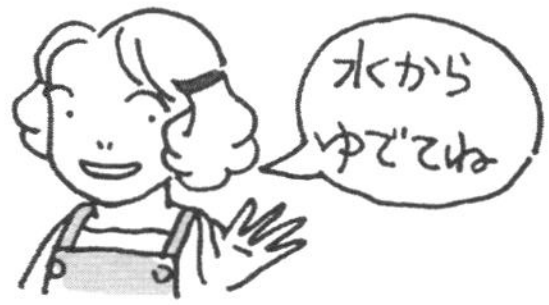

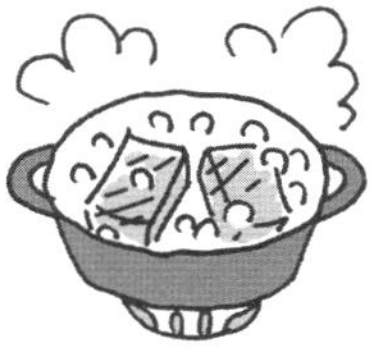

❷ 水分をふき取り、1丁ずつタオル2～4枚を使って包む。1枚目のタオルで風呂敷包みに、2枚目はひっくり返して同様に風呂敷包みにしてタオルの厚さが均等になるようにする。

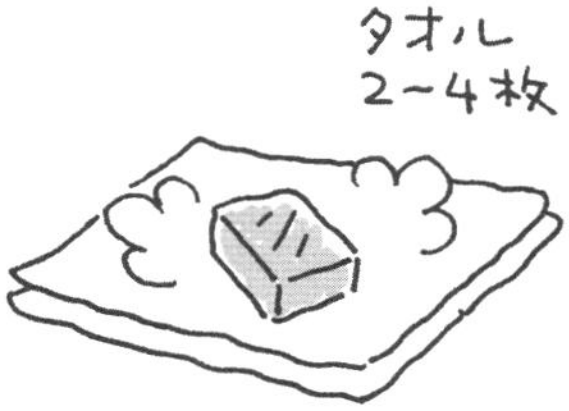

❸ 肝臓と下腹(丹田)の肌の上に置き、20 ～30分温め、それと同時に脾臓を冷やす。その後冷たいタオルでさっと拭く(子どもは半分の時間で)。

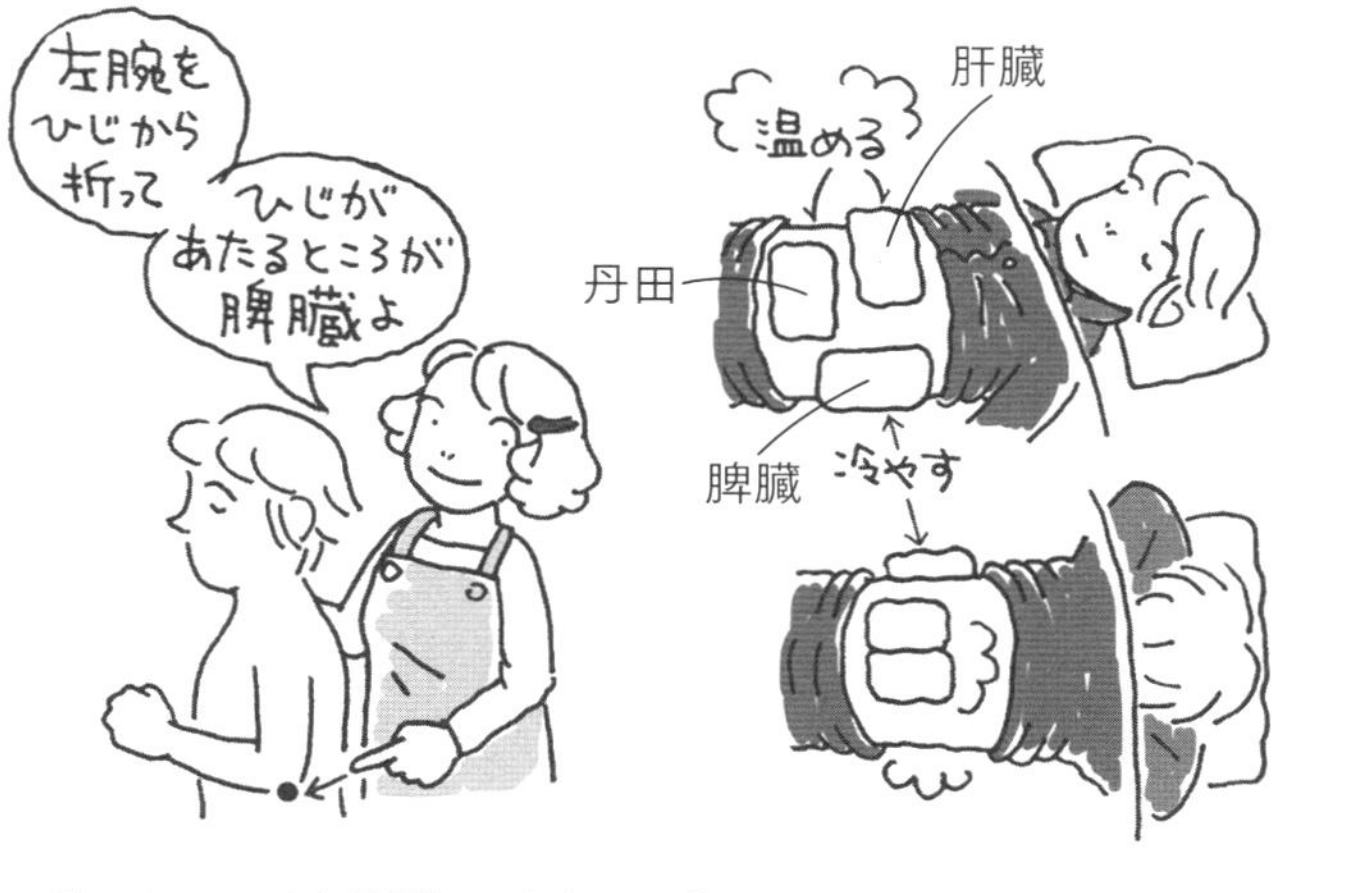

❹ うつぶせになり腎臓の手当て。包んでいたタオルを1枚はぎ、❸と同様に20 ～30分温め、1分冷やす。

ショウガ温湿布

毒素や疲労の素を排出

ショウガ温湿布は、毒素や疲労素を取るのに非常に有効です。内臓の痛みや炎症、ガン、婦人病、肺炎、尿道炎など炎のつく病気や、神経痛、リウマチ、肩こりなど、ほとんどの病気に適用できます。

リウマチや打撲、筋肉痛、ねんざなどは、ショウガ湯で湿布した後に芋パスター（サトイモ湿布・198頁）をすると、いっそう効果を増します。胃潰瘍、胃ガンなどや、熱をともなう場合も、この後に芋パスターをすると気持ちよく痛みが取れます。残ったショウガ湯で足浴すると、水虫を治し、血行をよくして疲れがとれます。ショウガ湯が毛穴を開き毒素を引き出すため、ガンそのほかの難病者、慢性病者などが足浴したあとは、黄色いショウガ湯がガス体と結合して黒くなるほどです。

このショウガ温湿布は空腹時にすること。湿布の前後は風呂に入らないこと。翌日は新しいショウガ湯でやること。これは簡単なように見えても少し手がかかりますが、真心から出てくる手当ては、大きな効果をもたらします。お義理や形式では効果は少ないのです。

ショウガ温湿布

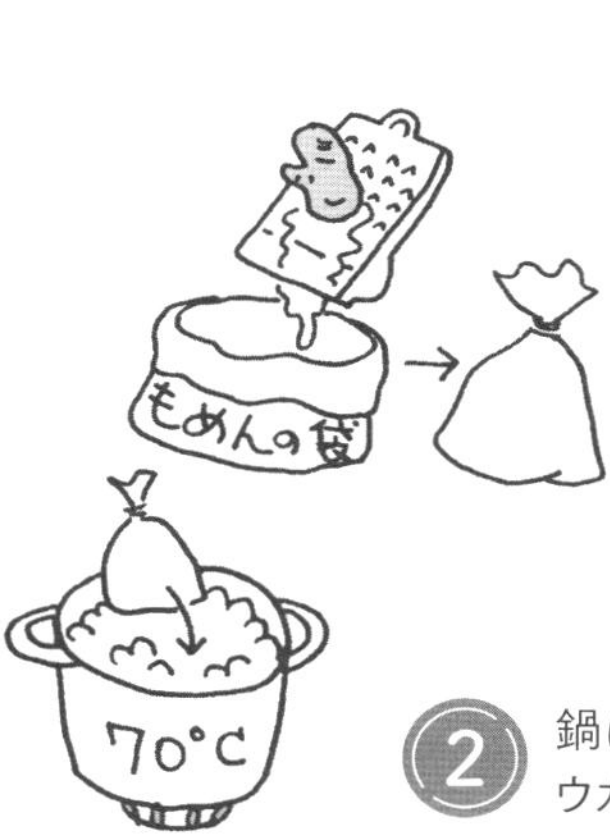
もめんの袋
70°C

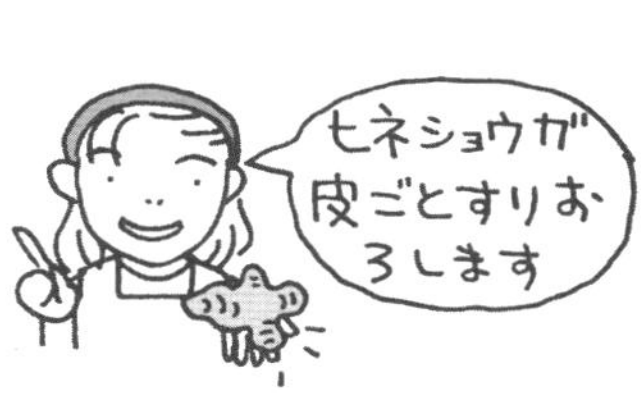
ヒネショウガ皮ごとすりおろします

❶ ヒネショウガ(150g)を皮ごとすりおろして木綿の袋に入れ、口をしばる。

❷ 鍋に湯を3リットル沸かし、70度になったらショウガの袋を入れる。湯の温度を70度に保つ。

❸ ゴム手袋をしてタオルを浸し、固くしぼる。厚手のタオル2枚を重ねて2組つくるか、バスタオルを使う。

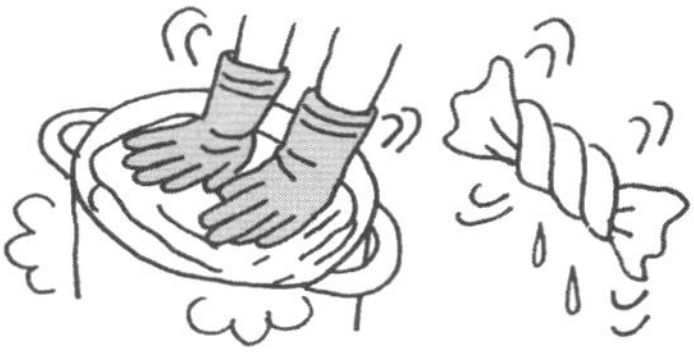

❹ タオルを患部に当て、その上にバスタオルか、布団をかけて冷えないようにする。冷めたら取り替える。

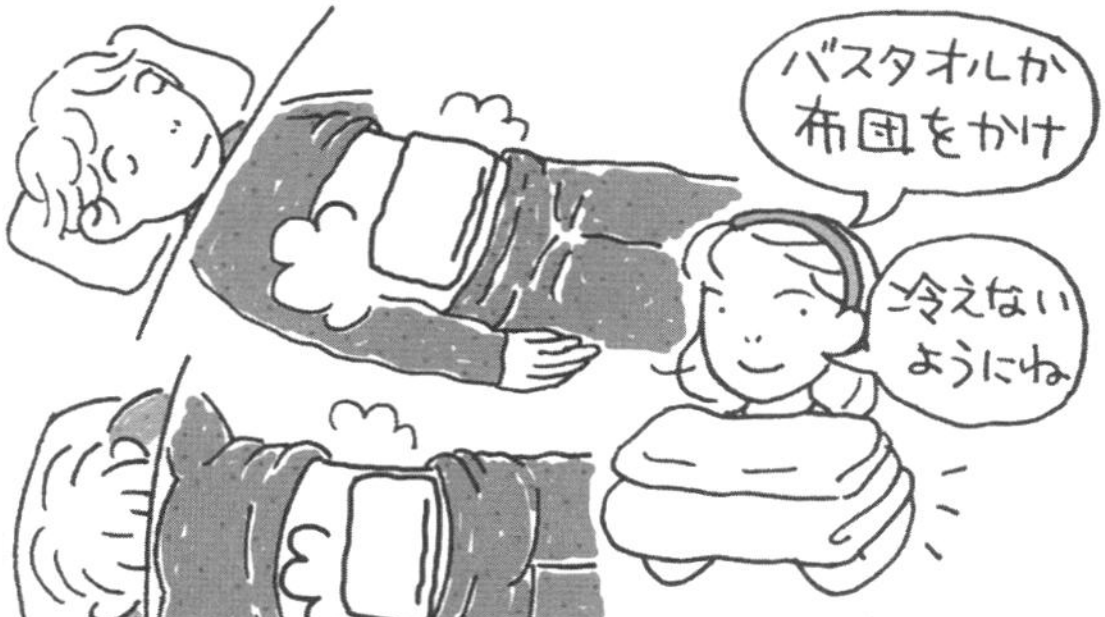
バスタオルか布団をかけ
冷えないようにね

❺ ❹を7~8回、大人は20~30分(子どもの場合は約10分)。最後は冷たいタオルでさっと拭く。

＊まず仰向けになって肝臓に手当てをし、次にうつぶせになって腎臓に手当てをする。

芋パスター（サトイモ湿布）

炎症を抑える特効薬

喉の痛みや発熱がある時には、芋パスター（サトイモ湿布）を喉に貼るのが一番効果的です。ねんざで足首が腫れた時も、芋パスターを患部に貼ると、たいがいは二、三日でよくなります。咳がひどく気管支が痛む時には、芋パスターを気管支と裏側の背中に貼って寝ると、たいていは二、三日で治ります。

このように、芋パスターは、熱をともなう痛みや、ねんざ、喉の痛み、乳腺炎、リウマチ、ガンなどの特効薬です。また、腫れもの一切、内臓の痛み、神経痛、痔、やけど、その他すべての熱のある炎症の万能薬です。

リウマチや打ち身、筋肉痛、ねんざなどは、ショウガ温湿布（196頁）をした後に芋パスターをすると、いっそう効果を増します。

生のサトイモがベストですが、かぶれやすい人は、ジャガイモで代用するか、自然食品店で「里芋粉」を求めて水溶きして使ってください。

皮膚が弱い人は、手当ての前にオリーブオイルかゴマ油を塗っておくと、かゆみを防ぐことができます。

芋パスター（サトイモ湿布）

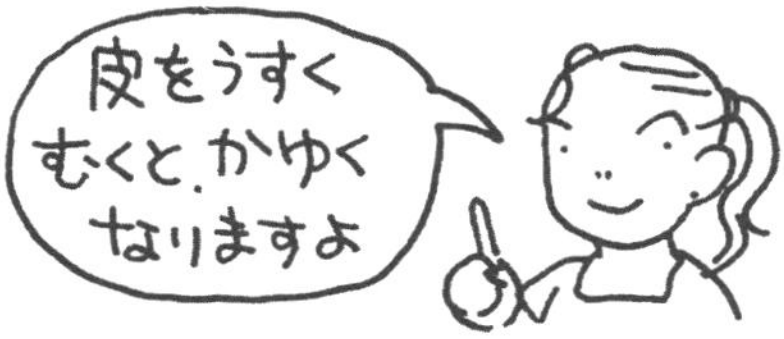

1. サトイモの皮を厚くむき、すりおろす。イモと同量の小麦粉、皮ごとすりおろしたショウガ1割を一緒にして練り混ぜる。

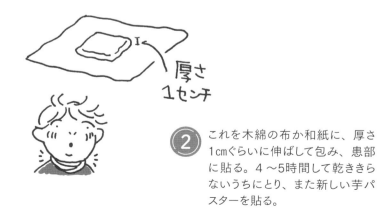

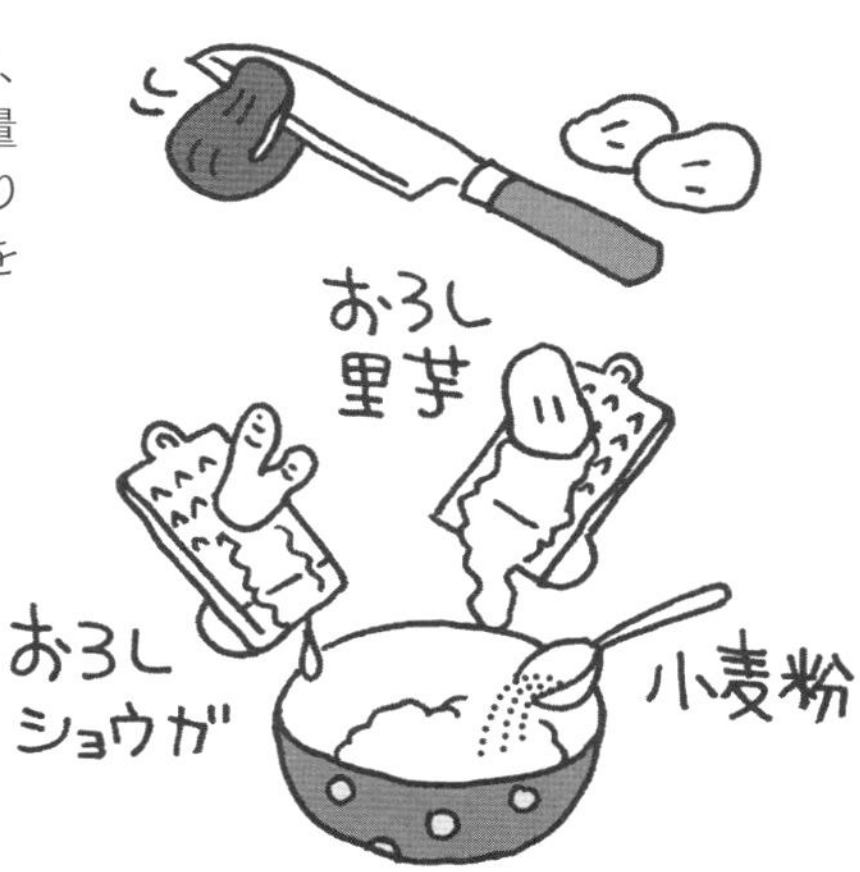

2. これを木綿の布か和紙に、厚さ1㎝ぐらいに伸ばして包み、患部に貼る。4 ～5時間して乾ききらないうちにとり、また新しい芋パスターを貼る。

豆腐パスター

毒素を強力に引き出す

熱のある所に豆腐パスターを当てると、すばらしい熱取りになります。

風邪の熱には額に、肺炎の時は胸と後頭部と前頭部に、脳卒中などの時は後頭部に湿布してください。体に悪いものが溜まっている時ほど豆腐は臭くなり、時には、白い豆腐が茶色く変色するほど、毒素を吸い出してくれます。臭くなってきたり色が変わってきたら、すぐに新しいものと取り替えます。

急性肺炎などで高熱が出ても、1日半か2日で解熱します。これは、体内の疲労素や老廃物などの不必要なものを引き出してくれるから、気持ちよく解熱するのです。

同じ冷やすでも、氷水のように急激に冷やすと、細胞は縮み、毒素を閉じこめてしまいます。すると治りが遅くなるほか、予後も気持ちよくないのです。

また、脳卒中などで脳血管が破れ、出血したり人事不省になった人の頭部に、この豆腐パスターを貼ったら、出血が止まり、すでに出血した分も細胞の働きで吸収されて、後遺症もなく治ったという例も多いのです。毒素を強力に引き出す手当て法として、ぜひ覚えておいていただきたいと思います。

豆腐パスター

1 豆腐をザルにあげて水切りをし、つぶす。

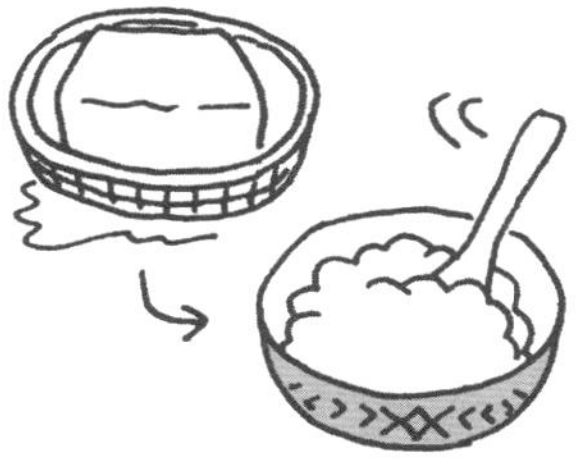

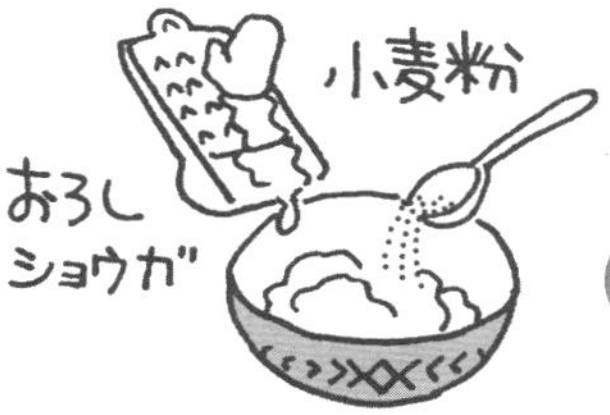

2 豆腐と、1割の量のおろしショウガと、豆腐と同量の小麦粉を混ぜ合わせる。

3 できあがった豆腐パスターを、木綿の布かガーゼか和紙に2cmの厚さに伸ばして包む。

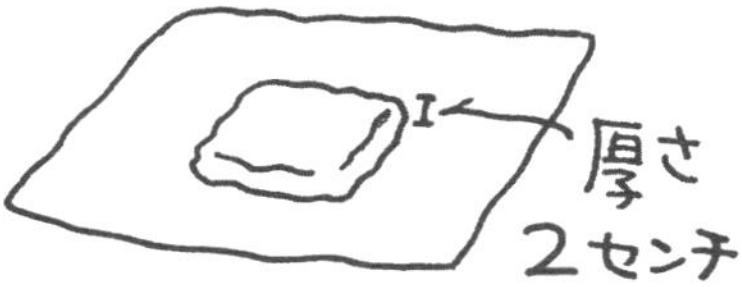

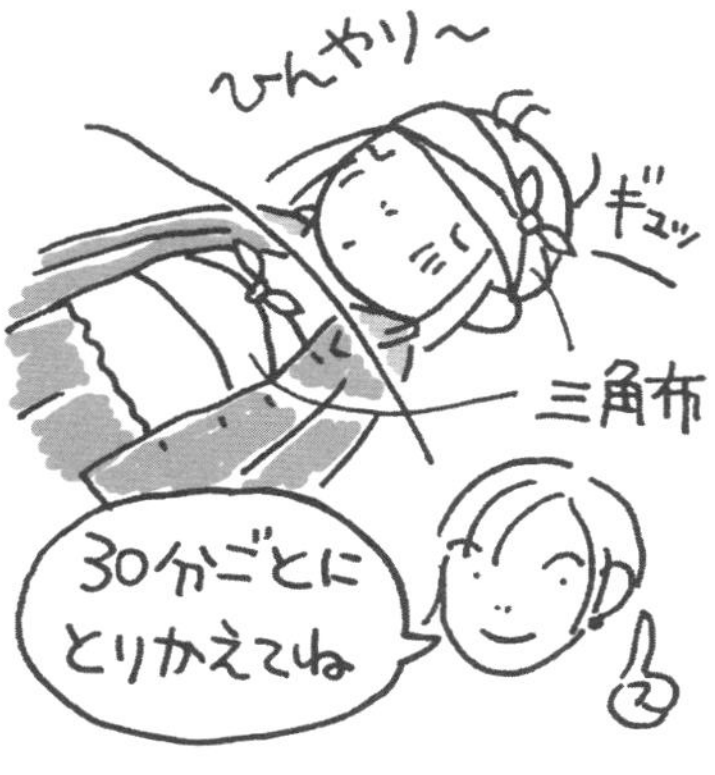

4 熱のある所に当てる。30分ごとに取り替え、平熱になったらやめる。

腰湯、足浴

疲労を強力に引き出す元気回復法

入浴は、最高の元気回復法です。お風呂にゆっくり入ると、溜まった疲労素が流れ、ぐっすり眠れて翌朝の目覚めもよくなります。特におすすめしたいのが、腰まわりや足を温める腰湯、そして足浴です。足には全身につながる毛細血管が集まり、五臓六腑につながるツボがたくさんあります。腰は骨盤を中心に、胃腸や腎臓、子宮など、大切な臓器が集まっている所です。特に女性は足腰をつねに冷やさないことです。

腰を集中的に温める腰湯をすると、滞っていた血液が、ドッと全身に流れ出し、詰まっていた毒素も老廃物もすーっと流してくれます。体調がよくなり、不眠も解消し、お通じもすっきり、利尿効果もあります。ぬるめのお湯につかる半身浴にくらべて、熱いお湯につかる腰湯は、ポカポカ温さが持続するのもすばらしい所です。

風邪を引いた時、寒気がして衣服を脱ぐ元気もない、また時間がない時は、足浴だけでも全身が温まる効果があります。病人などにも足浴は効果的です。ふとんに寝かせた状態で足元にお湯を入れた桶を置き、看護人が足浴をしてあげると、血行がよくなり、胃腸、腎臓の働きもよくなります。

腰湯、足浴

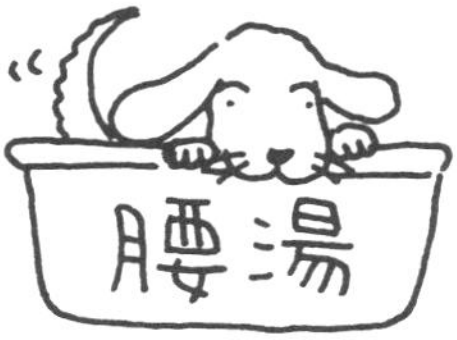
腰湯

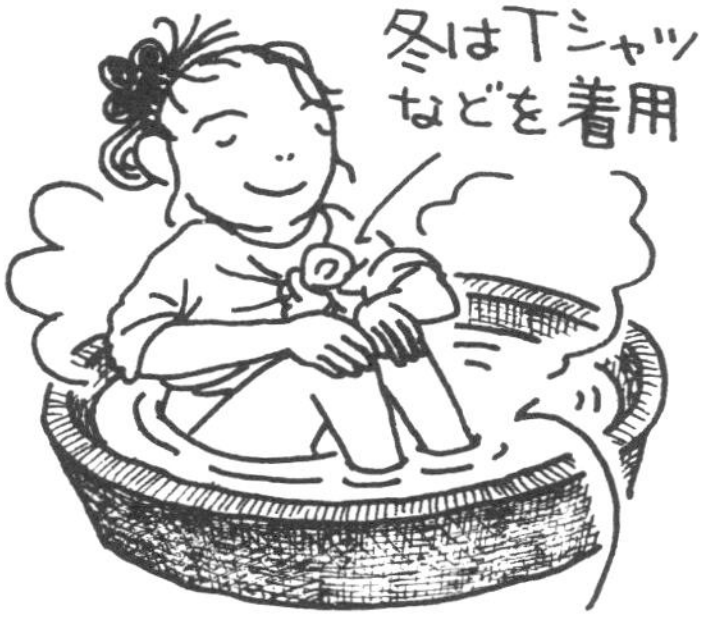
冬はTシャツ
などを着用

冷めてくるので、ポットを置いて、さし湯して温める。

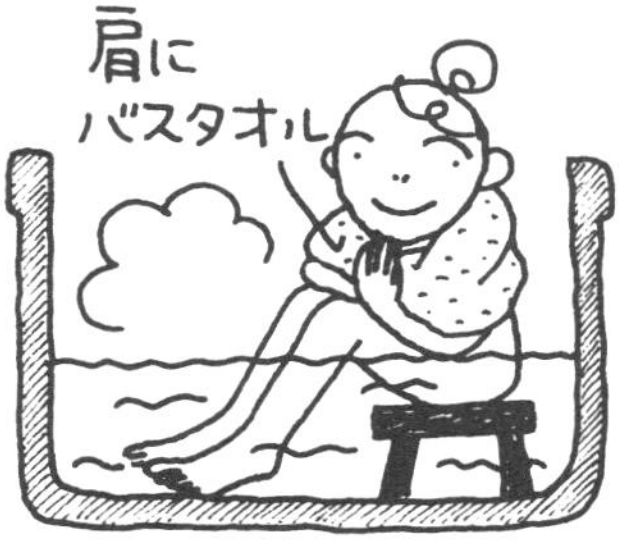
肩に
バスタオル

ダイコン干し葉やビワ葉、スギナ、ヨモギ、柿の葉などを煮出したものを入れる。

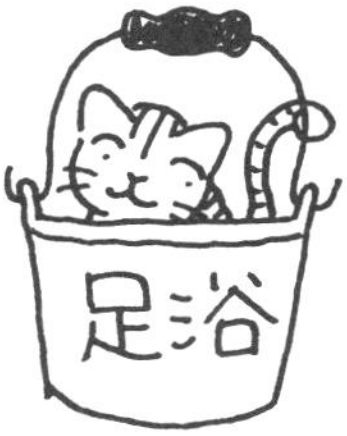
足浴

1. 湯に足をつけ温める。
2. 水に足を入れ30秒→湯→水→湯 と、汗が出るまで繰り返す。
3. 最後に水にさっとつける。
4. 熱いウメボシ番茶を飲んで休む。

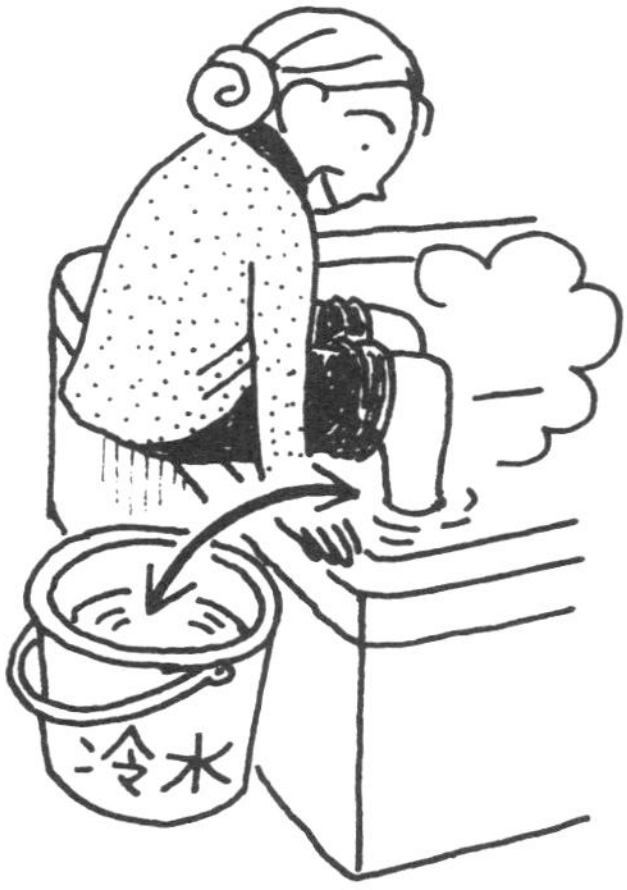
冷水

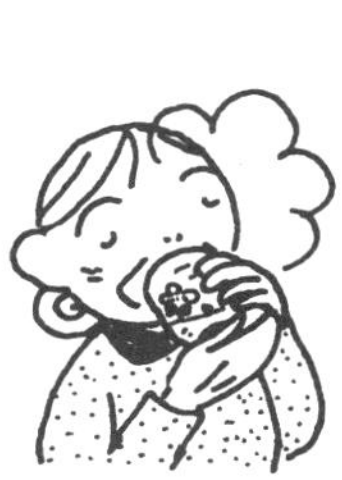

【は】

【ま】

【や】

【ら】

【た】

【な】

索引

【あ】

【か】

【さ】

【あなたと健康社】

著者・東城百合子が創設した、体と心の健康運動母体。月刊で『あなたと健康』を発行する。

あなたと健康月例講座(月１回)、自然療法の基礎勉強会(毎週月曜日)、手当法の勉強会(第１・第３水曜日)などを実施。参加無料。

料理教室や栄養教室通信講座もあり、予約で個人相談も受けつけている（こちらは有料)。いずれも、詳細は直接、お問い合わせを。


〈問い合わせ〉あなたと健康社　TEL03-3417-5051

自然《しぜん》治《ち》癒《ゆ》力《りょく》をひきだす
「野草《やそう》と野菜《やさい》」のクスリ箱《ばこ》

著　者――東城百合子（とうじょう・ゆりこ）
発行者――押鐘太陽
発行所――株式会社三笠書房
〒102-0072 東京都千代田区飯田橋3-3-1
https://www.mikasashobo.co.jp
印　刷――誠宏印刷
製　本――若林製本工場

ISBN978-4-8379-2784-6 C0077

知的生きかた文庫

定評のある 東城百合子の本

「免疫力が高い体」をつくる「自然療法」シンプル生活

東城百合子先生の待望の〝生活バイブル〟！

■自然治癒力をひきだす衣食住12カ月
■あたたかい家庭、子育ての知恵
■体調も気分も安定する毒出し法
■「病気」も「不運」も寄せつけない生き方　…etc.

自然療法が「体《からだ》」を変える

元気で、病気知らずの人には理由がある

■母の末期の子宮ガンが消えてなくなった
■医者も見放した肝硬変が驚くほどに回復
■あきらめていた子を14年目に出産
■重症の脳卒中から救われる　…etc.

食生活が子どもの人生を変える

「自然治癒力」を高めて、アレルギー、病気に負けない体と心をつくる！

■集中力のある子どもに育つ〝玄米パワー〟
■なぜアトピー性皮膚炎の子どもが増えているのか
■子どもが喜ぶ安全で美味しいおやつ　…etc.

TM0025